U0376104

真实的病因，真正的良方

Real Cause, Real Cure

［美］泰特鲍姆（医学博士）

［美］戈特利布（认证保健师）　　著

［美］董彩霞　　译

吉林科学技术出版社

图书在版编目（CIP）数据

真实的病因，真正的良方 ／（美）泰特鲍姆，（美）
戈特利布著；董彩霞译. -- 长春：吉林科学技术出版
社，2016.1
ISBN 978-7-5578-0217-2

Ⅰ. ①真… Ⅱ. ①泰… ②戈… ③董… Ⅲ. ①保健—
基本知识 Ⅳ. ①R161

中国版本图书馆CIP数据核字(2016)第007305号

Copyright © 2011 by Jacob Teitelbaum, MD and Bill Gottlieb, CHC. All
rights reserved. Published by arrangement with RODALE INC., Emmaus, PA,
U.S.A.
吉林省版权局著作合同登记号：
图字 07-2015-4591

ZHENSHI DE BINGYIN, ZHENZHENG DE LIANGFANG

真实的病因，真正的良方

著	［美］泰特鲍姆　　［美］戈特利布
译	［美］董彩霞
出 版 人	李 梁
选题策划	李 征
责任编辑	解春谊
特约编辑	刘建民
封面设计	雅硕图文工作室
制　版	雅硕图文工作室
开　本	710 mm×1000 mm　1/16
字　数	400千字
印　张	21
印　数	3000
版　次	2017年7月第1版
印　次	2017年7月第1次印刷

出　版	吉林科学技术出版社
发　行	吉林科学技术出版社
地　址	长春市人民大街4646号
邮　编	130021
发行部电话/传真	0431-85677817　85635177　85651759
	85651628　85600611　85670016
储运部电话	0431-86059116
编辑部电话	0431-85642539
网　址	www.jlstp.net
印　刷	吉林省创美堂印刷有限公司

书　号	ISBN 978-7-5578-0217-2
定　价	128.00元

第一作者致谢

感谢比尔·戈特利布，能让我跟他一起写这本书，真是一种享受！那么多的人给我的支持和帮助，才让这本书有了出版的可能，而我却无法一一列出他们的名字。事实上，我并没有创造什么新理论，只不过是总结了众多勤劳勇敢的医生和治疗师的精彩工作内容。

我最诚挚的感谢，首先要献给谢丽尔·阿尔贝托和我的其他助手们，因为他们的辛勤工作、他们的热情和奉献（我必须承认，还包括他们对我的容忍），我才能更好地工作。

感谢安妮·阿伦德尔医疗中心的图书管理员乔伊斯·米勒，感谢出色又专注的宣传员迪恩·德拉欣和特丽·斯莱特，和我的网站管理员理查德·克鲁斯，我们组成了一个团队，更有效地为病人们提供治疗或者帮他们改善健康。感谢我最好的朋友们阿伦·维斯医生、布伦·雅各布森和简·沃恩，他们不断地帮助我保持知性和灵性的诚实，并不断提醒我保持幽默感。

感谢我的老师们，他们才是各个领域真正的英雄，他们的人数之多，恐怕整本书都写不下。他们是威廉·库克、麦克斯·巴沃曼、布罗·乔伊、珍妮特·特拉维尔、休·里奥丹、约瑟夫·皮佐尔诺、梅尔文·沃尔巴赫、谢丽·李伯曼、罗伯特·依维柯、托尼·里布罗和阿伦·加比。

感谢罗德尔公司的编辑们，其中包括推动了本书进程的安德烈·金·莱维特，自始至终参与工作的布莉琪特·多尔蒂和帮我们跑过终点线的玛丽耶勒·梅辛。

雅各布·泰特鲍姆

第二作者致谢

感谢我的合作者雅各布·泰特鲍姆，感谢他致力于让他的病人和所有追求生活品质的人拥有健康和快乐，感谢他在综合医疗方面的创意和实用精神，感谢他的聪颖和洞察力，感谢他温暖的胸怀。和泰特鲍姆医生一起工作，从前、现在一直都是一件很愉快的事，我因为能够作为他专业的同事和亲密的朋友而心存感激。

感谢克里斯汀·托马西诺，作为我的文学代理人，13年来，他不遗余力地支持我的工作，因而赢得了我持久的信任和爱戴。感谢罗德尔公司的两位超级编辑安德烈·金·莱维特和布莉琪特·多尔蒂，他们在本书的写作过程中给予雅各布和我极大的帮助。

最后，我把诚挚的感谢献给玛利亚·罗德尔，我认识她多年了（从1970年的夏天，我还只是一个在罗德尔公司实习的高中12年级学生时开始），玛利亚现在是这家非凡的家庭公司的指路明灯，这家公司不仅是我的职业生涯中最重要的部分，也为美国人的健康和幸福做出了巨大贡献。

比尔·戈特利布

为什么你的医生不知道
这些病因和良方

我已经从医30多年，治愈了超过1.5万个病人。然而，我常常不是这些病人看的第一个医生。

通常的情况是，他们（我的病人们）已经看了一个又一个医生，希望解决他们的健康问题却没有成功。

他们已经做了很多医疗检查，却仍然找不到问题所在。事实上，很多人被告知，他们的检查结果"证明"他们并没有什么可诊断出来的疾病，他们所经历的那些真实的痛苦和磨难，只不过是"脑子里的疑神疑鬼"。听起来是不是有点儿熟悉？

这些病人拿到了可以在某种程度上缓解症状的药方（却经常导致一系列新的、恼人的不良反应）。无论他们经历了什么样的检查和诊断，那些医生都没能找到他们的健康问题的真实病因，或者是没能采用针对病因的真正良方。这就是为什么这些病人最后来到了我的面前，他们当中有相当一部分人是从世界各地飞来的。或许，这也正是为什么你在读这本书的原因。

如果你是一个典型的美国人，你会有一种或多种医生没能解决的长期的健康问题。每天都困扰着你的问题可能是疲劳、头痛或者失眠。它们已经如此常见和持久，让你以为你需要"学会忍受"。这些问题也可能是严重的慢性病，比如糖尿病、关节炎或者抑郁症，这些病也许暂时得到了"控制"，却永远不能治愈。

如果你有令人烦恼的健康问题，你的烦恼就要结束了！

本书为你精确指出并解释常见疾病常常被忽视的潜在的真实病因，同时提供有效的自然疗法，最终帮助你消除病灶的根源，而不是只针对症状本身。

因为我是一个医生，写了这本关于真实病因和真正良方的书，你也许会问自己："为什么我的医生没听说过这些？"

答案其实相当简单。

这些真实病因，是基于整体医学的实践。所谓的整体医学，是把人的身体和心理视为一个具有自我修复功能的整体系统，这个系统得到简单、自然的健康因素的支持，比如健康、富含营养的日常饮食，加上每晚8小时的充足睡眠，就能够保持自身健康。从整体医学的角度来说，疾病的真实病因，是由于缺乏这些自然的健康因素，而这种缺乏在现代生活方式中非常普遍。与此不同的是，正统医学教育下的医生们把人的身心当成一个各种部件的随机组合，然后通过药物或手术聚焦在具体的症状上，因而常常忽略了问题的根源。真实病因，也就是疾病产生的基本因素，并不是一个符合现代医学范畴的概念。

你在这本书里找到的真正良方，通常是自然疗法，并不是可以拿来申请专利的创新，比如说，没有人可以宣称对维生素C或者大蒜拥有独一无二的主权。所以，这些良方都是低成本的药方。

我并不是说药物在医学上毫无价值，你可以从这本书里找到很多审慎推荐的药物，但是这些不应该是治疗的唯一选择。

我是已故的休·里奥丹博士推崇的"综合医疗"的忠实追随者，这种医疗使用自然和处方疗法中的最佳治疗方案，选择的标准是最安全和最有效的治疗，而不是最昂贵、利润最高的治疗方式。你将在本书中学到综合医疗的知识。

这是一个天大的好消息！因为有成百（如果不是上千的话）种非常有效的自然疗法，很多医生都还不知道。事实上，在我33年的从医经验中，我发现几乎没有哪种病是不能通过找到真实病因并施以真正良方而治愈的。为了得到真正良方，你只是需要真实的信息。在这里，我很高兴能够作为你的引导者，帮你用科学的梳理方法去伪存真。

你可以采用多种不同的方法来获取本书中丰富的信息。

你可以从头开始读，了解第一部分中解释的真实病因，也可以直接一头扎进第二部分，阅读困扰你和家人的健康问题的相关内容。在那里，你可以找到一些能够立即采用的实用技巧和解决办法，同时得到我在第一部分提供给你的参考信息，并对"为什么这些技巧和解决办法会有效"有一个更深的理解。或者，你也可以从第三部分开始阅读，那个简单的28天计划能使你感觉好极了，并拥有自己喜欢的生活。

最重要的一点是：用最适合你的方式使用这本书。

我的目标是帮助你调整自己的身体，听从自己的感觉，去发现最适合你的方法。一个有经验的鞋店导购员或许能够一眼就猜到你鞋子的尺码，但是只有穿上鞋子并仔细感觉，你才真正知道一双鞋是否合脚。同样的道理也适用于健康保健的建议、你的人生，以及你决定如何使用这本书。

准备好了吗？让我们开始吧！

雅各布·泰特鲍姆　医学博士

目　录

第一部分　真实的病因

第二部分 真正的良方

第三部分　28天改变体质计划

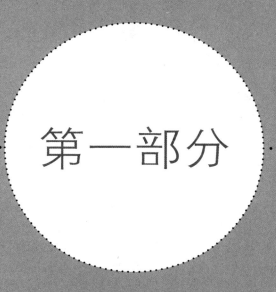

第一部分

The Real Causes
真实的病因

真实的病因

1

营养不良

美国成年人中有1/3的人肥胖、2/3的人超重，我们看起来更像是吃得太多而不像是营养不良。然而，更多的热量，并不等同于更多的营养。

《美国临床营养学杂志》的研究发现，只有不足5%的研究对象，对健康至关重要的矿物质的摄入量，能够达到政府推荐摄入量的标准。换句话说，20个人中，只有不到1个人能摄取足够的营养、避免营养不良，更别说摄取足够维持最佳健康和良好状态的营养了。更令人惊讶的是，这些研究对象中，多数人在马里兰州贝尔茨维尔的美国农业部工作，那可是世界上顶级的营养研究中心之一。

为什么美国人如此缺乏维生素和矿物质？造成这种状况有几个原因：

过量的糖和精制面粉　食品中添加的糖，完全不含有维生素和矿物质，在典型的美国式膳食中，平均占据全部热量的18%。另外有18%的热量来自于精制面粉，这些精制面粉中，最富有营养素的谷物外皮被剥掉了。这两样加在一起，造成典型的美国式膳食中，有超过1/3的热量几乎不能提供任何营养素。

过量的精加工食品　食品加工通常会剥离食物本身的营养素，同时添加"打劫"能量的糖、堵塞动脉的反式脂肪酸和毒害细胞的人造化学品，这些添加剂的数量足以损害健康。

富含营养的全谷食物不足　在摄入过多错误食物的同时，我们也没有摄取足够的正确食物。美国疾病预防控制中心的政府报告指出，美国成年人只有33%的人每天吃2~3次富含营养的水果，只有27%的人每天吃3次或更多含丰富营养素的蔬菜。

过多的现代生活　沉重的压力、空气污染、养分耗尽的土壤、长期使用的防腐剂、充斥着精制碳水化合物和饱和脂肪酸的膳食，都在不断地造成身体微量营养素的流失并阻碍其吸收。

膳食营养素每日修复摄入量

看到政府用来描述摄取足够营养的缩略语，像雪片一样扑面而来，你或许会感到不知所措，并不是只有你有这种感觉。看哪，你已经有了膳食营养素推荐摄入量，这是政府基于满足98%人口的需要而制定的标准。你从中学到了这些营养素的适宜摄入量。但那些还没有足够的科学研究依据，因而还不能加入推荐摄入量名单的营养素还有很多。慢着，这里还有耐受上限，意思是专家们断定你可以摄入而不至于受损害的最高摄入量。别忘了还有参考摄入量和每日摄入量等。

其实，让我们忘了这些吧。从定义上来说，这些摄入量、限额、指标和数值等，只不过是防止营养不良、防止这些营养素支持的代谢功能出现异常等问题的最低日常摄入量而已，比如预防缺铁性贫血的最低铁摄入量。这些摄入量，并不是为了获得最佳健康和良好状态，这些数值如此之低，以至于有人开玩笑地把推荐摄入量称为荒诞摄入量。

因此，我建议采用一套不同的指标，我把它叫作膳食营养素每日修复摄入量，每一种维生素和矿物质达到这样的摄入量时，不仅能够让你预防疾病，更能逆转疾病并让你容光焕发。本章接下来的内容，在介绍每一种营养素时，都会给出这样的每日修复摄入量。

普遍的维生素和矿物质缺乏，造成的最终结果是什么呢？两个字：疾病。

分流理论

营养不良造成的这种形态的疾病，是著名的分流理论的基础。世界级的科学家、加州大学伯克利分校的教授布鲁斯·艾麦斯博士提出了分流理论，他还发明了污染物致突变性检测（Ames试验），这是用来检测某种化学品是否会导致癌症的标准试验。分流理论认为，人体通过动用现有的维生素和矿物质以保证日常生存所需，从而对抗微量营养素的缺乏。这样的结果，是身体的长期需求被牺牲，从而引发慢性疾病，具体来说，比如目前像瘟疫一样暴发的癌症、心脏病、2型糖尿病、关节炎、骨质疏松症和阿尔茨海默病等。

艾麦斯博士最近接受采访时指出："对于在设定膳食营养素推荐摄入量时采用的错误因素，科学家们已经在评估。过去在制定推荐摄入量的时候，人们只是考虑摄入量不足带来的短期影响，而忽略了摄入量不足造成的长期损害。因此，人们按照这样的标准摄入'适量'微量营养素，今天看起来可能是完全健康的，殊不知，因为长期持续的微量营养素缺乏，它正在把自己推向慢性疾病的怀抱。

我们需要终身保持维生素和矿物质的摄入量，任何时候做不到这一点，都将会让我们为由此带来的长期损害付出代价。"

"营养学家们说，如果你有一个良好的饮食习惯，你就会得到所需要的所有维生素和矿物质。"艾麦斯博士接着说，"好吧，我是有一个良好的饮食习惯，但为了保险起见，我还是每天吃复合维生素和矿物质补充剂。我不认为有任何一种饮食习惯能够保证每一种微量营养素的摄入量都能够达到最佳。"

每日摄入量不足将有可能导致长期健康问题的微量营养素有哪些？让我们看看艾麦斯博士的清单，这个看起来很像是一个典型的复合维生素/矿物质补充剂的营养成分表：

- 乙酰左旋肉碱
- 钙
- 铜
- 镁
- 泛酸钙
- 核黄素（维生素B$_2$）
- 维生素D

- α-硫辛酸
- 胆碱
- 叶酸
- 烟酸
- 钾
- 硒
- 锌

- 生物素
- 钴胺素（维生素B$_{12}$）
- 铁
- ω-3脂肪酸
- 吡哆素（维生素B$_6$）
- 硫胺素（维生素B$_1$）

每一种维生素和矿物质要补充多少，才能达到预防相应的维生素缺乏性疾病，并进而达到优化健康的目的？在接下来的章节中，你会逐一找到相应的指南。对每一种营养素，我们还列出了那些通过解决该营养素摄入量不足就能够预防甚至治愈的疾病。

这是本书中篇幅最长的章节之一，为什么？因为我认为营养不良是那么多现代病的主要病因，在你的自我保健武器库中，简单的营养改善是最有杀伤力的武器之一。在本章的后半部分，你会发现，最近的数十个科学研究报告的结果，一再地表明次优的营养素摄入水平，的确会导致各种疾病，膳食中使用含有一种或多种营养素的补充剂，能够帮助你从健康问题中恢复，结果常常是非常显著的。通过深入钻研营养和健康之间的关联，我希望能够帮助你理解为什么营养补充剂在你的日常养生之道中是必不可少的。

让我们从对健康至关重要的这一组营养素开始吧——抗氧化剂。

抗氧化维生素

氧是一把双刃剑：它是生命的必需品，却又有着令人难以置信的毒性。这是因为，氧的生化反应会产生"自由基"（也称为活性氧簇），这可是造成细胞损害的一系列持续连锁反应的狂暴的元凶，目前认为这种氧化应激是慢性疾病和早衰的首要病因。实际上，塔夫茨大学的抗氧化剂研究专家詹姆斯·约瑟夫博士说，氧化应激是造成慢性疾病和早衰的"邪恶双胞胎"之一。邪恶双胞胎的另一

"你从补充剂中得到的只不过是高价的尿"

我强调营养作为自我保健和自我修复的一个重要组成部分，其中一个原因，就是有太多的"官方"声音，告诉你营养补充剂只不过是浪费你的时间和金钱。事实上，在我写作这本书期间，美国膳食指导委员会在经历了两年的工作之后，在2010年发表了他们的研究报告，与2005年的标准比较几乎没有任何改变。这份报告的摘要中说："每日服用复合维生素/矿物质补充剂，对原本健康的美国人不会有健康益处。"

我会解雇那些高管！我实在难以相信他们真的仔细调查了那些你将在本书中看到的营养研究。我们鼓励你别像他们那样得到同样的结论，其实我们根本不认为你看了本章以后会得出与那些高管一样的看法。

那些所谓的专家，喜欢用"高价的尿"来混淆视听。这句话实在是用得太多，如果你用谷歌搜索"高价的尿"这个关键词，你将会得到超过6.5万条信息！好吧，这句常常听到的话忽略了一个事实，那就是我们吃进的食物中维生素和矿物质也要和营养补充剂一样代谢。既然如此，那我猜你也就根本不需要吃东西！我对那些重复这些废话的"专家"的回应：别再浪费时间和金钱去喝水了，那只不过是变成了你的尿！我相信很快，这些所谓的专家，将不再有机会向任何人提供如何获得最佳健康的建议。

个成员是慢性炎症，在本书后面的"慢性炎症"一章里，我还会讨论这种真实病因。

过度氧化导致疾病。实际上，生锈就是氧化的一种形式，但是，人的身体可以利用抗氧化剂来中和自由基并限制氧化，这些营养素里的超级英雄们，可以终止氧化的连锁反应、停止细胞损害，并保护和改善健康状况。

想通过例子来看看它们的威力吗？抗氧化剂能够预防与年龄有关的黄斑变性，这是一种黄斑细胞氧化引起的眼疾，黄斑是视网膜中心处理等待解读的详细图像的中继站，图像在这里处理后转发给大脑。在美国，65～74岁的人群中，20%的人遭到黄斑变性的攻击，75岁以上的人群中，这个比例达到35%，这种病是美国人失明的首要病因。研究结果表明，抗氧化剂补充剂可以使全部黄斑变性病人中的1/3免受其害。这是非常有效的医疗！下面是一份有助于你保持健康的抗氧化剂清单。

维生素C（每日修复摄入量：500～1 000毫克）
维生素C中的C，代表着"经典"，这种营养素已经并将继续成为美国最流

抗氧化剂研究面临的问题

2007年，《美国医学会杂志》刊登的一份研究报告说，服用β-胡萝卜素和维生素E等抗氧化剂会导致死亡率提高5%。

这项研究是一个荟萃分析，分析了68项针对抗氧化剂的研究，涉及23万研究对象。批评者们很快指出，这项分析涉及的多项研究，是关于用抗氧化剂治疗心脏病和癌症的研究，意味着这些项目的研究对象本身已经是疾病缠身。另有批评者认为，这项分析针对的研究项目，涉及多种不同的年龄组和不同的摄入量，这些研究项目本身相似性过低，因而不能简单组合其结果。

更重要的是，从我的观点来看，这些研究未能甄别维生素E和β-胡萝卜素这两种被研究最多的抗氧化剂其实是两大营养家族的成员，这两大营养家族分别是生育酚和类胡萝卜素。超高量服用任何一种维生素E或者类胡萝卜素，都会造成其他维生素E和类胡萝卜素的相对不足，因此很可能引起健康问题。为了保证有效和安全，各种营养素需要按照均衡的形式和剂量服用。

对此，哈佛大学公共卫生学院营养学和流行病学教授梅厄·斯坦普菲尔博士说："这项研究并没有促进我们对抗氧化剂的理解。"他还对美联社说他打算继续服用自己的维生素补充剂。

在这一点上，斯坦普菲尔博士并非孤军奋战。最近的调查显示，72%的医生和89%的护士服用营养补充剂，并有75%的人向他们的病人们推荐使用营养补充剂。如果你的医疗保健专家推荐你使用营养补充剂，那么你得到的是很好的建议。

行的营养补充剂，我们大多数人服用维生素C来强化免疫系统和预防感冒。维生素C在制造胶原蛋白的过程中也扮演着至关重要的角色，胶原蛋白有助于皮肤保持弹性、年轻，也有助于保持诸如软骨和肌腱等其他结缔组织的结构。

伊曼纽尔·切拉斯金医生在《谁需要维生素C？》一书中，引用一项经典的维生素C研究，发现维生素C水平低下的比例，健康的老人中是20%，而在患病的老人中是68%，癌症病人中则是76%。

富含维生素C的食物，包括柑橘类水果、西蓝花、辣椒、土豆、绿叶蔬菜以及芽甘蓝。这些食物还有助于铁的吸收，根据《美国临床营养学杂志》上发表的研究报告，研究人员发现，进餐时服用维生素C，可以将铁的吸收率提高2.5倍。

最近的研究表明，维生素C可以预防和治疗下列疾病：

- 房颤（不规则的心跳，可导致心脏病发作）
- 唇疱疹
- 糖尿病
- 男性不育症
- 带状疱疹后遗神经痛（带状疱疹感染后的疼痛）
- 尿路感染
- 感冒
- 心脏病
- 记忆力减退
- 白内障
- 大肠癌
- 高血压
- 运动后肌肉酸痛
- 溃疡

维生素E（每日修复摄入量：100国际单位）

这种强大的抗氧化剂保护细胞膜免受自由基的攻击，因为它能够保护身体的每一个细胞，所以是维护整体健康的一个关键因素。维生素E还能保护胸腺，从而有助于提高免疫力。胸腺是制造淋巴细胞（抗感染的白细胞）的器官。

少量的维生素E就会大有益处。研究表明，每天服用超过100国际单位的维生素E，结果可能会适得其反，因为一种抗氧化剂的过量摄入，会阻碍其他抗氧化剂发挥作用。如果你为了治疗某种疾病，需要服用大剂量的维生素E，请注意连续服用不要超过几个月的时间。如果每天摄入量超过100国际单位，请服用天然混合型生育酚，而不要服用人工制剂。天然混合型生育酚能够提供维生素E的所有亚型，包括α-生育酚（最丰富、最活跃的亚型）、β-生育酚、γ-生育酚和δ-生育酚。维生素E的各亚型发挥作用的方式略有不同，并且都很重要。

内布拉斯加大学营养与健康科学系的研究者们测试了人们血液中维生素E的含量，他们发现每10个人中有9个人水平过低。位于塔夫茨大学的美国农业部让·梅耶人类营养与老龄化研究中心的研究者们，也曾经在《营养学杂志》发表的研究报告中指出，"绝大部分人维生素E的摄取量达不到推荐摄入量的标准"。富含维生素E的食物包括植物油、种子、坚果和全谷物。

最近的研究表明，维生素E可以预防和治疗下列疾病：

- 乳腺囊肿
- 阿尔茨海默病
- 经期偏头痛
- 银屑病（一种炎性皮肤病）
- 硬皮病（一种使皮肤变硬的自身免疫疾病）
- 白癜风（一种皮肤色素脱失病）
- 宫颈癌
- 心脏病
- 非酒精性脂肪肝
- 化疗的不良反应
- 记忆力减退
- 前列腺癌

维生素A（每日修复摄入量：2 500国际单位）

维生素A（视黄醇）在视觉、生殖、免疫、皮肤健康中扮演着重要角色。然而，像维生素E一样，维生素A的摄入量并不是越多越好。怀孕妇女每天服用超过8000国际单位，会导致出生缺陷，长期每天服用超过5 000国际单位可损害肝脏。事实上，我个人认为，这是一个很罕见的例子，膳食营养素推荐摄入量对男性的标准可能有点儿过高了（男性的推荐摄入量是3 000国际单位，女性是2 333国际单位）。研究表明长期每天摄入5 000国际单位（低于所谓的安全上限10 000国际单位），可降低骨密度，增加骨折的风险。如果需要每天服用超过8 000国际单位的剂量，则必须在正规的保健医生的认可和监督下进行。

大剂量的维生素A（常与锌一起使用，可以提高其疗效）被用来治疗痤疮、湿疹和其他皮肤问题，也用来治疗更年期前期的月经过多（或称为功能性子宫出血）。这种营养素在预防病毒感染中也很关键。

西雅图的弗雷德·霍金森癌症研究中心的研究者们发现，血液中维生素A含量最高的男性，比血液中维生素A含量最低的男性，患恶性前列腺癌的风险低42%。他们的研究成果发表在《癌症流行病学生物标记与预防研究杂志》上。富含维生素A的食物包括色彩鲜艳的蔬果，比如胡萝卜、南瓜、红薯、冬瓜、哈密瓜、芒果和绿叶蔬菜。

β-胡萝卜素（每日修复摄入量：2 500国际单位）

人体能够将为植物着色的类胡萝卜素转化为维生素A，β-胡萝卜素常常被加入到补充剂中。跟维生素A一样，合适的β-胡萝卜素剂量对人体有益，过多摄入反而有害。每天摄入25 000国际单位或更高，将导致患癌症风险增加。富含β-胡萝卜素的食物包括胡萝卜、红薯、小南瓜、菠菜、杏、青椒和绿叶蔬菜。

最近的研究表明，β-胡萝卜素可以预防和治疗下列疾病或异常：

- 乳腺癌
- 囊性纤维变性
- 心脏病
- 高血压
- 艾滋病
- 敌意
- 肺部疾病
- 记忆力减退
- 皮肤老化

生物类黄酮（每日修复摄入量：500毫克）

这种营养素，是类黄酮的一种，是又一种能让水果和花朵呈现美丽色彩的化合物。生物类黄酮（槲皮素、芦丁、橙皮苷、柚皮苷）存在于柑橘类水果的内皮部位（果皮内侧的白色部分）。槲皮素是被研究最多的生物类黄酮，主要存在于水果和蔬菜中，尤其是柑橘类水果、苹果、洋葱、西芹、茶和红葡萄酒中含量更高。

最近的研究表明，槲皮素可以帮助预防和治疗下列疾病或异常：

- 感冒和流感
- 心脏病
- 高血压
- 前列腺炎
- 运动疲劳
- 脑卒中

B族维生素

B族维生素对于身体能量产生、免疫、脑功能以及很多方面都很重要，在接下来的B族维生素综述中将会一一说明。膳食营养素推荐摄入量对于B族维生素的标准实在不是最佳的，好的营养补充剂中大剂量的B族维生素不仅仅是安全的，而且对于保持良好的健康状态是至关重要的。

维生素B_1（每日修复摄入量：75毫克）

维生素B_1在大脑和心脏的能源产生过程中是必不可少的。北卡罗来纳大学营养学系的研究者们发现，很多60～80岁的美国人维生素B_1的摄入量过低，因此得出结论认为绝大多数美国老人存在维生素B_1不足。营养学博士迈克尔·莫里在《营养补充剂百科全书》中写道："很多美国人达不到推荐的每天1.5毫克摄入量。"维生素B_1不足在下述人群中尤为普遍：患有心脏衰竭或阿尔茨海默病的人、酗酒者、长期住在护理中心的人、经历减肥手术的人。有一项研究表明，16%接受减肥手术的病人在手术前体内维生素B_1水平过低。

富含维生素B_1的食物包括大豆、糙米、葵花子、花生、啤酒酵母和小麦胚芽。

最近的研究表明维生素B_1可以预防和治疗下列疾病或异常：

- 焦虑症
- 背痛
- 认知功能障碍
- 糖尿病性神经病变（糖尿病神经损伤）
- 疲劳
- 肾脏疾病
- 婴儿猝死综合征

维生素B_2（每日修复摄入量：75毫克）

帮助人体产生能量的两种酶，其正常发挥作用离不开维生素B_2。一组研究人员在《美国临床营养学杂志》上发表的论文声称，次优的维生素B_2状态，在所有年龄组中都是一个问题。这里"状态"是一个技术字眼儿，营养学研究者们用它来描述某种营养素在血液中的含量或者膳食摄入量。

富含维生素B_2的食物包括全谷物、杏仁、蘑菇、绿叶蔬菜、大豆和动物内脏。

最近的研究表明维生素B_2可以预防和治疗下列疾病：

- 白内障
- 偏头痛
- 产后抑郁症

维生素B_3（每日修复摄入量：50毫克）

维生素B_3又称烟酸，是NADH（还原型辅酶Ⅰ，帮助线粒体运转的一种酶）的一个重要组成部分，线粒体是每一个细胞内的微型能量工厂，因此，烟酸是人体能量产生的一个重要角色。烟酸也有助于脂肪、碳水化合物和胆固醇代谢，并且有助于几种激素的形成。

对于日常服用，我推荐服用烟酰胺，因为普通烟酸会引起潮红（突发性、暂时性的表皮小血管扩张，引起面部和躯干部的潮热、麻痒感觉）。富含烟酸的食物包括鸡蛋、鱼、花生、豆类、全谷物、牛奶、牛油果和动物内脏（如肝脏）。

最近的研究表明烟酸可以预防和治疗下列疾病：

● 阿尔茨海默病　　　　　　　　　　● 心脏病

维生素B₅（每日修复摄入量：50毫克）

维生素B₅又称泛酸。泛酸和它的表兄弟泛硫乙胺在人体中扮演很多角色，包括确保能够产生应激和其他激素的肾上腺的正常运作。这种营养素在脂肪代谢中也非常关键，泛硫乙胺用来治疗高血脂已经有数十年的历史，它能降低血脂并提高高密度脂蛋白（HDL）胆固醇。在最近的一项研究中，日本研究人员用药物普罗布考（罗瑞考，在美国没有这种药）结合泛硫乙胺治疗脂肪肝。

富含泛酸的食物包括牛奶、鱼、禽类、全谷物、豆类、红薯、西蓝花、菜花、橙子和草莓。

维生素B₆（每日修复摄入量：40～85毫克）

维生素B₆帮助制造蛋白质、神经介质（在脑细胞之间传递信息的化学物质）和激素。一篇发表在《美国临床营养学杂志》上的报告说，塔夫茨大学的研究者们审核了全国健康与营养调查中关于血液中维生素B₆含量的数据，得到的结论是即便吃了推荐摄入量的维生素B₆，"在一些人口亚群中有很大比例的人"，血液中的维生素B₆含量达不到"足够状态"。他们研究的人群包括生育期的女性，特别是那些正在或曾经服用口服避孕药的女性，以及男性烟民、非洲裔男性和65岁以上的人。

他们还发现，在不服用营养补充剂的人群中，有接近1/4的人血液中维生素B₆的水平低于可接受的数值。在服用补充剂的人群中，只有1/10的人维生素B₆水平过低。研究人员说："我们的研究提出的一个问题是，基于老化、遗传或者其他风险（比如口服避孕药），有些人口亚群是否需要服用补充剂，以达到现代生物化学所定义的营养素的'足够状态'。"我的答案是"需要"！

一个特别的人群是更年期前期的女性。研究发现，在使用口服避孕药但不同时补充维生素B₆的女性中，体内维生素B₆含量不足的人数比例高达75%。25年前，从事整体医学的医生们就发现避孕药会导致维生素B₆缺乏以及伴随而来的抑郁症。也许再过25年左右，从事现代医学的医生们，会开始向使用避孕药的女性推荐服用维生素B₆补充剂。如果你在使用避孕药，别等着医生告诉你才开始补充维生素B₆了！

富含维生素B₆的食物包括全谷物、豆类、香蕉、种子、坚果、土豆、芽甘蓝和菜花。不用说，我建议每个人在每天的饮食中添加维生素B₆补充剂，以确保这种营养素在血液中的含量不仅仅达到"足够状态"，而是要达到最佳健康状态。

最近的研究表明维生素B₆可以预防和治疗下列疾病和异常：

- 腕管综合征
- 体液潴留
- 黄斑变性
- 孕吐
- 超重
- 帕金森综合征
- 迟发性运动障碍

维生素B₁₂（每日修复摄入量：500～1 000微克）

维生素B₁₂与B族维生素叶酸合作，帮助制造脱氧核糖核酸（DNA）、红细胞和用来保护神经细胞的髓鞘。因为这种营养素主要存在于动物性食物中，如肉类、鱼、鸡蛋和奶酪，素食者常常被推荐服用维生素B₁₂补充剂。这是一个我非常赞同的建议，实际上每个人都会因为多摄入一些维生素B₁₂而受益。

从技术上来说，血液中维生素B₁₂的含量超过208皮克/分升（1皮克=10^{-12}克），就被认为是正常的，但是，《新英格兰医学杂志》的一项研究表明，哪怕血液中维生素B₁₂含量达到300皮克/分升时，人们仍然会患上严重的甚至是长期的神经和脑损伤。《美国营养学杂志》的另一项研究表明，诸如刺痛和麻木等维生素B₁₂缺乏的表现，甚至会在血液含量达到500皮克/分升的时候出现。

这样一来，很多血液中维生素B₁₂含量"正常"的人，在注射维生素B₁₂以后健康状况仍然得到显著改善，也就没什么可奇怪的了，尽管这种治疗方案被很多"现代"医生们认为是典型的老派、不科学的做法。例如，我的那些患有慢性疲劳综合征和纤维肌痛的病人，尽管维生素B₁₂在血液中含量正常，却对维生素B₁₂注射的反应异常良好。然而，我怀疑那些医疗当权派们，在承认自己对维生素B₁₂的看法有误方面会动作迟缓，他们宁愿继续相信病人们注射维生素B₁₂后病情好转只不过是心理作用罢了。这绝不是心理作用。

65岁及以上人群，常常存在维生素B₁₂不足。对他们来说，额外补充远高于推荐摄入量水平的维生素B₁₂尤为重要。人体利用小肠中一种称为内源因子的微

维生素B₁₂：消防员的朋友

一份来自得克萨斯大学健康科学中心急诊部的报告称，在69例急性烟雾吸入病人中（其中39例已昏迷），50例在注射一种特殊形式的维生素B₁₂（羟钴胺）之后幸存下来，这份报告发表在《急诊医学年鉴》上。这种维生素能够对付烟雾引起的氰化物中毒。

小颗粒帮助吸收维生素B_{12}，随着人的衰老，这种内源因子的含量下降。《内科学档案》的一项针对老人的研究发现，"治疗轻度维生素B_{12}缺乏症，所需要的最低维生素B_{12}口服剂量，比推荐摄入量的数值高200倍之多。临床试验正在评估大剂量口服维生素B_{12}对认知功能障碍和抑郁的治疗效果，如果这些临床试验能够证明认知功能障碍或抑郁是维生素B_{12}缺乏引起的并且能够通过补充维生素B_{12}治疗而逆转，那么在老年人中纠正维生素B_{12}缺乏的作用可能是非常巨大的"。

与其等待10年，等着这些研究得以完成，等着其他研究人员进行重复性研究，等着政府部门把研究成果纳入诸如推荐摄入量等营养素摄入标准，然后再采取行动，我建议你不如今天就开始，每天服用500微克维生素B_{12}。

最近的研究表明，维生素B_{12}可以预防和治疗下列疾病：

- 口腔溃疡
- 腹腔疾病
- 阿尔茨海默病
- 抑郁症
- 糖尿病
- 湿疹
- 听力减退
- 胃灼热和消化不良
- 记忆力减退
- 神经性疾病
- 帕金森综合征

叶酸（每日修复摄入量：400微克）

叶酸跟其他B族维生素一起完成制造DNA的工作，并引导细胞分裂（胎儿生长发育的关键）。酗酒、肝病、服用抗癫痫药物（如苯妥英）、肾透析（用以治疗慢性肾功能衰竭的血液净化疗法）等因素，可耗尽你体内的叶酸，让你面临叶酸缺乏的风险。

叶酸一词起源于拉丁文的枝叶一词，所以，你可以在超市的农产品部搜寻叶酸：绿叶蔬菜，如羽衣甘蓝、菠菜、甜菜叶中含有丰富的叶酸，卷心菜、西蓝花和芦笋也不错，其他富含叶酸的食物有豆类、全谷类、坚果和柑橘类水果。为了预防叶酸摄入不足而导致的出生缺陷，美国的面粉中添加了叶酸。不过，美国国家卫生研究院最近的一项分析显示，所有育龄妇女都应该提高叶酸的摄入量。

每日800微克的剂量是美国官方规定补充剂中叶酸含量的上限，因为过多的叶酸会掩盖一种贫血的症状，这种贫血是巨幼细胞性贫血，或者叫作大细胞贫血，是维生素B_{12}缺乏的警示信号。这种维生素B_{12}缺乏症如果不及时治疗，会导致神经系统永久损伤。不过，如果同时服用足够的维生素B_{12}，这种掩盖就不会成为风险。

最近的研究表明，叶酸可以预防和治疗下列疾病和异常：

- 阿尔茨海默病
- 心脏病
- 记忆力减退
- 神经管缺陷
- 神经母细胞瘤（神经癌，幼儿中最常见的癌症）
- 骨质疏松症
- 脑卒中

生物素（每日修复摄入量：200微克）

酶能够帮助消化和利用糖（葡萄糖）、脂肪、氨基酸（蛋白质的组成部分），而这种由肠道细菌产生的B族维生素，是人体生产酶的关键。

阿肯色大学的研究者们发表在《营养学杂志》上的研究报告中说："相当比例的孕妇有轻微的生物素缺乏，这种缺乏可能导致婴儿出生缺陷。"

我发现生物素在治疗女性脱发方面有奇效，尽管可能需要一年才能彻底康复。生物素还能帮助改善指甲和皮肤健康。有研究表明，指甲发脆易折的人，每天补充2500微克生物素，可使90%的人指甲厚度提高25%。

富含生物素的食物包括啤酒酵母、大豆、花生、核桃、鸡蛋、糖蜜和牛奶。

维生素D

每日修复摄入量：2 000国际单位

维生素D缺乏异常普遍：根据《内科学档案》报道，哈佛大学和科罗拉多大学的研究发现，在美国人中，70%的白人、90%的拉丁裔、97%的黑人血液中维生素D含量偏低。也就是说，3/4的美国人患有维生素D缺乏症，这个比例在20年前只有1/20。

如今，维生素D缺乏的大流行终于开始得到医学界和公众的应有关注，这是一大进步。维生素D缺乏很容易预防，却导致每年数以万计的美国人不必要的死亡。新的研究发现，导致这些不必要死亡的心脏病、癌症、糖尿病、阿尔茨海默病、骨折和流感等健康问题，是由维生素D缺乏引起的，或因此而更加恶化。你可以在维生素D缺乏引起的疾病清单中添加关节炎、高血压、骨质疏松症、抑郁症、失眠、纤维肌痛和多发性硬化症。其实还有更多！

维生素D是著名的"阳光维生素"，帮助身体吸收钙质。最新的研究发现，这种营养素的作用部位（靶点）有超过2 000种基因，包括那些维护心脏、大脑、免疫系统、肌肉和骨骼健康的基因。

为什么在过去的20年中，维生素D缺乏的问题变得如此严重？想要回答这个问题，可以问一问皮肤科医生关于晒太阳的利弊。毫无疑问，你会被告知要遮挡阳光，以预防黑色素瘤，即一种致命的皮肤癌。问题是，遮挡阳光，也就遮挡了维生素D，人体中90%以上的维生素D是由日光照射皮肤产生的。日光照射皮肤，产生胆钙化醇，再转化为骨化二醇（25-羟基维生素D），你的肾脏再把它转化为骨化三醇，也就是所谓的维生素D的活性形态。维生素D理事会（一个致力于在全世界消除维生素D缺乏症这种流行病的公益组织）的执行主席约翰·坎内尔博士认为，在夏日阳光的照射下，人的皮肤可在20～30分钟里制造大约1万国际单位的维生素D，比美国政府的推荐每天摄入量600国际单位高出

16倍！

　　跟坎内尔博士一样（还有很多其他专家，包括国际著名的维生素D专家、《维生素D解决方案》一书的作者迈克尔·霍里克博士），我也不相信黑色素瘤发病率的上升是因为日晒增加的缘故（这结论本身就有待商榷）。大部分黑色素瘤并没有发生在日光照射的部位，而是发生在衣服遮盖的部位。如果黑色素瘤发病率上升是真实的，那也是因为高脂、高盐、高糖的饮食习惯，因为充满了有毒化学品的环境，因为现代人的睡眠不足，所有这些都在削弱着人类的免疫系统。

　　霍里克博士告诉我们："反复晒伤，尤其是发生在儿童时期和红头发、皮肤特别白皙的人身上的反复晒伤，已经证实会诱发黑色素瘤，但是并没有可靠的科学证据表明，适量的日晒也会导致黑色素瘤。问题在于美国皮肤病学会已经20年没有被质疑过，他们对公众的洗脑已经渗透骨髓，我是在为常识辩护——不要长时间的日光浴或者去沙龙用紫外线把皮肤照射成古铜色，但是要有足够的时间晒太阳，从而得到维生素D。"

　　数不清的研究成果表明，真正的癌症问题是维生素D缺乏导致了癌症。维生素D水平过低，也是癌症严重程度和存活率的一个预测指标，那些维生素D处于低水平的人，病情最糟糕。据估计，避免晒太阳的建议没能预防癌症，反而增加了每年约8.5万例不必要的癌症死亡病例！晒太阳对你是有好处的，避免晒伤而不要避免正常的晒太阳。霍里克博士的一般性建议：在炎炎夏日，保证每天在太阳下晒晒胳膊和腿5～10分钟（不要晒脸部），以维持全年拥有健康的维生素D水平。

　　维生素D补充剂的最佳剂量是多少？美国农业部让·梅厄人类营养与老化研究中心的海克·A.比肖夫–法拉利博士提出至少要每天1 000国际单位。然而，霍里克博士指出，在一项针对健康成年人的研究中发现，冬天每天补充1 000国际单位维生素D，不能让血液含量达到30毫微克/毫升这样一个专家们认为能够保持健康的最低维生素D水平。《强壮骨骼，强壮身体——预防、中断和克服骨质疏松症的全面自助方案》一书的作者、强壮骨骼中心的苏珊·布朗博士建议每天服用2 000国际单位维生素D才是理想的剂量。坎内尔博士则建议不常晒太阳的人每天服用5 000国际单位。尽管晒太阳和服用补充剂是提高维生素D血液含量的最佳途径，一些食物也富含维生素D，比如三文鱼、沙丁鱼、鸡蛋和维生素D强化食品，比如牛奶和麦圈。

　　最近的研究表明，维生素D可以预防和治疗下列疾病：

- 关节炎
- 感冒和流感
- 骨折
- 多发性硬化症
- 脑卒中

- 哮喘
- 大肠癌
- 心脏病
- 骨质疏松症

- 乳腺癌
- 糖尿病
- 肺癌
- 前列腺癌

维生素K

每日修复摄入量：50～500微克

跟维生素A和维生素D一样，维生素K也是一种脂溶性营养素，储存在身体的脂肪里。像维生素E一样，维生素K不只是一种化合物，而是多种化合物的总称，如维生素K_1和维生素K_2，维生素K_2还有许多不同的形态，其中大多数是在体内由维生素K_1转化而来。维生素K_1帮助肝脏制造控制血液凝固的蛋白质，维生素K_2有许多功能，包括建造骨胶原蛋白和强化动脉。

富含维生素K的食物包括绿叶蔬菜和植物油，其他蔬菜如芦笋、四季豆也含较丰富的维生素K。然而，我们可能并没有摄取足够的维生素K，因为我们很多人患有与维生素K缺乏相关的慢性疾病。塔夫茨大学的研究者们发表在《临床营养和代谢护理杂志》上的报告指出："最新研究成果证实，维生素K摄入不足与多种慢性疾病的发生有关联。"

最近的研究表明，维生素K可以预防和治疗下列疾病：

- 阿尔茨海默病
- 关节炎
- 癌症
- 糖尿病
- 心脏病
- 骨质疏松症

矿物质

矿物质是人体建筑的基石。如果没有钙，你的骨头会变成尘土；如果没有铁，你无法利用氧气；如果没有镁，你的神经会陷入混乱甚至短路。

一般说来，矿物质在体内扮演两个主要角色。像维生素一样，矿物质跟酶结成对地发挥作用。酶就像一个火花塞，点燃了数不尽的化学反应，来带动你的身体。矿物质还是构建身体基本结构，如骨骼和血液的建筑材料。

人体所需的矿物质有两类：宏量矿物质（每天需要100毫克以上）、微量或痕量矿物质（每天需要100毫克以下）。不用说，这两类矿物质对身体健康都非常重要。

钾（每日修复摄入量：3 500毫克；美国食品药品监督管理局规定上限55毫克）

钾（钠离子和氯离子也是如此）是一种电解质——水溶、导电。这种特性是必需的，它能维持渗透压平衡，即保证维持生命需要的细胞内外液体的平衡。在调节人体pH值、维持酸碱平衡方面，钾也发挥着关键作用，对维持肌肉、神经、心脏、肾脏和肾上腺的健康至关重要。

成年人的每日摄入量是3 500毫克。这种矿物质在肉类、蔬菜和水果中都很丰富，但美国人的每日平均摄入量只有2 000毫克。与过少的钾相伴的，是我们大多数人摄入了过多的钠。钠比钾多4倍。塔夫茨大学医学院的尼克劳斯·马迪阿斯医生在《新英格兰医学杂志》上指出，这样的钾、钠比例，跟我们身体所需正相反。

马迪阿斯医生解释说，我们那些石器时代的祖先，富含肉类和植物的膳食中，钾要比钠多16倍，因此，我们的肾脏进化为排泄钾而保留钠的机制，"然而，这种机制却不适合我们富钠贫钾的现代饮食习惯，肾脏不能适应现代饮食习惯的最终结果就是出现了高血压"。

研究结果支持他的观点。研究表明，钾摄入量低可使收缩压提高7毫米汞柱、舒张压提高6毫米汞柱（1毫米汞柱≈0.133千帕），并导致脑卒中的风险上升28%。饮食习惯"向祖先们的高钾钠比饮食靠拢，是预防和治疗高血压的重要策略"，马迪阿斯医生写道。

但是，别指望通过补充剂来补上这个差额。美国食品药品监督管理局的标准，把补充剂中的钾含量限制在55毫克，因为这种矿物质在患有慢性肾脏疾病的人（这些人的肾脏无法处理摄入的钾）体内，会累积到有毒的水平。我的建议：每天吃一根富含钾的香蕉、喝一杯（360毫升）富含钾的椰子汁、V8饮料或者番茄汁。

钙（每日修复摄入量：从食物中获取1 000毫克）

钙是现代医学积极推动的少数几种营养补充剂之一，用以预防、减缓或者阻止骨质疏松症。正如你现在所知道的，我是一个营养补充剂的发烧友，但是这里面并不包括钙！事实上，我认为钙在治疗骨质疏松症方面是一个次要的角色。

苏姗·布朗博士指出，世界上大部分地区的人，钙摄入量和患骨质疏松症的比例都远低于美国人。她说，研究表明，钙补充剂只是将骨质疏松症的风险降低1%～2%。她认为，有助于骨质建造的其他营养素（例如维生素D）要比钙更重要。她还强调了减少钙损耗生活方式因素的重要性，所谓钙损耗生活方式指吃过多的蛋白质、盐、脂肪和糖，并且缺乏体力活动等。

我同意布朗博士的观点：低钙不是骨密度降低的主要原因。我相信其他营养、激素和生活方式等才是更重要的因素。不过，如果你已经被诊断患有骨密度(BMD)低，如BMD在−1到−2.5，即骨质减少，或者低于−2.5，即骨质疏松症，我建议每天补充400～1 000毫克的钙，但必须是跟其他关键营养素一起补充。

许多维生素和矿物质都有助于提高骨密度，包括众所周知的营养素，如维生素D和镁，以及鲜为人知的营养素，如硼、二氧化硅和锶。在强化骨骼和预防骨折方面，锶的疗效几乎是传统治疗骨质疏松症的药物的2倍。我向我的病人们建议使用两种药物的组合：来自于友华制药公司（Euro Pharma）的特里自然系列（Terry Naturally）的壮骨胶囊（Osteo Strong）和锶。

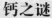

钙之谜

冠状动脉钙化扫描是一项为部分心脏病人确定风险程度的检查。这个计算机断层（CT）扫描产生一个冠脉钙化积分，也就是你的心脏动脉中钙或钙化的精确数值。钙可使血管壁变硬、加厚，导致血管僵硬，更容易产生堵塞血管的血栓。

那么，为什么说用钙补充剂在血管中增加钙含量是个好主意呢？新西兰奥克兰大学的一项最新研究的结论是，这可能不是好主意。研究者们进行了一项所谓的荟萃分析，总结了涉及1.2万人的15项研究，研究的人群是服用钙补充剂预防骨折的骨质疏松症患者，研究结果：那些服用钙补充剂的人，心脏病发作的风险，比服用安慰剂（与药物外形相同但不具治疗作用的替代物）的人提高31%。

有趣的是，研究者们还发现，从食物中获取钙不会增加这种风险，但服用钙补充剂的人却有这种风险。参与研究的人只服用钙补充剂，未服用其他可能影响研究结果的药物与补充剂。钙跟维生素D组合的时候，不会增加心脏病发作的风险。

因此，研究报告最后说："考虑到钙对减少骨折的整体疗效有限（骨折风险降低大约10%），以及钙对心血管疾病的负面影响，我们认为有必要重新评估钙补充剂在预防和治疗骨质疏松症上的角色。"

毫无疑问，有很多其他科学家批评这项研究（科学家们总是喜欢争论！）。他们指出：

——有其他超过300项关于钙补充剂的研究没有包括在内。

——荟萃分析的15项研究中，有7项没有或者只有不完全的数据表明研究对象是否有过心脏病发作，而且只有5项研究考虑了相关的风险。

——15项研究中，没有一项本来就是为检测心血管风险而设计的，只有8项研究中有完备的心血管数据。

"很不幸，这些研究者仅仅根据对精心挑选的几项研究的分析，就对钙补充剂的价值做出全面否定的判断。"美国责任营养学理事会的一位专家如是说。

尽管如此，这项研究还是坚定了我对钙补充剂一直持有的想法：单纯的大剂量补充钙，不应该成为预防骨质疏松症的手段，除非跟具有保护心脏功效的镁、维生素D和维生素K共同均衡地使用。我还认为，防酸剂药片也需要同时含有均衡的钙、维生素D和镁。

这个问题的底线是：如果你已经被诊断出患有骨质减少或者骨质疏松症，我仍然会建议你补钙，但必须是与其他营养素平衡使用。

食物来源是获取钙的最佳途径，为了最大限度地从食物中获取钙，每天吃1～2份奶制品，如不加糖的酸奶、牛奶和奶酪，并同时吃足够的绿叶蔬菜和带骨头的三文鱼或者沙丁鱼罐头。

镁（每日修复摄入量：200毫克）

镁是超过300种生化反应中必需的元素，它能放松肌肉、保持神经稳定、保持稳定的心跳和强化骨骼、调节血压和血糖、帮助人体的能源生产并促进免疫系统的功能。

《营养学杂志》的一项研究说："相当数量的美国成年人，不能从饮食中获取足够的镁。"美国人摄入的镁比每日推荐摄入量400毫克的要求低了20%。镁摄入量低与一长串的健康问题相关联。幸运的是，从饮食中补充镁，能够帮助逆转慢性病和治疗一些健康问题。事实上，在一项涉及4 000人、长达18年的研究中，那些饮食中镁摄入量最高的人，比镁摄入量最低的人，死亡率低40%。

富含镁的食物包括豆类（大豆和豌豆）、种子、坚果、全谷类、绿叶蔬菜、肉类、鱼、奶制品，而精加工食品中的镁含量很低。

最近的研究表明，镁可以预防和治疗下列疾病和异常：

● 哮喘	● 注意力缺陷多动障碍（ADHD）	● 结肠癌
● 抑郁症	● 糖尿病	● 纤维肌痛
● 心脏病	● 高血压	● 代谢综合征
● 偏头痛	● 骨质疏松症	● 脑卒中

锌（每日修复摄入量：15～25毫克）

锌是超过200种酶的帮手，还能帮助甲状腺、性腺和胰腺产生多种激素。不用说，锌对身体许多器官和系统的健康至关重要，包括皮肤、免疫系统、感觉器官和前列腺（如果你是男人）。

然而，许多人（其中包括许多美国退休人员协会的成员）不能从膳食中得到

好滋味的矿物质

老人们往往失去味觉而胃口不佳，并出现营养不良。爱尔兰的研究者们在研究了199位年龄在70～87岁的老人后发现，每天补充30毫克锌能够帮助老人恢复对咸味儿的敏感性。

足够的锌。据估计，约有45%年龄在60岁以上的成年人锌的摄入量低于建议的水平，锌摄入不足的高风险人群包括：怀孕和哺乳期妇女；患有免疫功能不全或慢性感染的人，如纤维肌痛或艾滋病患者；患有慢性炎症的人，如肠道炎性疾病患者；慢性肝病或慢性肾病患者；镰状细胞贫血症患者；素食者以及酗酒者。

锌太少会加重上述疾病，或者导致新的疾病。一篇题为《健康或有病，锌就在这里》的论文称："轻微锌缺乏"可导致或加重"免疫缺陷、肠胃问题、内分泌失调、神经功能障碍、癌症、加速衰老、退行性疾病以及多种其他疾病"。

锌的食物来源，最好的是牡蛎（含量差不多比任何其他食物都高8倍）。其他富含锌的食物包括红肉、螃蟹、龙虾和鸡肉，植物性食物中含锌比较多的有全谷类、豆类、坚果和种子。

最近的研究表明，锌可以预防和治疗下列疾病和异常：

- 艾滋病
- 易怒
- 注意力缺陷多动症（ADHD）
- 癌症
- 口腔溃疡
- 感冒
- 抑郁症
- 心脏病
- 黄斑变性
- 记忆力减退
- 肺炎
- 酒糟鼻
- 镰状细胞贫血症
- 脑卒中
- 味觉减退
- 疣

铁（每日修复摄入量：8～18毫克，从食物中摄取）

20%的美国女性患有缺铁性贫血。铁含量过低时，人体无法制造足够的血红蛋白。血红蛋白是一种帮助红细胞携带氧气并输送到全身组织和细胞的蛋白质。因为氧气不足，使细胞缺氧，导致虚弱、疲乏、面无血色，而且很可能免疫功能低下、体温调节失常（手脚冰凉），以及大脑迟钝（记忆力差、难以集中、学习困难）。

另有40%的女性缺铁，常规检查不直接显示她们贫血，但是铁含量低于需要的水平。最近的研究表明，缺铁会导致一种一度被认为只有贫血症才会有的相应症状的轻微表现。女性由于月经期铁流失、孕期铁消耗以及低铁含量的饮食，而面临更高的风险。那么，我为什么不建议女性在饮食中补充铁剂呢？

过少的铁固然会导致疾病，过多的铁同样如此！过多的铁，会产生可引发炎症的自由基，提高心脏病发作、脑卒中、关节炎、肝病和癌症的风险。事实上，很多人做铁水平测试的时候（随后详细说明），常常发现会患有血色素沉着症，一种过量的铁引起的基因病，如果早期发现，这种病可以很容易地通过定期抽血，比如献血来治疗，如果发现得太晚，这种病会导致残疾甚至威胁生命。

要知道你是否需要补铁（或者你血中的铁含量是否过高），最好的办法是进行三项普通的血液测试：铁含量、总铁结合力和铁蛋白。但是常规血液检查常常

测试缺铁的正确方法

如果你有缺铁性贫血的症状，医生可能会要你做一个初步的血液检查。如果结果显示血红蛋白低于11.1克/分升，你的医生会再要你查铁蛋白。铁蛋白这种蛋白质帮助人体储存铁，因而是长期铁水平的最佳标识。这么一来，问题就显露出来了。

如果你的铁蛋白水平高于9克/分升，大多数医生会告诉你一切正常。然而，越来越多的科学数据和我的临床经验表明，任何一个铁蛋白水平低于40克/分升的人，都是一个进行铁治疗的候选人。例如，医学期刊《柳叶刀》上发表的研究报告显示，铁蛋白水平在20~40克/分升之间的不孕妇女，在服用补铁剂之后通常能够怀孕。另外，有脱发问题的妇女（这问题越来越普遍），通常只有在铁蛋白水平超过100克/分升时才能逆转。

我还建议你的医生进行另外两种测试，帮助检测是否缺铁：铁含量和总铁结合力（TIBC）。这两个测试，独立进行时都没什么用，但是二者结合就很能说明问题：铁含量除以TIBC的结果为饱和度百分比，如果你的这个饱和度低于22%，你就需要接受补充铁的治疗了。一些保险公司很不情愿支付3项检测的费用，但我强烈建议你做这些测试。另外，即便你的铁蛋白和铁饱和度都在正常水平之上，也还是别忘了让医生帮你检查是否有血色素沉着。

如果铁饱和度低于22%，或者铁蛋白低于40克/分升，我建议你每天补充25~35毫克的铁，加上500毫克维生素C空腹服用（可以在睡觉前），以帮助铁的吸收。我的经验表明，服用这种剂量的最佳方式，是隔天服用1次，或者连续服用3个星期之后停用1个星期，如此交替进行。3个月后再检查铁水平。

不要担心大便变黑，这在服用铁补充剂期间是正常的。但是如果大便黑而且恶臭，立即打电话给你的医生，因为这是内出血的表现。

被误解，很多人被告知检查结果"正常"，但实际上不是。有趣的是，我发现在临床上被称为"正常"的低铁水平，会导致睡眠中的不宁腿综合征——一种被称为周期性肢体运动障碍的疾病。治疗铁缺乏能够使这种病痊愈，跟通常用来治疗不宁腿综合征的罗匹尼罗同样有效但便宜得多。不用说，大多数医生只知道昂贵的药丸而不知道那种廉价的矿物质。

想要了解更多如何检查以确定你体内的铁是过低还是过高，以及如何跟你的医生合作的信息，请参考本书"测试缺铁的正确方法"表格。富含铁的食物包括红肉、火鸡、牡蛎、豆类、菠菜和铁强化麦圈。

锰（每日修复摄入量：2～4毫克）

锰不仅在那些涉及血糖、能量产生和甲状腺素的酶中发挥作用，而且对骨骼健康十分重要。它有助于产生胶原蛋白（骨骼中矿物质得以沉积的基础结构），也有助于骨骼矿化。很少有美国人能够摄入足够的锰。

虽然锰与人类健康的关系方面的科学研究不多，但仅有的研究都表明了它的重要性。在《欧洲癌症研究杂志》上发表的一篇论文说，中国研究者们发现，在一种含锰酶（锰超氧化物歧化酶）被破坏时，抗氧化剂摄入量低的女性罹患乳腺癌的风险提高近2倍，含锰酶的破坏使男性罹患前列腺癌的风险提高30%。

根据《英国眼科学杂志》上发表的研究报告，芬兰研究人员发现歧化酶的破坏也会提高糖尿病性视网膜病变（糖尿病人罹患的一种眼疾）的风险。富含锰的食物包括甜菜头和甜菜叶、黑裸麦粉、麸皮葡萄干、花生、黑莓、罗甘莓和新鲜菠萝。

硼（每日修复摄入量：2～3毫克）

硼是一种重要的造骨辅助因子，可帮助维生素D、钙和镁强化骨骼，并且可以预防骨质疏松症。根据《营养观察杂志》发表的研究报告，来自于美国农业部、位于北达科他州大福克斯的人类营养研究中心的研究人员发现："硼摄入量低导致骨骼、脑功能和免疫功能受损。因此，硼摄入量低是一个实质性的营养问题。日常饮食中多吃水果、蔬菜、坚果和豆类能够预防硼摄入量过低。"

然而，大多数人的日常饮食中这些食物吃得并不多。一项研究表明，美国人平均每天摄入1毫克硼，我认为这个量不够，太少的硼让人特别容易得关节炎。

一位英国研究者声称，硼是一个"对有些形式的关节炎安全而有效的疗法"。事实上，这种矿物质疗法减轻了他自己的"关节疼痛和不适"。他还引用了其他三项关于硼和关节炎的研究，其中一个研究发现在关节炎患者的骨骼和滑液（关节内的润滑液）中硼含量过低。在人口研究中发现，每天摄入3～10毫克硼的人群，10个人中大约有1人患有关节炎。而在每天摄入1毫克硼的人群中，患关节炎的人高达70%。在一个关于硼的临床研究中，研究人员将20例关节炎患者分成两组，治疗组每人每天服用6毫克硼，其中50%的人关节炎得到改善，而服用安慰剂组只有10%的人症状得到改善。"硼是健康的骨骼和关节必需的一种营养素。"这位英国研究人员的结果发表在《环境与健康透视杂志》上。

硼可能对大脑也有好处，一位研究人员进行了一项非正式的研究，给他的一半学生服用硼而另一半服用安慰剂，结果是服用硼的学生取得了更好的成绩。

铜（每日修复摄入量：500微克）

铜对人体有好处也有坏处。铜是人体产生强力抗氧化剂，如超氧化物歧化酶的关键因素，但是它也触发自由基的产生，并且过量时会（像许多矿物质一样）产生毒性。

例如，一项研究分析了4 000名男性的死亡率，那些血液中铜含量最高的人因病死亡的可能性高50%，其中因癌症死亡的可能性高40%，因心血管疾病死亡的可能性高30%。所以，如果你发现1美分硬币，可以捡起来，但是可别吃进去！

为了达到铜摄入量的平衡，我建议每天摄入500微克（0.5毫克）铜。

铬（每日修复摄入量：200～500微克）

铬能够把人体利用胰岛素的能力发扬光大。胰岛素是把葡萄糖从血流中转移到细胞里的激素。铬通过多种途径发挥胰岛素的作用，这种矿物质提高胰岛素受体的数量、强化一种有助于这些受体更好地工作的酶，并且限制能够关闭胰岛素受体的酶。

"如果铬能对付糖尿病，那么每个人都已经在兜售这种灵丹妙药了。"马里兰州贝尔茨维尔人类营养研究中心的理查德·安德森博士说。安德森博士发表过超过70篇关于铬的研究论文。关于铬的科学"共识"是，如果铬有效果，那么它也只是能控制糖尿病，而不能预防糖尿病。我建议两种情况下都使用铬，例如，一项研究表明，铬补充剂能够改善健康年轻人的葡萄糖代谢。

成年人平均每天应摄入铬25～35微克，大多数成年人能达到这样的标准，但是许多整体医学专家们（包括我自己）认为，每天200微克或更多才是最佳的铬摄入量。富含铬的食物包括肉类和全谷类，以及西蓝花、葡萄汁、橙汁、土豆和大蒜。

最近的研究表明，铬可以预防和治疗下列疾病和异常：

- 抑郁症（特别是伴随易怒的抑郁症）
- 糖尿病
- 心脏病
- 超重
- 多囊卵巢综合征

钼（每日修复摄入量：250微克）

这种矿物质增强酶分解和清除有害化学品的威力，也有助于缓解食物过敏的症状，尤其是对葡萄酒、啤酒和水果干中的亚硫酸盐的过敏。富含钼的食物包括全谷类和豆类。

硒（每日修复摄入量：55微克）

硒跟蛋白质结合形成硒蛋白，后者是一种强大的抗氧化酶，有助于保护细胞膜。硒对于健康的甲状腺和强壮的免疫系统也很关键。

在《美国临床营养学杂志》最近发表的一项研究中，研究者们承认了营养学家们要确定"最优硒状态"有多么困难。研究者们发现只有通过每日补充50微克的硒才能达到足够的血液硒含量（每日100微克和200微克的剂量效果更好）。研究者们还注意到，达到真正最优的硒含量非常重要，因为一项接一项的研究证实，更高的硒含量可以降低任何疾病的死亡率，包括癌症、心脏病和脑卒中——美国人的三大杀手疾病。法国研究者们跟踪研究1 400位老人长达9年的时间，他们发现那些血液中硒含量最低的人群，因病死亡的风险增加46%。另一方面，一项最近的研究发现，高硒摄入量可能增加患糖尿病的风险。每天补充55微克的硒，可以很好地平衡两方面的风险。

硒的最佳食物来源是鸡蛋果（百香果），一份鸡蛋果中硒的含量比一份其他任何食物中的含量多10倍。《美国临床营养学杂志》的一项研究证实，人们每天吃两个鸡蛋果，3个月后，血液中硒含量上升67%。其他富含硒的食物包括牛肉、全谷类、鱼（金枪鱼和鳕鱼）、火鸡、鸡肉、鸡蛋和海鲜（如龙虾、螃蟹、蛤蜊和牡蛎）。

最近的研究表明，硒可以预防和治疗下列疾病和异常：

- 良性前列腺肥大
- 癌症
- 心脏病
- 艾滋病
- 不育症
- 肾脏疾病
- 脓血症
- 脑卒中
- 甲状腺疾病

碘（每日修复摄入量：150～250微克）

因为食盐中已经加入了这种矿物质，你也许认为导致甲状腺肿（大脖子病）的碘缺乏已经不再成为美国人（中国也是如此——译者注）的威胁，实际上美国人应该吃更多的碘。让我来告诉你为什么。

如今美国的面粉，是强化了溴而不是碘，以便降低碘摄入量。同时，在过去的30年中，美国人碘摄入量下降了50%。《营养学会论文集》杂志的一份报告说："近年来，美国人的碘摄入量在下降。"与此同时，溴和其他添加到食物和水中的相关化合物（卤化物氯和氟），可能降低碘的活性。

碘的主要作用是帮助人体制造甲状腺素，这就是为什么一种"亚临床"状态的碘缺乏——体内碘的水平稍低，但还不至于引起甲状腺肿，也不能保持最佳状态——会导致甲状腺功能减退症。在我看来（甲状腺功能减退症）正在美国大流行，却很少有人意识到这个状况。这种病的症状包括疲劳、超重、疼痛甚至不孕。在本书稍后讲到"内分泌失调"和"甲状腺功能减退症"的时候，我会详细讨论造成甲状腺问题的真实病因。

碘缺乏是乳房胀痛和乳房纤维囊性增生症的常见触发因素，我使用碘补充剂对有这些问题的女性病人进行常规治疗。患有乳腺癌的女性，体内碘含量也很低，因此，我通常给患乳腺癌的病人补充每天6 250～12 500微克的碘。

孕期碘摄入量过低可导致儿童智力低下，一组西班牙研究人员表示，"在工业化国家……妊娠期妇女碘缺乏的问题日益严重"。他们发现母亲怀孕期体内碘含量过低的婴儿，18个月时的发育商数比正常组低15%。

海鲜是碘这种营养素的最佳食物来源，尤其是海藻，如海带。对于因治疗原因而需要高于每日修复摄入量碘的病人，我推荐特里自然公司生产的三碘胶囊（Tri-Iodine）。

氨基酸

氨基酸是蛋白质链状结构的22种小链条，正如26个英文字母能够排列组合出数百万不同的词语，这22种小链条，也可以组成数以百万计的不同的蛋白质。你的身体可以制造其中的14种氨基酸，另外8种称为必需氨基酸，必需氨基酸无法在体内合成，只能从食物中获得。

离开了氨基酸和蛋白质，你的身体无法运转。事实上，如果没有氨基酸，你的身体根本就不存在。氨基酸是生命的物质、活力的根本。

我发现氨基酸补充剂，特别是那些天然氨基酸，比如乳清蛋白（乳清是制造奶酪时的天然液体副产品），能够从各个方面帮助你维持身体健康。与大多数营养素的情况一样，最佳水平的氨基酸是有益的（可能比推荐摄入量的效果更好），但是过多的氨基酸并不总是好事。乳清蛋白提供一个非常均衡的氨基酸组合。氨基酸的另一种优质来源是鸡蛋。鸡蛋的氨基酸组成类似于人体中的氨基酸组成。我认为鸡蛋是一种对你有益的食物，而不是提高心脏病风险的危险分子。在本书后面讲到"心脏病"的时候，你可以读到更多信息。

最近的研究表明，乳清蛋白和氨基酸具有以下健康益处：

- 提高动脉壁的弹性和青春活力
- 降低血压
- 帮助健康人平衡餐后血糖水平
- 帮助糖尿病人控制血糖
- 预防骨质流失和提高骨密度
- 保持肌肉（从30岁开始，人体每10年会流失3%～5%的肌肉）
- 防止暴饮暴食（需餐前服用）
- 增强免疫系统内抗击疾病的白细胞的水平
- 减轻有过敏倾向的儿童的过敏反应
- 缩短夜啼婴儿的哭闹时间
- 减轻哮喘儿童的呼吸道反应
- 缓解银屑病（一种发红、脱屑、瘙痒的皮肤病）症状
- 预防抗生素的不良反应，比如腹泻
- 保持压力之下的心理平衡

- 提高耐力
- 缓解剧烈运动后的肌肉磨损
- 改善艾滋病人的健康状况

ω-3必需脂肪酸

氨基酸是蛋白质的基本组成部分，脂肪酸是我们身体脂肪的建筑基石，为我们的细胞提供外层保护膜或细胞膜。鱼油含有特别丰富的两种重要的ω-3脂肪酸：二十碳五烯酸（EPA）和二十二碳六烯酸（DHA）。30多年来，有关鱼油和心脏健康的研究，涉及超过4万人，证实鱼油确实能够预防心脏病。具体来说，鱼油可降低甘油三酯（会伤害心脏的血脂）、稳定硬化斑块（否则可能会从血管壁脱落而形成堵塞动脉的凝血块）、稀释血液阻止血液凝结、产生更多能溶解血块扩张动脉的一氧化氮、阻止导致动脉硬化的蛋白质堆积、降低血压，还可缓解为心脏病提供燃料的慢性炎症。谢天谢地！

新奥尔良约翰·奥克斯纳心脏与心血管研究院运动实验室主任卡尔·拉维医学博士，最近在《美国心脏病学会杂志》上发表论文称："关于鱼油补充剂的好消息，并不是炒作。我们现在有有力的和令人信服的证据，显示ω-3鱼油对于预防心脏病，有着多方面的益处。"

跟拉维博士一样，我也强烈建议你在日常饮食中食用包括含油多的鱼类或者服用鱼油补充剂。每周吃3～4次三文鱼可以为你提供充足的ω-3脂肪酸。至于补充剂，好消息是一种称为维克欧米茄胶囊(Vectomega)的来自鱼类的新型ω-3，具有跟三文鱼中的ω-3脂肪酸完全相同的化学结构，并且能够大幅提高吸收率。这样，一天1～2粒就足够了，而不是正常所需的8～16粒。维克欧米茄胶囊与鱼油相比有百利而无一害。

与此同时，鱼类中的ω-3脂肪酸不仅仅能够保护心脏，它们还能强化身体中每一个细胞的细胞膜，特别是脑细胞。

最近的研究表明，ω-3脂肪酸可以预防和治疗下列疾病和异常：

- 阿尔茨海默病
- 自闭症
- 记忆力减退
- 癫痫
- 不孕症
- 关节炎
- 癌症
- 抑郁症
- 敌意
- 多发性硬化症
- 注意力缺陷多动症
- 黄斑变性
- 湿疹
- 潮热
- 皮肤老化

你的"一站式"营养补充剂

你很可能正在想：如果我想要补充泰特鲍姆博士说的很重要的所有营养素，只怕是我不得不每天好几次、每次吃几大把的药丸。情况还真是这样。

不过，你也可以每天早上混合一杯饮料，就能够获得本章到目前讨论过的所有营养素的最佳剂量和血液水平（铁和鱼油除外），这就是酶治疗公司（Enzymatic Therapy）出品的能量粉（Energy Revitalization System），或者综合治疗公司（Integrative Therapeutics）出品的每日聚能合剂（Daily Energy Enfusion，这种产品只能从保健医生那里获得）。这种饮料足以取代35粒补充剂药丸。

如果你身体健康，只是想预防疾病，那么这两种产品，每天1/2～1勺就足够了。如果你已经生病了、正在寻找治疗和逆转疾病需要的最佳营养支持，你可以服用一整勺，这样可以为你提供本章讲到的所有营养素的每日修复摄入量。你可以调整剂量，以让你感觉最好为宜。

别忘了健康饮食

想要获得最佳剂量的维生素、矿物质和其他微量营养素，一份优质的营养补充剂虽然是一份重要的"保险单"，但健康饮食才是身体健康最重要的基础。

然而，当我说到"健康饮食"，并不是说要排除一切可能会对你不好的食物，很多人尝试这么做，却发现这样的饮食几乎无法坚持。"膳食剥夺"通常会导致所谓的暴食，愉快地适度放松——包括"放纵"自己去吃喜欢的食物——是健康饮食的关键。正如马克·吐温恰如其分的表达："在所有事情上保持中庸之道，包括中庸本身！"为了保持健康，你所要做的，就是合理的健康饮食。我的主要建议包括：

吃大量的全食物 "全食物"包括全谷类、新鲜水果（全水果而不是果汁）、新鲜蔬菜，并尽可能减少加工食品。遵从这样一个简单的指导原则，就能

防止补充剂的不良反应

最常见的补充剂不良反应，是少数人会发生胀气、腹泻或胃部不适。如果你有这样的表现，试着在吃饭的同时或者入睡前服用能量粉。另一种策略是把1天的剂量分成2份，1天2次分别服用1/4～1/2勺能量粉。

有的人不存在因补充剂而引起的一般性消化道不适，却发现高水平的镁导致腹泻。如果你有这样的问题，有一种健康拼图公司（Jigsaw Health）出品的缓释剂镁，效果很好而且不会拉肚子。

含有丰富B族维生素的营养补充剂，会让尿液变成亮黄色，这是它们被吸收得正常（或者说好的）表现。如果你有肾功能衰竭，必须在医生同意和指导下服用含镁的补充剂，否则镁的水平可能会升至过高。

让你取得惊人的效果。因为食物越是未经加工，越是对你的健康更有利。为什么？因为食物越是接近它的原始形态，营养价值越高。

多喝水　水能润滑身体。如果你的嘴唇和嘴巴都不觉得干，你就知道自己水分充足，但是你要确保你的饮水是纯净的，这样你就不会在解渴的同时让你的身体填满毒素。确保纯净水的最佳途径是在家里安装一个水过滤器。你也可以直接购买大罐的、已经用活性碳或者反渗透系统处理过的纯净水。你需要戒掉的是软塑料瓶装水。最终，我们会意识到喝软塑料瓶装水是一个错误，这种水中增加了不可接受的毒素。

最大限度减少或杜绝饮食中的糖和其他甜味剂　我在《击败糖瘾》一书中已经不厌其烦地说明，过量的糖会削弱免疫系统、加重疼痛、提高血压和胆固醇水平、增加罹患心脏病的风险、导致肥胖、引起2型糖尿病，还可以引起或使其他疾病的病情更复杂，比如慢性疲劳综合征、纤维肌痛、慢性鼻窦炎、肠易激综合征、癌症、自身免疫性疾病、念珠菌霉菌感染以及注意力缺陷多动症。

对于健康的代糖产品，你可以尝试甜菊糖（由一种甜味儿的菊花属草本植物甜叶菊的叶子制成）。你也可以使用糖精。我不主张使用阿斯巴甜，因为有些人对此有严重的过敏反应，包括癫痫发作、头痛、恶心、头晕、抑郁等等，我很惊讶这种东西竟然能够获得美国食品药品监督管理局批准使用。至于三氯蔗糖的安全性，我认为还需要更多的判断。

从饮食中消除多余的咖啡因　爱喝咖啡的人常常陷入一个恶性循环，过量的咖啡因导致肾上腺素水平暴涨并带来能量提升，随后必然导致能量低落，你必须喝越来越多的咖啡以保持能量水平。如果你爱喝咖啡而且饱受严重的疲劳和焦虑的煎熬，我建议你完全停喝咖啡2～3个月，早上可以用一杯茶代替咖啡让你醒醒困。这之后如果感觉很好，那么你可以重新开始喝咖啡，但是每天喝咖啡的总量别超过340克（12盎司）。一个更健康的选择是，每天1～2杯富含抗氧化剂的绿茶或红茶。

虽然我主张完全停止喝咖啡，但我并不建议突然停止。为了成功地降低你的咖啡消耗量，应该逐渐地减少咖啡，每个星期把你的咖啡摄入量减半，一直降低到每天只喝1杯。例如，如果你每天喝4杯咖啡，第一个星期减少到每天2杯，第二个星期减少到每天1杯。当你每天只喝1杯咖啡的时候，你就可以享受它了！当然，更好的是，把咖啡换成茶。

把酒精消耗量限制在每天1～2杯　数以百计的研究表明，摄入酒精的好处，呈现科学家称之为J曲线的形状，完全不喝酒（字母J的左端小尖尖）不如适量喝点儿酒（字母J的底部）更健康，然而，当你的酒精摄入量超出适量的范围时（字母J右边的长直线），你的健康会遭受负面影响。所以适量饮酒（每天1~2杯）对心脏和大脑有益，过量饮酒对身体有害。

我对那些每天喝3杯酒以上的病人建议完全停止喝酒3个月，这之后如果你想让酒回到你的日常饮食中来，请限制在每天2杯，1杯酒等于170克葡萄酒、340克啤酒、42.5克威士忌或其他烈酒。

跟着感觉走 也许你很熟悉约瑟夫·坎贝尔的那些著名的建议，坎贝尔写了许多书，讨论古代神话故事中的教训，作为我们生活的指导。他的主要忠告就是：跟着感觉走。我很同意这一点，你比任何的专家都更加清楚你的身体，让自己感觉良好的做法就是好的。

真实的病因

2

睡眠不佳

　　让我们登上一台时光机器，穿越到大约一个世纪以前的1900年。威廉·麦金利再次当选美国总统，美国的货币被绑定了金本位制，禁酒运动的先驱者嘉丽·内欣正在用她的短柄小斧头砸烂酒吧。不过，在这一系列兴奋刺激的事件中，美国的7 000万人口，还是睡得很甜——每晚睡9小时。

　　是的，不管你信或不信，在20世纪初那没有电视、没有网络的日子里，美国人实实在在地每天睡9小时。现在，让我们重新登上时光机器，回到21世纪的现实中来。美国人口增加了，现在有3亿人，但是美国人闭上眼睛的时间已经下降到了平均每晚不足6.5小时，只有28%的人能够睡足每天8小时或以上，每天9小时睡眠被认为是不正常的。事实上，20%的人每天睡眠不足6小时，数以千万计的人，会在白天来一段短暂的"点头之旅"（"点头之旅"指的是人们在极度睡眠缺乏的状态下，不由自主地短暂陷入睡眠状态，持续时间往往只是短短的数秒，就像打盹儿时点了一下头一样——译者注）。

　　据估计，大约有4 500万美国人符合慢性失眠症的官方医学定义：持续超过1个月，每个月至少有3次难以入睡或者睡眠质量差，或醒得太早。另外有6 000万人有同样的症状但频率较低，同时，还有其他很多种类型的睡眠障碍，比如呼吸暂停综合征和不宁腿综合征，也在毁掉一个良好的夜间睡眠。

　　随着我们的经济陷入困境，这些问题越来越严重：根据美国国家睡眠基金会的最近一项报告，1/3的美国人因为财务状况而失眠。同一项调查还发现，1/3的夫妻因为伴侣的睡眠问题，比如打鼾而关系不和。

　　回顾一下我们的穿越旅行：超过7 000万美国人睡眠紊乱，超过2亿人每晚睡眠不足8小时，这意味着你自己十有八九要么是被失眠困扰，要么正在把睡眠时间压缩到最低。

我们忘记了的风险因素

嗯，美国人是时候认清这个鲜为人知的事实了：糟糕的睡眠，是疾病的一个真实病因，也是疲劳、头脑不清、持续的疼痛以及其他很多不能称之为"疾病"但很麻烦的问题的原因，良好的睡眠是祛病的一个真正良方。

如同你即将读到的，科学研究不断地证明，睡眠不足，跟饮食中过量的糖和从不运动一样，是疾病的风险因素之一。对大多数人来说，每晚6~7小时的睡眠，不能给身体足够的修复和再生时间。同时，白天的日常劳作，让身体的每一个部位都已经因磨损而需要定期的休息，比如你忙碌的大脑、你忠实的心脏肌肉、你勤奋的消化道以及其他所有的器官、系统和组织，身体每一个部位都会因为你的睡眠不足而逐渐衰弱。

不仅你的身体因为睡眠不足而受罪，你的银行账户也会开始受罪。研究人员发现，失眠病人比没有失眠的病人每年的保健费用多3倍。在另一项研究中，研究人员调查了397人的"与健康相关的生活质量"，他们发现那些有"严重睡眠障碍"的人有6倍的可能出现测试数值偏低。美国联合专业睡眠协会还做过一项长达14年的研究，发现失眠和较短的睡眠时间（每晚少于6小时）的男性，比正常睡眠的男性，死亡率上升5倍。

慢性疲劳综合征和纤维肌痛综合征是一对双胞胎疾病，长期严重的失眠是这两种病都有的一个症状，在我为这两种病患者写的书《从疲劳不堪到活力十足》中，我把睡眠称为"痊愈的基础"。对于虽然没有这两种病，但同样睡眠不足的亿万人来说，也是如此。

不幸的是，大多数人，包括医学专家们，不认为睡眠短或者失眠会引起疾病或导致健康问题恶化。"许多人认为，将睡眠时间缩短到最低耐受水平是有效而且无害的。"这是芝加哥大学的研究者们在一份科学报告中的说法。或许，我们都应该去读读这些医学文字以帮助我们入睡！

只有1/3睡眠有障碍者跟医生讨论他们的问题，只有7%的慢性失眠症患者接受治疗，其中大多数失眠症患者只不过是被给予有安眠作用的处方药。在美国，每年要开出数量惊人的2 400万份安眠药处方。然而，马萨诸塞大学医学院睡眠障碍中心的失眠症专家、《跟失眠说晚安》一书的作者格雷格·雅各布博士认为，安眠药只不过是一个短期的手段，不能治疗造成失眠的病因，反而让睡眠治疗恶化，甚至有危险的不良反应。

一项调查显示，38%服用安眠药的人，连续服药的时间超过建议的2个星期的期限（这些药的目的是做短期的治疗，而不是长期的解决方案），63%的人经历过不良反应，包括第二天的思维模糊和不良驾驶表现（睡眠专家们称之为"次日镇静"）、停药后失眠恶化（反弹）、令人毛骨悚然的"催眠梦游症"，后者包括梦游、睡眠中饮食，甚至睡眠驾驶、精神病（幻觉和妄想）、严重的过敏反应，甚至高死亡率等。

研究者们分析了来自超过100万人的数据，发现那些每月服用30粒以上安眠药的人，死亡率是不使用安眠药者的3倍，每月服用1～29粒安眠药的人死亡率比不服药的人高50%～80%。这项研究只是证实安眠药是与更高的死亡率（尤其是癌症死亡率）相关的15项研究中的一个。加利福尼亚大学圣地亚哥分校和斯克利普斯睡眠中心诊所的医生们，在《睡眠研究杂志》上发表论文说，他们注意到美国食品药品监督管理局的数据，4种新安眠药（扎来普隆、右佐匹克隆、唑吡坦和雷美替胺），在动物实验中引起了肾脏、甲状腺和睾丸癌。他们的结论是："新的安眠药可能增加患癌症的风险。"

正如我在本书关于失眠和其他睡眠障碍的讨论中所说，大多数人能够通过自然的睡眠补救措施治愈他们的失眠症，而不需要处方药。这些补救措施包括适当的"睡眠卫生"（比如下午4点钟以后不再喝咖啡，以及不要把床当作解决问题和工作的场所），并服用营养素和草药帮助大脑安静和诱导睡眠。不过，我赞同使用睡眠药物治疗慢性疲劳综合征和纤维肌痛综合征，因为如果不首先解决长期的严重失眠，要治愈这两种病几乎是不可能的。

本章接下来的部分，我将给出科学的证据，证明失眠会导致或者让数十种健康问题恶化。我希望你能够彻底相信这个真实病因，这样你才能备受鼓舞地去实施祛病的真正良方。

睡眠不佳，健康不佳

人生1/3的时间都是在睡眠中度过的，这段时间里究竟发生了什么？令人惊讶的是，科学家们真的不知道，但是他们推论说，睡眠能提供：

● 休息　让一天的活动而磨损的身体和心灵得到休息。

● 修复　睡眠中的身体产生人类生长激素（生长素），为童年的组织生长和成年以后的组织修复提供催化剂。2008年，芝加哥大学的研究者们，第一次证实了每晚深度睡眠缩短90分钟导致生长素分泌减少23%。

● 精神和情感的维护　睡眠中记忆得以存档，做梦会处理各种复杂情感。

然而，即便科学家们不确切地知道睡眠如何保持健康，他们却知道如果睡眠不足会发生什么：你会生病！而且睡眠不足是以很多不同的方式让你生病。

焦虑和担忧　美国国家卫生研究院的研究者们发现，睡眠遇到麻烦的人，有6倍的可能会罹患某种焦虑症，比如广泛焦虑症（与所担心的境遇不成比例的、持续不断的担心忧虑）。加利福尼亚大学旧金山分校的研究者们则发现，失眠与"亚临床焦虑"（焦虑程度不足以被诊断为广泛焦虑症，却也糟糕到足以困扰你）有关联。挪威研究人员认为，缓解慢性失眠症可能会预防焦虑，他们的一项研究进行了11年，结果显示失眠症患者罹患焦虑症的风险提高3倍。

脑萎缩　荷兰研究者测量了心理健康的失眠症患者的脑容量，发现大脑左侧额叶皮层（这部分的大脑与人的快乐情绪和休息相连）的灰质容量减少。这项研究成果发表在《生物精神病学杂志》上。杂志的编辑写道："这项研究表明，不治疗失眠症会带来额外的风险，比如对脑部微结构带来不利影响。"

倦怠　在这种状态下，你会因为长期的压力而感到疲惫，对一切失去兴趣。护士、心理学家以及其他"辅助性"职业的专业人士，特别容易陷入这种状态。《身心研究杂志》发表的以色列研究人员的论文称，失眠症患者饱受倦怠之苦的比例增加64%。

抑郁　荷兰研究人员发现，失眠症患者罹患抑郁症的比例增加42%。"抑郁症与睡眠障碍有紧密的联系。"他们的结论发表在《临床心理学杂志》上。斯坦福大学的研究人员在《当前精神病学报告》上发表论文断定，失眠症不仅仅是抑郁症的一个常见的症状，"这是一个简单化的看法"，事实上，失眠可能在导致抑郁症方面发挥了作用。

糖尿病　宾夕法尼亚州立大学医学院睡眠研究治疗中心的科学家们发表的报告显示，在一项涉及1 741人的研究中，那些失眠症患者患2型糖尿病的风险接近普通人的3倍，而那些每天睡眠5小时或以下的人则有双倍的风险。睡眠时间的长短和慢性失眠症的"医学影响"，一直被低估了，这项研究成果发表在《糖尿病护理杂志》上。睡眠不足可能引起糖尿病的一种方式是降低身体对胰岛素的敏感度，后者是细胞对胰岛素的响应能力，而胰岛素是一种引导葡萄糖从血液中进入肌肉和脂肪细胞的激素。

情商　高情商的人，能够清楚了解自己的情绪并善于对别人察言观色，这种察言观色能够正面影响他们的决定和行为举止。沃尔特·里德陆军研究所的研究者们发现，睡眠缺乏会降低情商。他们的研究成果发表在《睡眠医学杂志》上。他们还发现，睡眠不足的人在其他几项积极心理特质测试中得分较低，比如果断自信、独立性、压力管理技巧和正向思维。研究人员推论，睡眠不足能导致大脑控制情绪和思维的部位额前叶发生"轻度功能障碍"。

纤维肌痛综合征　这种综合征是由缩短的、收紧的肌肉引起的，特点是疼痛，有时候是慢性的，有时候是间断性的，疼痛通常遍布全身，但有时只是在特定部位。在《疼痛》杂志上刊登的一项研究中，康涅狄格大学医学院的研究者们评估了患有纤维肌痛综合征的50例女性，发现那些睡眠不好的人疼痛更多，一个晚上睡不好之后是更疼痛的一天，而更疼痛的一天之后是更不好的睡眠，形成了一个让数以百万计纤维肌痛患者再熟悉不过的恶性循环。睡眠不好看来还能让疼痛更难以忍受，而不管其强度如何。

运动过少　《美国临床营养学杂志》发表的德国研究者的报告中说，睡眠不足的人运动较少，而这些人本来就已经运动较少，强度也更低。"研究所观察到的白天体力活动减少，可能指向睡眠不足损坏健康的另一个潜在的重要行为机理。"换句话说：少睡=少动=多病。

衰弱综合征　这种问题在80岁及以上的人群中很常见，其特点是肌肉流失和一些诸如行动缓慢、抓握无力、疲惫以及显著的体重降低等症状。这通常是面临严重的甚至是可能终结生命的疾病的第一个迹象。耶鲁大学医学院的研究者们，研究了374名平均年龄为84岁、住在家里的老人，发现那些患有失眠症的人患衰弱综合征的危险增加93%。他们在《美国老年学会杂志》上发表的研究结论说，"睡眠觉醒障碍伴随白天嗜睡"，与衰弱综合征有关。在同一份杂志的另一篇类似的研究报告中，另一组研究人员发现，糟糕的睡眠质量，使衰弱综合征的风险增加28%，睡眠时间过少使风险增加37%，超过1小时才能入睡使同样的风险增加42%。

胃灼热（胃食管反流）　根据《临床胃肠病学和肝病学杂志》的论文，研究者们调查了超过6.3万人，发现失眠的人患胃灼热的风险比不失眠的人高3倍之多。这两种症状之间的关系是双向的：失眠引起胃灼热，胃灼热引起失眠。

心脏病　在一项为期12年、涵盖1万人的研究中，研究对象是项目开始时年龄在35～55岁之间的人群。英国研究者们发现，那些每晚睡眠少于7～8小时的人，相比于那些每晚睡眠7～8小时的人，死于心脏病或脑卒中的风险加倍。在另一项相似的研究中，芬兰研究人员发现，睡眠不足导致女性死于心脏病的风险较睡眠足的人高2倍。

失眠如何影响心脏？宾夕法尼亚大学的研究人员发现，睡眠不足通过两种方式削弱心脏：加快心率（使心脏负担过重）、降低心跳节奏的可变性（使心脏面对从压力到运动的各种挑战时的反应能力降低）。英国研究人员的另一项研究表明，作为慢性低度炎症（导致心脏病的动脉损伤过程）的生物标记物质的C-反应蛋白，在睡眠不足5小时的女性中，含量要高得多。

阻塞性睡眠呼吸暂停综合征和不宁腿综合征：
其他类型的睡眠障碍

失眠症并不是引起疲劳和其他健康问题的唯一睡眠障碍，影响睡眠的病症还有阻塞性睡眠呼吸暂停综合征和不宁腿综合征，其中只发生在夜间的不宁腿综合征，现在也被称为周期性肢体运动障碍。这两种问题都是白天打瞌睡，特别是看电视和驾驶的时候入睡的常见原因。

在阻塞性睡眠呼吸暂停综合征中（年长、超重的男性中常见的状况），睡眠时喉咙后面的软组织阻塞气道、反复阻断呼吸，从而使睡眠者反复醒来。阻塞性睡眠呼吸暂停综合征患者罹患心脏病、脑卒中、2型糖尿病、抑郁症和勃起功能障碍的风险更高，并且死亡率比健康人高5倍。得克萨斯大学西南医学院临床副教授克雷格·施维默医学博士说："恐怕找不到任何一种病不会因为睡眠呼吸暂停综合征而加重的。"

不宁腿综合征和周期性肢体运动障碍患者的腿有一种不愉快的感觉，腿部感觉"心惊肉跳"。对于不宁腿综合征，这样的症状在白天和夜间都会发生；而对于周期性肢体运动障碍，这样的症状只发生在夜间。这两种病已经证实与这些异常有关：高血压、心脏病、脑卒中、血糖异常、超重、抑郁、焦虑、更年期潮热、肾脏疾病、肝脏疾病、偏头痛、耳鸣（耳朵里有响铃声）、勃起功能障碍、注意力缺陷多动症（包括儿童和成人）、慢性颈部疼痛、头晕和糟糕的与健康相关的生活品质（这一点毫不意外）。一项研究发现，有不宁腿综合征和白天瞌睡症状的女性，因各种原因死亡的比例较正常女性高85%。

有没有可能你有这些问题但是却不知道？有可能。问问你同床共枕的伴侣，你睡觉时双腿有没有抖动，或者有没有打鼾。一个人睡？为自己的睡眠录像是一个很有用的筛检工具。你可以在本书关于失眠和其他睡眠障碍的讨论中，找到对付这两种睡眠障碍的真正良方。

心力衰竭　美国国家卫生研究院的研究人员发现，失眠症或者睡眠障碍患者，患充血性心力衰竭的风险较正常人高2倍，充血性心力衰竭时，心脏无法泵出身体所需要的血液流量。

高血压　美国国家卫生研究院的研究人员还发现，睡眠不好的人罹患高血压的可能性较睡眠好的人增加32%，日本研究人员发现失眠的男性比不失眠的男性得高血压的可能高2倍。宾夕法尼亚州立大学医学院的研究者们研究了1 741人，发现每晚睡眠不足5小时的人，比每晚睡眠6小时或更多的人，患高血压的可能性高5倍。该研究项目领导人亚历山德罗斯·弗冈萨斯博士说："这项研究表明，失眠的医学影响被严重低估了。"

记忆力减退和其他类型的认知功能减退　宾夕法尼亚州立大学医学院睡眠研究和治疗中心的研究人员为近2 000人做了测试，衡量他们的记忆力、处理信息的速度和在不同任务之间转换注意力的能力等在内的心理能力。测试结果，睡眠时间最短的人群得分最低。芬兰研究人员对近5 200人的研究表明，较短的睡眠时间、白天的疲劳和倦怠与认知功能减退有关。正如加利福尼亚大学伯克利分校的一组研究人员指出的，足足有数十项研究成果表明睡眠不足带来认知功能减退的后果。

更年期问题　根据《更年期》杂志报道，研究者们对比了患有失眠症的更年期女性和没有失眠症的更年期女性后发现，睡眠不好的人去急诊室次数更多，整体活动能力减少21%，在"身体和心理概要"测试中得分更低，工作中产出率低17%。马里兰大学的研究人员的结论是，令人困扰的更年期症状，例如潮热，可能导致更年期女性抑郁症，因为那些症状干扰了睡眠。

超重　芬兰研究人员对1 300名40～60岁之间的女性跟踪研究了7年，证实睡眠问题与体重有关。那些入睡困难的人，出现大幅度的体重上升（5千克或更多）的可能性增加65%，那些夜间醒来多次的人体重显著增加的可能性增加49%，那些难以保持睡眠的人额外增加体重的可能性增加41%。芬兰研究者在《国际肥胖杂志》上发表了这样的结论："为了防止体重大幅度增加和肥胖，需要考虑睡眠问题的影响。"

你的床跟你的体重之间有什么关系？研究表明，失眠能够改变脑肠肽的水平，脑肠肽是一种刺激食欲的激素。失眠还能降低瘦素的水平，瘦素是一种抑制食欲的激素。纽约市立大学的研究者们还发现，睡眠少的人吃更多高热量的快餐。维克弗里斯特大学医学院的研究人员发现，每晚睡眠不足5小时的女性，内脏脂肪含量更高，内脏脂肪是腹部包裹在内脏器官周围的脂肪，是心脏病和糖尿病的一个危险因素。

总而言之，睡眠不足可导致增重，克服失眠症可以帮助你做到睡觉也能减肥。

慢性疼痛　根据《睡眠》杂志刊载的一项研究，北得克萨斯大学的研究人员研究了772人之后发现，慢性失眠症患者患慢性疼痛的风险比正常人高2倍。同时，在《疼痛》杂志的另一项研究中，约翰·霍普金斯大学医学院的研究人员发现，出院时患有失眠症的烧伤患者，"在长期随访期间，疼痛症状的改善显著降低，并且疼痛的程度显著上升"。研究者们认为："这项研究为证明失眠与疼痛之间有长期的相互影响提供了证据支持。"

35年以来，我已经有效治疗了上万名慢性疼痛病人，我发现8小时的睡眠对消除疼痛来说是必需的。

创伤后应激障碍（PTSD）　在创伤后应激障碍中，慢性焦虑症是由创伤事件触发的。加拿大研究者们发现，有睡眠问题的PTSD患者，比睡眠良好的PTSD患者的焦虑症更严重。他们的成果发表在《神经与精神疾病杂志》上。

工作效率　《职业和环境医学杂志》刊登的一项研究报告显示，失眠症患者的"生产效率、工作表现和安全性等产出显著恶化"。这项研究的概要：因失眠症而引起的日间疲劳造成的生产力损失达到每人每年2 000美元。加拿大的一项研究显示，与正常人相比，失眠患者缺勤率增加32%，生产率下降的情形增加70%，并且工伤事故的风险增加49%。在挪威研究人员的研究中，较比正常人，那些失眠症患者请病假的比例翻倍，从国民保险局领取伤残抚恤金的比例也达4倍。

脑卒中　北卡罗来纳大学公共卫生学院的研究者们，分析了年龄在50~79岁之间的9.3万名妇女7年的数据，发现那些睡眠不足每晚6小时的人，罹患脑卒中的风险比每晚睡眠6小时以上的人高22%。

自杀　佛罗里达州立大学的研究者在一项长达10年，针对1.4万名年龄在67~90岁的人的研究中发现，抱怨睡眠不好的人，自杀率更高。

泌尿系统问题　北得克萨斯大学的研究者们发现，慢性失眠症患者罹患泌尿系统疾病的风险较比正常人翻倍。

好吧，阅读了这么多睡眠缺乏可能导致的健康问题之后，你或许会想要打个盹儿，好让自己醒来之后感觉神清气爽。如果你有失眠症，可以翻到本书后面的"失眠症及其他睡眠问题"，在那里，你可以找到轻松对付这项真实病因的真正良方。

真实的病因

3

缺乏运动

我也许不是第一个提出以下观点的人，但这一点实在是值得一次又一次地强调：如果运动是一粒药丸，那么每个人都应该服用。

这是因为，运动能够有效预防或治疗几乎每一个已知的健康问题，而且我们绝无夸大其词。让我们来听听一些头脑清晰的科学家们对此怎么说吧：梅奥诊所和几所医学院的研究人员，在《梅奥诊所学报》上发表的一篇论文中说，有"广泛的流行病学和生化证据，支持适度的体力活动有许多健康益处的观点"。

"许多健康益处"究竟都是些什么？让我们准备好，来看一个长长的清单吧。

对抗衰老——终生保持你的青春靓丽 不用说，死亡通常是衰老的结果。在一项发表在《循环》杂志上的研究报告中，长达20年、涉及5 000名老年男性的研究发现，最健美的人群，在研究期间因任何原因引起的死亡率比一般人群低38%。那些本来不健美而因运动变得健美的人，死亡风险降低35%。运动（连同性爱和睡眠）促进刺激人体生长的激素（生长素）合成，这种激素有助于溶化脂肪、促进肌肉生长，并且帮助你从里到外都更年轻。

预防阿尔茨海默病——把风险降低1/3 华盛顿大学的研究者们发现，每天仅步行10分钟就能够把患阿尔茨海默病的风险降低1/3。最新的研究表明，经常运动能让有轻微认知功能障碍（阿尔茨海默病前期的心智衰退）的老人们头脑更敏锐，没有药物能够做到这一点。

预防关节炎——强化肌肉带来不一样的感受 爱荷华大学的研究者们发现，拥有最强壮的大腿肌肉的女性，患进行性膝盖骨关节炎（最常见的一种关节炎）的风险减低30%。

对抗哮喘——缓解症状　　《胸腔》杂志上刊登的一项研究指出，3个月有规律的运动，使50例哮喘患者的症状显著减轻，他们的焦虑和抑郁症状也会减轻。

对抗癌症——预防和保护　　越来越多的科学研究表明，运动可以帮助预防癌症或防止癌症复发、减轻癌症治疗的不良反应。例如，最近的研究表明，有规律的运动可以降低下列风险：
- 前列腺癌：风险降低35%
- 子宫内膜癌：风险降低23%
- 乳腺癌：风险降低16%
- 乳腺癌复发：风险降低56%
- 结肠癌死亡率（如果是结肠癌患者）：风险降低53%
- 癌症死亡率（如果是癌症患者）：风险降低53%

对抗慢性疲劳综合征——提供更多能量　　在一项研究中，慢性疲劳综合征患者在进行3个月有规律的运动之后，疲劳的比例比那些不运动的患者降低23%。

对抗抑郁症——堪比抗抑郁药物　　杜克大学精神病学与行为科学系的研究人员发现，步行在缓解抑郁方面与抗抑郁药物同样有效。

对抗糖尿病——从根本上降低风险　　研究表明，经常运动能将罹患糖尿病的风险降低40%，而且运动在控制糖尿病患者的高血糖方面的疗效能与任何药物媲美。

对抗摔伤——帮助实现平衡　　65岁以上的美国人中，每年有超过30%的人会跌倒，其中1/10伤势严重、近1.3万人死亡。研究表明，许多种不同的规律运动，包括步行、舞蹈、力量训练和太极拳，能够帮助老人们腿脚更稳当。

对抗纤维肌痛——缓解疼痛　　《风湿病学杂志》发表的一项由国际团队完成的研究说，经常做水中运动，帮助30例患有纤维肌痛的女性减轻疼痛并改善健康状况。

对抗胆结石——降低手术的风险　　根据《新英格兰医学杂志》的报告，在一项涉及6万名女性的研究中，哈佛大学公共卫生学院的研究者们发现，与不爱活动的女性相比，那些经常参加"消遣性体力活动"（如散步或骑自行车）的人，需要做胆结石手术的风险低31%。另外，在一项涉及4.5万名男性的研究中，那些每周看电视超过40小时的男性，比每周看电视不足6小时的人，遭受痛苦的胆囊疾病侵袭的风险高3倍。这些研究者在《内科学年鉴》上发表他们的研究发现说："有症状的男性胆石症患者中，有34%的人本来是可以通过提高运动量到每周5次，每次30分钟，来预防胆石症的。"

对抗心脏病——防止第一次或者第二次侵袭　意大利研究者们在《欧洲心血管病预防与康复杂志》中指出，经常运动可以将心脏病发作的风险降低27%。同时，另一项发表在《英国医学杂志》上的研究结果表明，心脏病发作之后经常运动，能够将死亡率降低31%。

对抗高血压——提供完美的药方　高血压病人运动（无论是在跑步机上行走或者进行阻力训练）后的血压降低能够保持7小时。研究者们认为，这一类的运动对任何患有高血压的人来说，都是一个有益的"药方"。他们的研究成果发表在《力量与素质训练研究杂志》。我建议在阳光下散步，你会在本书稍后部分读到详细内容。阳光帮助身体制造维生素D，也能够帮助降低血压。

增强免疫功能——让体内的自然杀伤细胞开火　大卫·尼曼博士是北卡罗来纳州研究中心人类表现实验室的主管，也是《运动试验和处方》一书的作者。在一项由尼曼博士带领的研究中，科学家们在秋季和冬季研究了1 000人，他们发现那些每周运动150分钟的人（例如每次30分钟、一共5次的散步），与不活动的人相比，感冒和流感发作的次数少43%。"（运动使感冒和流感发作减少）这样大的差别，比任何药物所能达到的规模都更巨大。"尼曼博士告诉我们说。其中的原理：运动提高了血中能够杀死病毒的免疫细胞（如自然杀伤细胞）的水平。然而，尼曼博士说，这种影响只能持续数小时，这就是为什么你需要经常运动以增强你的免疫系统功能。

对抗失眠——帮助你更快入睡　《临床睡眠医学杂志》上发表的研究报告表明，有失眠症的人，在开始进行有规律的运动之后，入睡速度比运动前快55%，并且夜间醒来的时间缩短30%。

对抗更年期症状——冷却潮热　欧洲女性绝经期和男性更年期学会期刊《更年期》上刊载的一篇研究报告显示，研究人员发现，体力活动水平较高的女性，有较少的更年期症状，如潮热等。

对抗多发性硬化症——提高生活质量　多发性硬化症是一种自身免疫疾病，逐渐破坏神经的保护层，引起一系列的生理、心理和情绪问题。瑞士研究人员研究了26例患者，发现经常在动感单车上运动30分钟/次，能够提高活力、改善人际关系和增加敏捷性水平。

对抗骨质疏松症——强化骨骼　日本研究者们审核了几十年来关于运动与骨质疏松症的研究后认为，"运动可以帮助骨质疏松症患者有效保持骨质、预防骨折并提高生活质量"。

对抗超重——保持体重　相对来说，甩掉肉肉是比较容易的，经验丰富的节食者们已经无数次证明了这一点。然而，只有大约5%的人，甩掉肉肉之后能够很好地保持体重。美国匹茨堡大学的研究人员，研究了201位已经减掉了体重10%的超重女性，他们发现那些两年后仍然能够保持体重的人，正是那些运动最多的人（每周运动4.5小时）。

对抗压力——使你免受伤害　瑞士研究人员审核了30年来关于压力与健康的研究，他们的结论是："面对压力时，运动水平较高的人，表现出较少的健康问题。"

预防脑卒中——保护你的大脑　哈佛大学医学院的研究人员在《美国医学会杂志》上发表研究报告说：每周6次，每次30分钟快走，可将脑卒中的风险降低30%。

结论　《梅奥诊所学报》上发表的研究小组报告说，如果每个人都能够经常从事适度的体力活动，每年就能够减少25万的死亡人数（指在美国）。他们敦促医生们把体力活动作为给不爱活动的人的处方。

为什么锻炼有这些作用

为什么缺乏运动是一个真实的病因，而运动是一个真正的良方？这里有一个很简单的解释：我们的身体，生来就是要动的！

我们的基因是从1万多年前的旧石器时代继承而来的，那时候的我们（我们的祖先）以狩猎采集为生。1万多年前的我们，真的是非常非常活跃。我们到处走动（或者逃亡），我们的"久坐"时间仅限于进食和睡觉，这就是科学家们为我们分类的基因类型：我们的基因密码说明书、我们的生物指令上写着："去远足，去远行！"

如果你不为了基因先生而保持体形会发生什么呢？

他会把你派遣到医院去！

换句话说，你可能最终成为1亿被诸如心血管病、2型糖尿病或者癌症等慢性病缠身的美国人之一，这些疾病花费了美国全部医疗费用的75%。这些慢性疾病有很多种原因，但是其中主要原因中的一个，就是长期不活动。你的生活方式不再是旧石器时代的狩猎和采集，取而代之的是你整天坐在书桌前采集和处理信息，然后到了晚上就用你的遥控器去猎取一个电视频道。

好了，书桌和电视（以及汽车和其他数不尽的"你无需抬起一根手指"的便利设施）是现代生活永久的现实，但这并不是说，你就不能给你的基因一个大的提升。

宾夕法尼亚大学的马努·查克拉瓦尔第博士认为，"每天的体力活动，使人类在旧石器时代为了维持生存而建立起来的基因表达谱正常化"。用白话翻译一下就是：使用它（运动的基因）或失去它。

然而，要做到这一点，你恐怕要开始有规律的运动了。因为如果你是一个典型的美国人，你现在就没有运动。

根据美国国家卫生研究院的研究报告，只有不到5%的美国人，能够达到推荐的每周多数日子、每天30分钟中等强度运动（比如快走）的标准。这项研究还给出了一个同样缺少运动的统计：美国人平均每天只有2分钟强度类似于慢跑或羽毛球单打的运动量的剧烈体力活动。

此外，那些决定把自己归到这5%（足量运动）的人，通常也坚持不了多久。研究表明，那些开始进行定期运动计划的人，有50%会在6个月内退出。

你的身体怎么办呢？

嗯，你必须首先把运动看作另一个健康习惯——与饮食和睡眠平起平坐的习惯，这样，你或许能每天找到一点儿时间去运动。

良好的健康状况需要些振奋人心的消息：有那么一些轻松而有效的方法，帮你养成运动习惯。以下是我的建议，连同一些北美顶级健身专家的建议。

锻炼意志力的秘密

对很多人来说，最大的难处在于起步——拥有想要锻炼的意志力。为了找到激励自己动起来的最佳方法，我们跟这个领域的世界顶级专家之一，加拿大麦克马斯特大学的健康与运动心理学教授凯瑟琳·马丁·基尼博士进行了讨论。基尼博士是由佛罗里达州立大学的心理学家罗伊·鲍迈斯特博士提出的"自我调控的有限力度模型"（自我调控是心理学家们用来描述意志力的一个术语）学派的支持者。

这个模型的主要观点是使用你的意志力，这就好像使用你的肌肉去举重。像你的肌肉一样，你的意志力的力度是有限的。当你反复使用意志力的时候，你的意志力会削弱，直至完全停止起作用。你必须让你的意志力得到休息、给它时间恢复，然后才能再次使用。

这跟运动有什么关系呢？

想象一下，你已经一整天都在使用你的意志力了。早上，你终于没按下闹铃的"贪睡"按钮并起了床；上午，你抵制住了吃甜甜圈的欲望；你在实在不喜欢的堆积如山的文件中埋头苦干；即使你的心思在电视上，你也强迫自己去听配偶讲些什么。可是事情还没完，到时间了，你得套上步行鞋、系上鞋带……走出家门……拖着你的身体绕着街区走……得了吧！你的意志力早已经擅离职守了！

但是，基尼博士告诉我们说，你可以跟你的意志力合作，以确保在你需要的时候还有足够的意志力以供使用，这样当你决定要运动的时候，你就能够去运动。这里的关键在于你需要保存或恢复你的意志力。以下是她的建议：

提前计划　"这对刚开始实施运动计划的人来说至关重要。"基尼博士告诉我们。你需要提前做出下列决定：

● 在哪里运动（环绕家居周围？在健身房？还是在自家地下室？）
● 做什么运动（走路？有氧运动课？骑动感单车？）
● 什么时间运动（早上第一件事？午饭时间？下班后？）
● 如何将你的运动时间融入忙碌的一天（把运动鞋放在门旁，请求你的配偶在你去健身房时照看孩子们，擦去地下室里健身脚踏车上的灰尘。）

如果你努力实施的所有计划，是在你即将筋疲力尽的时候去锻炼，很可能你已经耗尽你的意志力，你也就不大会真的去运动。基尼博士告诉我们说，如果你能提前做好计划，到了运动的时间，你很可能还有足够的意志力，也就能够做到起身走出去。

因此，在每个星期或者每个月的开始，拿出你的日历，用铅笔记下你的运动时间，认真地想清楚，怎么做才能保证你的运动能够按计划进行。

尽早完成　在你刚刚起床的时候，你的意志力像雏菊一样新鲜，在它耗尽之前赶紧去运动！

稍事休息，然后去散步　任何形式的休息——打个盹儿、短暂的冥想——都能够刷新你的意志力。

打开美国喜剧中心频道　这是真的。看一部电视喜剧，实际上可以帮助你运动，这是因为正面情绪可以帮助你的意志力振作起来。尽一切努力在你脸上放上一个快乐或满意的微笑，比如，读一本笑话书、听听喜欢的音乐、抚弄你的宠物猫、欣赏你的鱼缸，无论什么，只要能对你有用就行。

加强你的意志力　"自我调控的有限力度模型"认为你的意志力就好像你的肌肉，如果你经常使用意志力，它就会变得更强大。基尼博士说："使用会暂时削弱你的意志力，但是当你下一次想要使用的时候，你的意志力会变得更强。"

享受你的运动（否则你做不到经常运动）

"一分耕耘，一分收获。"

你当然听说过这个口号，你甚至可能在健身房气喘吁吁的时候就这么嘀咕过。它反映了这样一种信念：如果运动没有点儿皮肉之苦，那它就不会有用。

其实我有另一个口号，我希望你能用这个：耕耘，但不要痛苦。

至少，决定去经历痛苦是相当不理智的。你的身体通过痛苦的感觉告诉你："别这么干。"运动中的痛苦不仅对健康来说是一个坏主意（因为这是行不通的，你可能会让自己受伤），对养成经常运动的习惯来说，也是一个坏主意。除了受虐狂以外，没有人能够通过经历皮肉之苦而建立一个习惯。

事实上，运动应该是没有痛苦和充满乐趣的，马拉松（或者半程、1/4程甚至1/8程马拉松）并不是必需的。

你迈出的一小步是通向健康的一大步

一个常见的运动错误是，你开始了一个新的运动计划，却做得过多、进展过快。开始一项新的运动并立即过量锻炼的结果，是很快就会终止运动，因为这样做使你遭受突然的过度运动带来的后果，比如酸痛、疲劳和烦躁。

人的身体喜欢渐进的变化，这样，身体能够轻松舒适地调节适应新的状况。因此，与其咕哝着、呻吟着、咬牙切齿地做着超出你身体承受力的运动，不如轻轻地吟诵这样一句自我激励的口头禅：动一点好过一点不动。

"想一想在家里坐着不动和爬一层楼梯的区别，"美国运动医学会认证的临床运动专家、巴尔的摩附近的伽利略健康伴侣"首席运动执行官"微克·卡纳告诉我们说，"爬上那一层楼梯燃烧的热量会提高8倍！"

"所以，如果你是不爱动的，"他继续说道，"你可以从每天尽可能多地上下楼梯开始你的锻炼计划。当你带着刚买的杂货回到家的时候，请将它们分成三四次拿进屋里，而不是一次搞定。说起体育运动，没有什么最低要求，只要动起来就比不动好。"

就像我告诉我的病人的那样，在市中心看看商店的橱窗或者逛逛商场，也是运动！动起来才是最重要的，今天就开始做一点点，那感觉真好，以至于你明天可能会想要多做一点。

目标心率？算了吧！

动一点是一点，那目标心率怎么办？目标心率是最大心率的一个百分比。许多健身的家伙们说，这是衡量运动是否对你有益处的一个真正的标准。目标心率的一个常见的计算公式是：平均最大心率是220次/分减去年龄，而运动时的心率应该在这个最大心率的50%～85%之间。嗯，你是不是需要在开始运动之前好好复习一下代数课程？

卡纳告诉我们说："不要担心你的目标心率，或其他任何所谓的健身标准。做你能承受的任何事，只要感觉好随便做多少，运动到你不再感觉到乐趣、不再

在你的卧室进行运动——做爱

有一项活动，人们通常不认为是运动，这就是做爱。

在达到性高潮之前，你的运动程度，跟以每小时3.2千米的速度走路、弹钢琴或者给植物浇水是一样的。在性高潮的时候，你的心率上升到每分钟130次，你的收缩压达到22.6～23.9千帕（170～180毫米汞柱），这时候的费劲程度，跟以每小时4.8～6.4千米的速度走路、吸尘或整理草坪是一样的。记得你在本章前面已经读到的运动原则吗？只要动起来就比不动好，而做爱要比不动好得多！

性爱对健康的好处远超出一个可爱的运动的范畴。一项长达20年的涉及1000名威尔士男性的研究发现，那些性爱频率最高的男性，比性爱频率最低的男性，遭遇心脏病发作的风险低69%。如果你看到这个统计结果笑了，呵呵，我们也笑了，我们猜这是全人类共同的一个有点儿让人害羞的结论。

另外一个对苏格兰女性的研究（难道是因为英国人性生活更多？）表明，那些平均每周有3次性爱的女性，看起来比那些性爱次数少的女性要年轻10岁。研究者们怀疑，其中的原因是更多的性爱刺激人体产生了更多的生长素。

此外，那些遵照本章的建议而经常运动的男性可能做爱更多。一个又一个的研究表明，运动通过改善血液循环，能够显著降低勃起功能障碍的风险。

感觉舒服，然后停止。对大多数人来说，这就是每天做喜欢的运动大约45分钟到1小时，不论是走路、打网球、慢跑、瑜伽、普拉提或者是举重。"

如果你在运动当中经历到任何胸闷、胸痛或令人担忧的呼吸困难，立即停止运动，并及时去看医生。但是，几乎每一个人都可以不用医生的许可，就开始进行一项温和的运动，比如走路，只要运动时没有出现上述症状就行。

找到一项你喜欢的运动

你现在已经知道，卡纳关于选择一项让你"感觉好"的运动的建议，跟我关于健康的主要建议是一致的：让你感觉好的东西，对你的健康通常是有好处的。

已经跑过58次马拉松的60岁运动专家尼曼博士，对于体育锻炼有着同样的"感觉良好"的理念。他告诉我们说："我因为马拉松的刺激和挑战而参加马拉松比赛，但现在对我来说这已经不是什么大事儿了。如今，我生活在北卡罗来纳州有5万多平方米大的山地里，我是通过在我的属地上劳作来进行锻炼，比如修路、劈柴、耕种花园梯田和照料60株蓝莓。我对做这些很有积极性，希望能一直做到我死的那一天，因为我喜欢做这些。"

尼曼博士还说，你必须找到一项人们要喜欢做的活动，一项你会期待并且能够融入你的日常生活的活动。他还敦促你找到一项能够加强有氧代谢（能强化心肺）和加强肌肉力量的活动，这两者对长期健康来说都很重要。

他说："当我劈柴或者用独轮车拖石头的时候，我从中得到有氧运动特别是肌肉活动的益处。赛艇是一项运动，游泳也是，手里拿着0.5～1千克的哑铃走路也行，你不是必须要举重，你只需要把锻炼肌肉的工作量融入某一项运动中去。"

计步器：一步一步迈向健康

有一项运动，选择它的人比选择任何其他运动都更多，可能是因为它的轻松、愉快、低成本，并且能够融入日常生活中而不需要什么烦扰和强健的肌肉。这项运动就是走路。

有很多具有健康意识的科学家都是走路的粉丝。科罗拉多大学教授、《走路减肥》一书的作者詹姆斯·希尔博士告诉我们说："走路是保持活跃的最好方法。"希尔博士也是全美体重控制数据库的创始人之一，这个数据库记录了大幅减低体重后不反弹的3 000多人的生活方式信息。这些人几乎都把有规律的体育运动作为保持体重的一个策略，而绝大多数人所选择的运动方式（你已经猜到了）是走路。

希尔博士说："如果我能够在美国做成一件事儿以改善每一个人的健康状况，这件事就是让人们走更多的路。"他补充说，保证走路更多最可靠的一个方式，就是使用计步器，一个小小的装置，可以夹在你的皮带或裤腰上，用来计量你走了多少步。

尼曼博士赞同这样的观点，他说："通常情况是，那些从来没有动力去锻炼的人，会从计步器那里得到动力。"

下面我们会讨论为什么计步器会有如此强大的动力。在开始这样的讨论之前，让我们先仔细看一个迷人的研究，这研究证明了计步器能够帮助你获得走出门去并走过街区的动力。

最佳运动目标：步数，而不是分钟数

这项研究是由田纳西大学的运动体育与休闲研究系和体育运动与健康中心的研究人员主持的，有58位平时不经常运动的女性参加了这项研究。研究人员把参加者们分成两组，告诉其中一组每个星期的大多数日子里每天快走30分钟，告诉另一组每天走1万步。

在接下来的4个星期中，那些被告知每天走30分钟的女性，平均一天走8 270步。然而，她们并不是每天都走这么多，在她们走路的那一天，会走到9 505步，而在她们不走路的那一天，就只走5 597步。同时，那些被告知走1万步的女性，平均每天都走10 159步。

45

我会运动过量而对我不利吗？

有一种简单的方法，来判断你是否运动过量而可能对你不利：说话测试。

"当你运动的时候，试着大声数数或者背诵一句你熟悉的歌词。"美国运动医学会认证的临床运动专家维克·卡纳解释说。

如果你能轻松说话，你的运动量是在一个舒适和有益的范围内。如果你很难说话，例如，你想说"玛丽有一只小羊羔，毛像雪一样白"，可你不能一口气说完这一句话，而是需要不断地喘气，结果说成"玛丽——喘气——有——喘气——一只小羊羔——喘气"，那么你很可能是运动过量了。

一个简单的法则是：如果感觉太难了，那就是运动过量了。

换句话说，与被告知每天走30分钟的人相比，那些被告知每天走1万步的女性，平均每天多走了2 000步，相当于每天多了额外的1.61千米体育锻炼！领导这项研究的迪克西·汤普森博士说："每天1万步的方式，让人们每天都得到更多的体力活动。"

让我们从另一个角度来看看这项研究结果。在使用计步器方面，专家们说，美国卫生部建议，每个星期大多数日子，每天以中等强度运动30分钟。要达到这样的运动量，需要每周5天、每天走路0.9～1万步。这表明，那些被告知用计步器计算步数的女性，达到了美国卫生部的建议运动量，而那些被告知走路30分钟的女性则没有达到要求！

密歇根大学家庭医学系副教授、使用计步器帮助人们走更多路的专家卡洛琳·理查森医学博士说："这令人难以置信，计步器竟然能够帮助不爱活动的人达到美国卫生部的建议运动量，因为这样的目标很难实现。"

一个便利的教练

为什么计步器的使用如此有说服力？

这个方便的小装置，能够帮助你做到行为学家们所说的要达到任何积极变化所必须做到的三件事：

- 树立目标
- 监控自己的目标
- 感受达到目标时带来的成功的满足感

让我们来仔细看看，计步器作为你的死党（一个忠实的教练和朋友），是如何帮助你从行为学家们那里得到三颗星的。

树立目标　要树立并达到一个目标，你不得不知道两件事：（1）你在哪里；（2）你想往哪里去。理查森博士解释道："除非你知道你的行为是什么，否则你无法改变你的行为。"

如果你不知道你每天走多少步，你就无从提高你的步数。如果没有计步器，你不会知道，也无法知道你走了多少步：研究表明，不用计步器的估算结果通常错得离谱。

这里的原则是：计步器能精确显示你走了多少步，这样，你就可以设置一个走得更多的目标。

监控自己的目标　计步器还允许你监控自己是否达到了目标，并且结果是即时的，因为你每天的步数就挂在你的腰上。

"计步器给你即时反馈，"希尔博士告诉我们说，"如果我的目标是一天走8 000步，我看一眼计步器就能立即知道，那一天我做得如何。这是为什么计步器如此有效，如果你能够随时查看你的进展如何，你就更容易实现自己的目标。"

与计步器相比，其他反馈方式达不到这样的效果。"如果你想要每天走路30分钟，你如何得到反馈呢？"希尔博士说，"每次你站起身来走动的时候就启动一个秒表吗？这是行不通的。计步器提供了一个简单而快速的方式跟踪进度。"

感受达到目标时带来的成功的满足感　有了计步器，你不需要多长时间就能够感受到这种满足感。理查森博士说："比如说，我要求一个病人每天多走1 000步，她在走廊里走一圈回来，看到自己的计步器上已经有了100步，她对自己说：'哇！我刚刚走了100步！我要到走廊里再走一圈。'"

那种感觉良好的体验，跟一个好心的医生告诉你说"多运动"时的典型感受很不一样。理查森博士说："如果你是一个不爱活动的人，当医生跟你说多运动的时候，你真的不知道如何开始。"

你可能会因为运动过量而感觉糟糕，你也可能会感觉很失败，因为你并不真正知道你是否有足够的运动。有了一个计步器，你就有了一个具体的目标，你会确切地知道你需要做什么，以及你是否已经做到了。当你做到了的时候，你会对自己感觉良好。这就是为什么佩带一个计步器能帮你达到目标！

购买和使用计步器

我们向计步器专家们征求意见，他们给出了一些简单的指导方针，可以帮助你购买最好的计步器。

花费15～20美元　市场上有很多计步器，有的只需要5美元，但是汤普森博士说，那些便宜的计步器不准确。在田纳西大学的一项测试中，有的计步器的读数高估了多达45%，而有的计步器则低估25%。她的建议是，选择一个价格在15～20美元之间的计步器，这样的计步器读数会较为准确。

理解官方运动建议

你可能听说过许许多多有关需要做多少运动才能有益健康的不同建议，以至于你已经完全糊涂了。毕竟，这些"官方"建议（许多是各不相同的）来自于这样的一些机构：美国国家卫生研究院（NIH）、美国疾病控制和预防中心（CDC）、美国卫生部（OSG）、美国农业部（USDA）、医学研究院（IOM）、美国健康和人文服务部（HHS）及美国运动医学会（ACSM）。

我的天哪！幸运的是，关于这众多的建议还是有好消息的。北卡罗来纳研究中心人类表现实验室主任大卫·尼曼博士说，人们普遍认为，美国健康和人文服务部以及美国农业部于2008年发布的指导方针是足够明确的。这些指导方针被称为美国人体育运动准则（简称为体育运动准则），它们是针对健康、健身和疾病预防等的准确、简单而实用的运动建议。尼曼博士说："2008年体育运动准则是一个历史性的、里程碑式的文件，超越并取代了以前所有的建议。"

这里是针对成年人的建议：

1. 避免不活动。动一点好过一点不动。为了得到大多数的健康益处，每周至少有150分钟中等强度的运动（比如快走），或者每周有75分钟高强度的运动（比如慢跑）。150分钟的运动等同于每天步行9 000～10 000步。

2. 活动更多，健康益处更多。

3. 每次的活动至少持续10分钟。但是如果你使用计步器，那么每一步都有用。

4. 你也应该做一些加强肌肉力量的练习，每周做2次或更多。

你可以在美国主管部门网站上找到这些指导准则：www.health.gov/PAguidelines/pdf/paguide.pdf。

佩带在正确的位置　希尔博士说，这个正确的位置是在你的裤腰或皮带上，在肚脐两边约5～15厘米（2～6英寸）的位置。

增加步数直到适合你的运动量　我们的计步器专家们建议采用这样的策略来使用你的计步器：

1. 佩带计步器3天。上床睡觉前记录下来你当天的步数，在第三天结束时，计算你的平均步数：总步数除以天数（例如，3天12 000步等于平均每天4 000步）。这是你的标准基线。

2. 接下来1个星期，把你的标准基线每天提高2 000步。例如，如果你的标准基线是4 000步，试着每天走6 000步。2 000步等于约1.61千米（1英里）的距离，或者步行15～20分钟，根据希尔博士的说法，这个增加量基本上每个人都能做到。

最佳散步地点——奇妙的户外

户外散步是一个奇妙的锻炼方式，可以获得多项益处，你得到了锻炼，也得到了阳光，而阳光则触发皮肤中合成促进钙吸收的维生素D。由澳大利亚研究者们进行的一项最新研究表明，那些每天有更多的体力活动的人，血液中维生素D的水平也更高。除了这些好处以外，你还得到第三项益处：更好的心情。

英格兰研究者们，要求人们出去走路，要么在乡村散步，周围被森林、草地、湖水环绕；要么在商场里散步，周围被鞋子、衣服和电器环绕。每一次散步之后，研究者们测量散步者的心情。在改善轻度抑郁症状方面，那些在户外散步的人，比那些室内散步的人症状减轻的程度高5倍。

研究人员的结论是："在绿色环绕的户外做运动，比在室内做同样强度的运动，对情绪改善的作用更加有效。"

3. 如果你想继续，可以在接下来1个星期每天增加2 000步，然后再下一个星期每天继续增加2 000步。

4. 设定你的目标。你应该以每天多少步为目标？1万步（差不多是走路8千米）是一个常见的建议，不过我认为你的每天目标，应该是你每天觉得走得开心的步数，这可以是6 000步、8 000步或者是1万步。

希尔博士跟我的观点相同："我相信人们应该达到适合他们个人的目标，考虑到他们的健康状况和生活方式，每天走尽可能多的步数。"

不用担心你的运动是低强度、中等强度还是高强度　关于运动的建议，人们总是在谈论"低强度""中等强度"和"高强度"运动，运动强度的标准建议是每个星期的大多数日子进行每天30分钟中等强度的运动。快走是中等强度，但是你没必要在走路的时候反复思考你的运动强度。

在《预防医学杂志》上，爱尔兰研究者们偷偷测量了公园中休闲散步者的走路速度，发现他们都在以中等强度行走，或者说在最大心率的55%~69%。

添加更多的步数

给你的每一天添加更多步数的最佳方式是：去散散步。但也有许多其他的方法。在一项关于计步器的研究中，南缅因大学运动医学系的研究者们发现，人们依靠10个基本策略提高他们每天的步数。他们靠走路做下面这些事：

- 走路去参加会议或者做跟工作有关的差事
- 上班前走路
- 下班后走路
- 午饭时间走路

- 周末去走走
- 遛狗
- 尽量距离目的地远一点停车

- 旅行时多走走
- 走路去一个目的地，比如上班或者去商店
- 走楼梯而不用电梯

我经常向人们建议的一个方法是跟一个朋友一起走路。如果你不得不在一个固定的时间去会合朋友一起走路，你就不大可能会给自己找不赴约的借口，而且跟朋友一起走路也会更有趣。

研究也表明，跟一个或多个朋友一起走路，是使用计步器的最好方式之一。理查森博士说：如果你给某个人一个计步器，并告诉她每天走1万步，可没有人知道她有一个计步器了，而她也不知道有多少人在使用计步器，很可能一个星期之后她就会把计步器扔进抽屉里，再也不会看它一眼。但是，如果你给办公室里的每人一个计步器，并在墙上贴一张图表，记录每个人的进展，每天人们都会相互比较走过的步数，计划着午餐时间来一次散步。那么很有可能，一年后，她还在使用那个计步器。

"团体支持和小组活动，在任何一项体育锻炼中都会发生作用。"理查森博士继续说，"看起来这样的支持，在以使用计步器为基础的步行中，会带来巨大的不同。"

健康之行始于足下的简单一步（并在更多的数千步中继续）

研究表明，你走路越多，你会越健康。在《美国医学会杂志》的一个具有里程碑意义的研究中，斯坦福大学的研究人员，分析了26项涉及近3 000人的关于计步器的研究，他们发现：

- 计步器的使用，使每天行走的步数平均增加2 491步——超过1.61千米（1英里）的距离。从另一个角度来看，参加者们的平均运动量，在使用计步器之后提高了30%。研究者们注意到，运动量提高的一个重要预测指标，是制定一个步数目标。
- 收缩压平均下降0.51千帕（3.8毫米汞柱）
- 体重下降0.4%

还需要更多的刺激才开始走路吗？

降低心脏病的风险 澳大利亚研究者们发现，那些每天步行超过5 000步的人，患有诸如高总胆固醇、高密度脂蛋白（"好"胆固醇）低、高血压等导致心脏病发作以及死于心脏病的危险因素最少。这项研究成果发表在《美国预防医学会杂志》上。佛蒙特大学医学院的研究者们认为，即使你已经有了心脏病，多走路仍然可以让你的心脏更健康。他们的研究成果发表在《心肺康复和预防杂志》上。他们在研究中发现，那些走路最多的人，心绞痛发作减少、糖尿病的风险降低、腹部脂肪更少、高密度脂蛋白胆固醇更高。事实上，在《美国心脏病学杂志》发表的一项研究中，研究者们发现，与"实验室为基础的运动测试"相比，

水中运动：慢性病人的完美运动

有时候，你可能会病得无法轻易走动，例如，你有严重的慢性疼痛，但这并不意味着你就没法运动了。

慢性疼痛病人有一个完美的运动场所，而且做起来很容易：在加热的游泳池中进行水中锻炼。位于佛罗里达州西棕榈滩的水疗和康复研究所的露丝·索瓦告诉我们说："在水中，你的身体更轻也更有利于活动，这让你能够做更多的运动，而且承受更少的痛苦。此外，温水对身体轻柔的压力，能促进血液循环。"

研究表明，水中运动对缓解慢性疼痛以及改善病人的生活质量非常有效。

纤维肌痛 数项研究表明，水中运动对纤维肌痛患者是理想的运动。一项发表在《风湿病学杂志》的研究称，30例患有纤维肌痛的女性被分成两组：一组参加温水中的运动，另一组不参加。8个月以后，那些做水中运动的人疼痛减轻、肌肉力量增强、日常功能改善、身体问题减少、有更好的平衡性、精力更充沛、情绪问题减少，整体健康状况也得到改善。

膝关节置换术后 在《物理治疗与康复档案杂志》的一项研究中，50例做过膝关节置换手术的女性被分成两组，其中26人做水中运动3个月。这段时间之后，那些做水中运动的人走路更快、爬楼梯更快、大腿肌肉更强壮。研究人员总结说，在水中做运动"对膝关节置换病人的术后康复有广泛的积极影响"。

淋巴水肿 这是乳腺癌手术常见的不良反应，手术侧的手臂肿胀、疼痛、发紧而活动受限。在一项关于48例患有淋巴水肿的女性的研究中，那些做了水疗的人，手臂肿胀程度减轻且生活质量改善，效果非常显著而快速。

骨关节炎 根据丹麦研究人员发表在《物理治疗杂志》上的研究报告，膝关节或髋关节骨关节炎患者，在进行6个星期的水中运动之后，关节疼痛和僵硬症状减轻、日常功能改善、总体生活质量提高。

骨质疏松症 在一项研究中，50例患有骨质疏松症前期（骨质减少）或者骨质疏松症的年长女性被分成两组：一组经常进行水中运动，另一组不做水中运动。10个星期之后，那些做水中运动的人有更好的平衡性、日常功能改善、精力更充沛，并且预后更乐观。

每天步行的步数是慢性心脏衰竭患者是否会死于这种疾病的一个更准确的指标。

减肥 运动最适合减肥后维持体重，而不是减肥本身。这是一个关于代谢的数学问题，走路30分钟，燃烧418.6千焦（100千卡）的热量，你只要少吃一块糖果，就可以每天少摄入超过这个数字2倍的热量。当研究者们查看几项关于使用计步器的研究时，他们发现那些使用计步器的人平均减重约1.5千克，并且他们使用计步器时间越长，减掉的体重也越多。

控制糖尿病 根据《糖尿病初级护理杂志》上印度研究人员的报告，40例2

型糖尿病患者开始走路并使用计步器，2个月后，空腹血糖水平（早上醒来后测量）降低37%，而且总体健康水平改善了27%。

关节炎患者行动更轻松　在《美国老年学会杂志》发表的一项研究中，研究者们发现，那些使用计步器6个月的膝关节骨关节炎患者，每天多走23%，走起来更轻松更快，腿部力量增加21%。同时，在6个月之后，没有使用计步器的那一组膝关节骨关节炎患者，走动更少、腿部力量更弱。

减少衰老中的肌肉流失　肌肉减少症是与年龄有关的肌肉流失，从50多岁开始，肌肉会每年减少1%～2%。根据发表在《欧洲应用生理学杂志》上的研究报告，日本研究者们发现，那些每天步行7 800步以上的老人，与那些每天步行不足5 300步的老人相比，患上肌肉减少症（肌肉流失造成的衰弱症）比例大为减少。

好了，我们希望你已经信服，运动是一个至关重要的真正良方，现在放下书本，站起来出去走走！

真实的病因

4

幸福缺失

你已经知道了各种各样的日常习惯能够让你保持健康，比如全食物的日常饮食、尽量减少加工食品、避免过多的饱和脂肪酸和精制糖、每天至少7小时的睡眠、经常运动、快乐每一天……

快乐每一天？

是的，科学研究表明，幸福是健康的近亲。事实上，幸福是那么的有利于健康，甚至能够延长你的生命。丹麦研究人员分析了30项关于幸福和长寿的研究，他们发现那些快乐的人能多活10%～40%的时间，"幸福对长寿的强力影响显而易见"。他们的成果发表在《幸福研究杂志》。

在另一项类似的研究中，位于匹茨堡的卡内基·梅隆大学心理学系的研究者们，审查了10年来关于情绪与健康的研究，他们注意到抑郁、愤怒以及焦虑，很久以来就已经被证实与患病和死亡风险增加有关，这些研究者们决定看看正面情绪对健康的影响如何，看看那些一贯快乐、热情、平静、满足的人是否更健康。

结果如何？那些人真的是更健康。他们疼痛少、疾病的症状少、住院少、受伤少；患上慢性疾病（例如心脏病）后存活更久；总的说来活得更久，甚至感冒次数都更少！"我们需要认真对待这样的可能性，即积极的情绪在患病风险中是一个主要玩家。"这项研究的带头人、匹茨堡的卡内基·梅隆大学心理学系教授谢尔顿·科恩博士说。

那么，幸福如何改善健康？现代心理、神经免疫学显示，人的心理、神经系统（大脑、脊椎、外周神经）和免疫系统，复杂地联系在一起：你的所想所感，在你的身体上有立竿见影的影响，这些影响或好或坏。幸福感可以：

- 加强免疫系统，关键的健康卫士，能够让一切病毒和癌细胞丧失活力
- 防止应激激素过量产生，比如肾上腺素和皮质醇，这些激素水平过高时，会损坏身体的每一个细胞

● 减轻你心脏的负担，那些有敌视心理、抑郁症或焦虑症的人，更可能患心脏病——美国人的头号杀手

● 保护你的大脑，抑郁增加患阿尔茨海默病的风险

在《幸福心理学》一书中，加利福尼亚大学河滨分校心理学教授索尼娅·吕波莫斯基博士指出，那些更快乐的人不仅仅更健康，研究还表明他们生活得更好。他们更善于交际、更有精力、更乐善好施、更易于合作、更受人欢迎、更容易结婚并保持婚姻，他们有更丰富的朋友和交际网络、思维更灵活、更有创造性、工作中更有成效、是更好的领导者和磋商者、赚钱更多、面对困境更容易复原。快乐的人就是这所有的一切！

然而，快乐不就是运气吗？那是基因、好运、上帝的恩赐等一系列的组合，加上一点微笑罢了。人没办法自己决定要快乐，真的没有办法吗？

我认为有办法。

作为一个致力于让病人快乐的保健工作者，和一个致力于发现生命的基本真理的人，我花了几十年来研究关于个人幸福的实用科学。我的结论是：快乐是你作为人的自然状态，快乐就是你自己。

当你观察小孩子的时候，这种快乐的自然状态，在他们的光芒还没有被社会的幸福——熄灭了的信仰、社会结构和恐惧——遮掩黯淡之前，是显而易见的。为什么孩子们的快乐能够如此轻松地油然而生呢？

因为他们能够毫无抗拒地自由地感受自己的感觉——这让他们能够自由地用大部分时间去微笑和戏耍。孩子们不需要因为认为自己的感觉有点儿"不好"或者有了这种感觉自己就是个"坏人"而压抑自己的感觉，他们不需要因为担心别人会怎么看待自己的情绪表达而压抑自己的感觉，他们不需要因为想要向世界展示一个"更好"的形象而压抑自己的感觉，他们不需要因为他们被教导说某种感觉是"有罪的"或者"罪恶的"而压抑自己的感觉，他们不会因为自己的感觉而抱怨他人，然后在怨恨中煎熬。这感觉，无论是恐惧、悲伤或愤怒，都能够简单地、彻底地被感受到，而一旦感觉被感受到了，孩子们就会回到他们的自然状态——快乐。

这一事实——感受你所有的感觉，能让你经历孩童状态的快乐——是重新发现你与生俱来的快乐及其所有的健康益处的一个关键。

伴随着这个"完全感受"的实践，我还向我的病人们推荐另外两种通向快乐的步骤（我自己也这么做），下面是这通向快乐的三个步骤摘要，本章接下来的部分，我将做更详细的解释。

第一步 毫无抗拒地感受你所有的感觉。你不需要理解这些感觉，不需要为这些感觉进行辩护，当你已经"完全感受"到这些感觉以后——感受这些感觉已经不再给你快感——放手，继续前进。

第二步 创建一个无指责的生活方式——没有指责、没有过错、没有内疚、没有审判、没有期待、没有比较。你不需要挑剔自己，不需要挑剔任何人，这一步授予你令人难以置信的自由——远离不快乐的自由，并让你从一个无助的受害者转变成为一个能够控制自己的生活的人。

第三步 把你的注意力放在感觉好的事情上。生活就是一个巨大的自助餐台，有成千上万的选项，你可以选择去关注生活中那些让你感觉好的事情。如果一个问题真正需要你去关注，那么关注它就会让你有很好的感觉。

让我们从这三个步骤的第一步开始看看吧，这是快乐的真正开端：真实地感受你所有的感觉。

毫无抗拒地感受你所有的感觉

心理是心灵的复杂性的总称，包括人的思想、感情、欲望和信仰。在心灵的深处，你的心理需要诚实，这意味着你必须真实地感受你正在经历的感觉，如果你不这样做，会有两件事儿发生。

你被捆绑 一种感觉会一直跟随着你，直到你真正去感受它。如果你不能切实地感受你的愤怒，你可能发现自己要受几十年的煎熬。如果你跟大多数人一样，你会认为你的愤怒是因为每天的生活带来的压力窘境造成的，从一个令人生厌的电话推销员，到超市收银台前长长的等待队伍，或者股票市场的暴跌，这些造成压力的表象背后真正的原因是，你那被压抑的愤怒，已经累积成了一个巨大的水库，只需要最轻微的刺激就会涌进你的心里。

蚂蚁变大象 身体在受伤后，能够自发而自然地痊愈，你不需要去思考如何愈合或者计划什么，刀口会闭合，肌肉会修复，感染会被击退（自动的）。同样地，在愤怒或悲伤的一轮攻击后，你的心理也会自动地修复，重新回到快乐轻松的自然状态。然而，当你否认你的感觉时，你的心理会把这感觉放大，使其更大更清晰地呈现在你面前，于是你能够感觉到它并终于能够将它放下。如果你持续否认你的感觉，它会变得越来越大，一时的情绪不佳转变成慢性抑郁症，一时的恼火转变成持久的敌意、愤世嫉俗和仇恨的态度，一时的担忧转变成焦虑和恐慌。

那么，你怎么知道自己已经完成了对一种感觉的感受呢？其实，完全地感受你的愤怒、悲伤或者恐惧会让你感觉舒服，这是为什么我们把一场急需的、肆无忌惮的哭泣叫作"有益的痛哭"。谁会没有经历过一场痛快的、自以为是的大发脾气之后的快感呢？从另一方面来说，当感受悲伤或愤怒不再让你感觉舒服的时候，你就知道你的感觉已经被完全地感受到了，这时候就该结束了，是时候放手并轻装前进了！

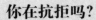

你在抗拒吗？

　　你收紧了下巴，你手臂、双腿交叉，你呼吸短浅……这些都是你试图抵挡你的感觉的信号，如果你意识到自己的这些抗拒，提醒自己要做相反的事情：

　　放松你的下巴，松开交叉的手臂和双腿，深呼吸。

　　并且要记住：抗拒一个感觉，就好像你因为想要再见阳光而试图让一块云停下脚步。让云从身旁走过，才是回归更明亮的心理状态的正确道路。

不需要给自己贴上标签

　　也许你并不知道自己为什么会有那样的感觉，这没问题。你可能想要用你的理智去斥责这感觉，试图给它贴上标签或者试图探寻究竟。但是这样做的结果，会让你的注意力从你的感觉上转移，反而导致你被这感觉所捆绑。请记住，你必须完全地感受你的感觉才能真正摆脱它，你没法战胜它、没法忽视它、没法把它锁进一个贴着"对安迪生气"的盒子里。

　　当你的理智想要去分析和标注你为什么会有一种感觉的时候，你可以对你的理智说："不用，谢谢了。"然后继续去完全地感受你的感觉，而不必有任何的抗拒，也不必去明白你为什么会有这样的感觉。

　　另一方面，当你快要结束感受这感觉时，你会发现自己的直觉已经让你明白为什么你会有那样的感觉了。你的心理会让你明白，但只能是在你已经能够完全地感受这感觉之后。这是因为作为你的感觉的导火索的事件，也只不过是一个导火索而已，真实的感受所反映的可能是一件事，但更多的时候，是你的一生中发生过的众多事件。如果注意力集中在"理解"这个导火索上，就好像枪杀信使，结果是你永远也听不到信使想要说什么。

慢性疼痛还是慢性感觉抗拒

　　我吓得心都提到了嗓子眼儿。

　　你让我恶心到极点。

　　我的脖子疼死了。

　　当然，这些都是陈词滥调了，可这些却说出了关于我们情绪的一个深层的真相：感觉常常影响身体的一个部位。

　　例如，大多数按摩师有过这样的"止痛疗程"：当病人肌肉的紧张得到释放时，病人会泪流满面，回忆起数十年前发生过的一件事儿留下的感觉和记忆。这些感觉就储存在肌肉中，当这种感觉得到释放时，疼痛也得到了释放。怎么会这样呢？

嗯，你的身体必须把被压抑的感觉储存在某个地方，比如把感觉锁进肌肉里，让肌肉成为你对付那些感觉的盔甲。久而久之，这种慢性的肌肉紧张，就会转变成慢性疼痛。

在许多情况下，你可以通过允许自己完全地感受自己的感觉，来放松长期紧张的肌肉，而现在就完全地感受你的感觉，能够预防将来的慢性疼痛。

关于肌肉和被压抑的感觉，有另一种思想学派，是由纽约大学医学院康复医学教授、《分裂的心灵：身心失调的大流行》等书的作者约翰·萨尔诺博士倡导的。萨尔诺博士描述了一种他称之为张力性肌炎综合征（肌炎是指肌肉炎症）的状况。他认为，大脑会自动尝试保护你免受摧毁性的无意识的感觉的伤害，特别是激怒的感觉，这个过程被完美主义所掩盖，他称之为"至善主义"。大脑通过限制通往某一个部位的肌肉、肌腱和神经的血流量来达到自动保护的目的，这时，这种轻度的慢性疼痛，会让你的注意力发生转移，疼痛让你不再过度关注自己的伤害或其他不良感觉。

如果你有原因不明的、持续的肌肉骨骼疼痛，试试这个：每次你觉得疼的时候，告诉你的大脑："我知道你正在试图分散我的注意力，这样我就不会感觉不舒服了。我很感激你的努力，但是我已经足够成熟，能够去感受我所有的感觉，并且我决定要去感受他们。"

然后，花上15分钟左右的时间去寻找你那些不舒服的感觉，简单地给你的大脑放一个15分钟的"短假"，并允许你自己去感受这期间出现的无论何种感觉。

我会要求一部分有持续、原因不明的局部疼痛的病人经常做这个练习，通常，他们的慢性疼痛在大约6个星期后消失。这个方法对纤维肌痛的广泛性慢性疼痛效果不佳。对这个问题，你可以在本书稍后讨论慢性疼痛综合征和纤维肌痛的部分，找到与治疗相关的真正良方。

释放你的感觉的更多方法

我发现几种特殊的技巧可以帮助你释放你的感觉，甚至那些很久远、很痛苦的感觉，这些技巧一直帮助着我和我的病人。我最喜欢的两种技巧是什么？它们是颤抖和情感自由释放法。

颤抖　当你感受你的感觉时，你可能发现自己在颤抖（一种全身性的抖动），这实际上是好事儿。这是心理释放储存在身体里的旧的压力和创伤的途径之一。如果你在的地方让你这么做是安全、舒服的，就让这种发抖自然地发生，哪怕你的抖动时间相当长也相当剧烈。

为什么颤抖会有帮助？为了找到答案，让我们来看看动物王国的情况——请记住，我们人类也是动物（确切地说是灵长类动物）。当一只猎豹追逐一只黑斑羚羊的时候，黑斑羚羊知道自己无法逃脱，它就会扑倒在地"扮演负鼠"，也就是装死。心理学家把这个叫作"静止"或"冻结"反应，很多动物在死亡迫在眉睫的时候都会这么做。

"有两个很好的理由，使得大自然发展出这种静止反应。"彼得·列文博士在他那本关于克服创伤的优秀著作《唤醒沉睡的老虎》一书中说。这种反应能够使动物麻木，减轻死亡的痛苦。列文博士还说："同时，这也是一个垂死挣扎的生存策略。有可能猎豹决定要把这只'死了'的猎物拖回自己的老巢，好跟它的幼崽一起享用。在这段时间里，那黑斑羚羊可以从冻结状态苏醒过来，并在猎豹不留神的一瞬间仓皇逃窜。当远离危险之后，这只黑斑羚羊会'抖落'静止反应的残余影响，并重新获得对身体的完全控制。然后，它将回到正常的生活，好像什么也没有发生过。"

这种抖动或颤抖，是释放压力和心理创伤的一种自然方式。在压力期间，当感到无助和没办法逃脱时，人们经常会进入一种类似冻结反应的状态，这期间我们的情感麻木了。我们可以把这看作情感的普鲁卡因（普鲁卡因是一种局部麻醉剂，有较强的镇痛作用——译注），它能在短期内保护我们免受心理创伤，但如果我们不能释放这种能量，我们会变得越来越麻木，让我们的感觉迟钝，消磨我们的能量和喜悦。这种情况在创伤后应激障碍患者中尤为普遍。颤抖或抖动有助于你释放心理创伤和情感压力。

不幸的是，当自然的颤抖发生时，人们常常觉得这很"愚蠢"而压制它。不能让情感通过这种自然的方式得到释放，让我们陷在陈旧的感觉中不能自拔，这是不健康的。

现在你已经明白了颤抖的意义，放松你自己去接纳它吧，仅仅是意识到颤抖是没关系的，要允许这个过程自然地发生。例如，你可能会注意到，在一段不安或紧张的时间之后，你的心里在颤抖，这是同样的现象，也是很正常的。开始的时候，你可能想要把这种颤抖经历保留到你独自一人的时候，这样你就不会觉得害羞了。

颤抖可以持续几秒钟或者几分钟，有时候像波浪一样，在停止和启动中持续。当陈旧的创伤感觉一层一层地逐渐揭示出来并等待被释放的时候，颤抖还可能会在将来再次出现。颤抖在你一生中的重复发生是没关系的，因为这是你的身体的自然反应之一，让你能从情感创伤中得到释放。

有时候在颤抖中，一幅图像或者一个场景会出现在你的脑海中，这通常就是你正在释放的感觉的来源。但是，大部分时间不会有这样的图像，正在被释放的是众多旧创伤带来的感觉的集合。这两种方式都是好的。

当颤抖过程结束时，你会发现自己不由自主地深呼吸1~2次。颤抖是释放旧创伤的一种廉价、安全而有效的途径，你还能要求什么呢！

情感自由释放法　另一种简单、直接并且非常有效的释放储存的陈旧创伤的

如何经历情感自由释放法

在敲打每一点的时候，用一只手的三根手指的指尖用力敲打。

1. 专注于手头上的问题，尽可能地感受你的感觉。
2. 评价感觉的强度1~10（10是最强烈）。
3. 纠正出现在修复过程中的任何"心理逆转"，心理逆转是常常并不自觉的自我摧毁的态度。在敲击空手道劈点时，带着坚定的信念说下面的誓词三遍："尽管我有这种＿＿＿＿（写下你的感觉）感觉，我还是深深地、完全地接纳我自己。"

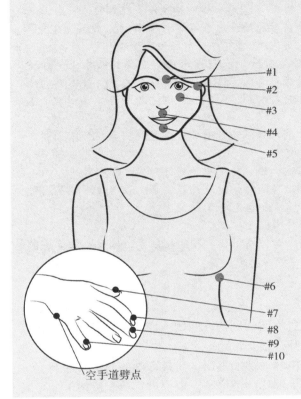

空手道劈点

4. 从点#1到点#10，依次敲击图中所示的10个点。你只需要敲击身体的一侧，选择哪一侧都没关系。这些点是身体经络的穴位，敲击这些穴位，能够帮助你打通经络。

5. 从0~10，你现在的感觉强度是什么？如果超过1，重复这个过程。感觉往往是一层一层地剥开，比如，愤怒可能会变成悲伤，因此需要识别和感受呈现出来的感觉，这一点很重要。

方式，就是情感自由释放法。这个疗法是由加里·克雷格提出的，他简化了《5分钟治愈恐惧症》一书的作者罗杰·卡拉翰博士提出的特殊疗法。卡拉翰博士发现，敲打一些穴位能够快速缓解情绪困扰。情感自由释放法有助于驱散恐惧症（比如飞行恐惧症）、焦虑症、心理创伤、烦恼、抑郁症、怨恨、内疚、自卑以及其他许多令人不舒服的情绪。情感自由释放法只需要几分钟的时间来学习，却往往会产生永久的效果，成功的要素就是使用这方法的意愿。

不过，对于简单的问题，你可以自己做情感自由释放法，这也是很有效果

期望的重担

已故的小肯·凯斯在他的畅销书《更高觉悟手册：幸福的科学》中，将期望定义为对一种特定生活方式的心理情绪上瘾症。他说："当世界不是你心里对生活该如何对待自己已经编好的模式时，期望会触发令人不适的情绪反应，激发你的不良意识。"

他写道：期望的"标志性特点"，"是当你的期望没有达到时，你会像一台电脑那样做出情绪反应，并自动地播放一段节目：烦恼、担忧、焦虑、嫉妒、恐惧等等"。

对期望的需求，建立在你依赖于别人来满足你的需要的假象上，即便你需要他人的帮助才能得到你所想要的，这种帮助可能来自于许多不同的地方，这包括乐于满足你的需要的人，而不是那些对回应你的期望感到愤愤不平的人。

放下期望，让你从依赖于别人来满足你的需求中摆脱出来；放下期望，也让你摆脱别人依赖于你的重担。

如果你能允许他人只是在这么做让他们感觉好的时候才做一件事，而不是在你或他们期待事情就该是这样的时候做这件事，那么做这件事就是一种奖励，这么做的结果就不会是怨恨或者是欠债感。

这会给你更多的自由，而自由就是幸福。

你可以用与放下指责同样的方法去放下期望：把注意力专注在让你感觉好的事情上。你将会在本章后半部分找到方法。

的，但是对于更严重、更复杂、更深层的创伤性问题（比如对儿童的性侵犯），我认为一个情感自由释放法理疗师会很有帮助。

此外，也有很多关于情感自由释放法的书籍，我最喜欢的两本是菲利普·蒙特罗斯和简·蒙特罗斯所著的《把握你的情绪》、罗伯塔·狄默思博士的《敲击疗法》。

无指责生活方式

有一个简单的生活态度，能让你愉快地生活：愿意放下指责。

是的，就是指责，就是挑剔自己或者挑剔他人，就是评判自己或者评判他人，就是为自己做过的某件事儿而负疚，就是期待自己或别人一定要按照某种方式去做某件事，并因为自己或别人没这么做而愤怒，就是把某个行为、某个人、某个经历去跟另一个行为、另一个人、另一个经历去比较，并从中找到所欠缺的而兀自烦恼。

所有这些都是指责的形式，都是不快乐的情感和心理习惯。让我告诉你为什么是这样。

指责怎样伤害你

指责偷走你的力量。当你指责他人时，你感觉自己就像一个无力得到自己所想所求的受害者。当你指责自己时，你会感觉负疚。等一等，负疚感难道不是好事儿吗？这不正是良心的核心吗？这不是会阻止我做出伤害他人的不道德的事儿吗？

不，负疚感是最无用的情感之一。一般来说，负疚感不能够抚平你的创伤或者重新改造你，它只会把你捆死在神经质的死结中。

内疚感也是不理性的。观察和经历行动的后果，而不是让自己沉溺在负疚感中，一直帮助我成长，并让我学会更多。沉浸在负疚感中会让我一无所获。

要过充实的生活，你必须弄明白你是谁、展示你是谁：你的愿望、你的创造力、你的喜乐、你的满足。要做到这一点，你需要成长。成长需要你努力去尝试，尝试会导致错误和失败（至少在当时看来是如此）。但是，当你指责自己并为自己所谓的"错误"而负疚的时候，你很可能会停止成长、扼杀你的生命！你也不大可能会因此改变自己的行为，负疚感毫无助益，只会浪费你的时间、精力和情感。当你放下负疚感的时候，你会学到犯错是成长和学习过程中自然、正常、健康的一部分。

当你不再假装你是完美的，并意识到犯错是很正常的事的时候，你还会发现放下负疚感是一个令人难以置信的宽慰，对你如此，对你所爱的人也是如此。我所找到的"完美"，不是要担心会犯错，而是从错误中学习和成长。来点儿幽默感，优雅地接纳错误，当你能够放下指责的时候，就会更容易做到这一点。

爱自己和爱他人以及快乐，是你的感觉的自然之道，指责会在你和你的感觉的自然之道中间竖起一道屏障。

指责他人就是指责你自己

当你为了某件事指责他人的时候，你实际上是把对自己的指责发泄在他人身上。比如你自己拖拖拉拉，于是你指责别人迟到；你自己懒懒散散，于是你指责别人不打扫卫生……因此，当你不再指责他人的时候，你也在开始终结你对自己的苛责，并使你的伤口得以愈合。

要学习去领会，你对别人做出的每一项判断，都反映了你不喜欢或不接受自己的一面。有许多工具帮助你意识到你不喜欢自己的是什么，这些不喜欢往往是无意识的，因为这些你不喜欢的特质太令人痛苦而让你无法承认。我最喜欢的两个工具是：

指指点点　中国人有句古话说："当你用一根手指指着别人的时候，还有三

....

指责让你纠缠在过去

当你感受诸如愤怒、怨恨、伤害等不舒服的感觉的时候，你常常是扎进了储存着陈旧的类似感觉的巨大蓄水池，你一直随身背负着这些陈旧的感觉，有些是有意识的，有些是无意识的。

放下指责，你会意识到自己当前正在经历的这些陈旧的感觉，反映的只是过去，而不是当下。

但是，如果你不放下这些指责，你不得不持续地放大你是如何受委屈的故事，来证明你对一件事有如此强烈的感受是多么的合理。

....

根手指正指着自己。"试试看，你就知道这话有多么正确。当你用你的食指指着别人的时候，你好像是在指责别人做错了事，可是你的第三根、第四根和第五根手指正指向自己。当你要指责别人的时候，设想一下你正用手指着别人时，记住实际上你是在指着自己！

一本指责日记 是的，把你指责他人的品质，用日记记录下来。你是不是经常发现别人自私、贪婪、自负等等？如果是这样，那些你在别人身上经常看到的你不喜欢的品质，很可能反映的是你潜意识中最不喜欢自己的地方。

当你记日记的时候，你可以对自己说，这些绝对不是你在日常生活中表现出来的品质。这可能是因为你的行为过分强调了这些品质的对立面，让这些你不喜欢的品质留在你的潜意识中。换句话说，如果你是自私的，你会努力想要大方；如果你很自负，你会努力想要谦虚。不过，如果你坚持做这项练习，你会发现其实你身上兼具这两种品质——自私和慷慨、自负和谦虚，渐渐地，你将学会同时接纳这两个自己。

在你学会接纳之前，保持你的幽默感，不要把这些工具太当回事，好像你要狠斗自己的阴暗面似的。你在轻轻地揭示一个充实而有活力的自己，那个你不需要因为任何事去指责自己或指责他人的自己。

打破指责的习惯

指责不是一个大不了的事儿，它只是一个精神上的海市蜃楼，只是一个想象，只不过是一个老习惯。当你逮到自己在玩儿"指责游戏"的时候，请记住这是一个你决定要去打破的习惯。从一个意念中心，不断地、反复地中途放下你的指责，并把你的注意力转移到让你感觉好的事情上去。关于设定意念中心的介绍，参见后面的"如何设定意念中心"。

你要怎样才能做到这一点呢？从你的过去、现在或者想象中的将来找到让你感觉很好的一件事，它可以是童年时代的一个美好的回忆，比如祖父母的关爱，可以是对昨天那次令人满足的性爱的回顾，可以是你窗外的鸟儿欢鸣或者在沙发上打盹儿的猫咪，也可以是想象中达成你珍惜的目标的成就。

这样的可能性是无穷的，如果你审视你的内心，我保证你可以找到能够让你感觉很好的想法和记忆。如果你审视你的周围，我也保证你能够找到让你很享受的经历。

就个人而言，我打破自己的指责习惯，用了这些想法和记忆：想我的儿女和孙子们，请我的妻子出去吃午饭，在夏威夷岛上的夏威夷植物园漫步（那真是一个愉快的经历！），以及我在有效治疗自闭症、慢性疲劳综合征和纤维肌痛方面的研究。

专注于美好感觉

这是一个简单而深刻的道理：你专注的事构成你的现实。在东方的传统智慧中，有一句古话阐述了这个道理，那就是"相由心生"。你愿意把你的注意力专注于幸福而不是不幸，或者喜悦而不是哀伤上吗？专注于你的思想，你可以做到这一点。

心灵的自然幸福

当你的思想与你对幸福的渴求步调一致时，你会感觉良好，反之，你会感觉糟糕。道理就是这么简单，但其影响却是巨大的！

亚伯拉罕·林肯的一句话道出了关于自然的幸福的真谛："人的幸福，在于自己的选择。"

跟着感觉走，不要跟着大脑走

当我还是个孩子的时候，我那用来思考的大脑，被他人系统化地编程了，这些"他人"就是父母、亲戚、老师以及各种"权威"。我的程序有一个中心任务：支配自己做他人认为我需要或者应该做的事，以得到他人的赞同。

"你应该顺从你的父母，"程序化了的大脑说，"你在完成所有的工作以前不应该玩儿，你应该……你不应该……你应该……你不应该……"就这样无穷无尽。

作为一个成年人，当我发现自己在对自己说"应该"的时候，我明白那是我童年时就编上了既定程序的大脑在说话，而不是真实的我在说话。因为我对那些为我的大脑编程的大人们的幸福指数没什么很好的深刻印象，我授权自己停止对自己说"应该"。

然而，我的感觉，却是用不同的声音说话。如果我感觉良好，也就是身心合

一、幸福而喜悦的状态，那么我知道我的思想及其对幸福的渴求是一致的、我与我的思想是相通的，我也知道自己十分接近真实的自我。如果我感觉糟糕，那么我知道自己没能调频到我所渴求的状态。要理解这一点是非常重要的，让我们换一种方式来表达：如果，在我的意念中心里，我正在做的和所关注的事情让我感觉良好，那么，这就是我的灵魂的选择。

约瑟夫·坎贝尔是国际知名的专家，研究和学习这个星球上的各种宗教、神话和部落文化，他曾被要求总结一下自己从这些传统中学到了什么。他只用5

如何设定意念中心

想必你有过这样的经历：有些时刻，你感觉与生命有特别紧密的联结，好像一种在生命之河中"顺水而下"的漂流状态，比如，在海边漫步时、在跟孩子一起玩耍时、在观看体育比赛时、在听音乐时、在轻松愉快地做你喜欢的事情时，等等。这些时刻，你在意念中达到了身心合一。

我发现你可以专注于你身体的一部分，以刺激一个具体而积极的个人现实的正能量，这包含两部分的过程，我称之为设定意念中心。

以你的心脏为意念中心　我把自己的意念中心设置在心脏部位（胸骨下半部分的后面），以创建一种整体的感受，这是一种包含了悲悯之心、与生命的和谐、无条件的爱（父母对新生儿的那种感觉）的整体组合。

把意念集中于你的心脏，深吸气，然后在你呼气时放松，让自己在接下来的每一次呼与吸之间进一步地放松。现在，把一只手掌放在另一只手上，两手的拇指尖相触，形成一个像蝴蝶或者一只鸟的样子，然后把两个掌心放在胸骨上，你的掌心应该在你的腹腔神经丛上方约3指处。接下来，让你的注意力专注在胸部的这个区域，仔细地去感受上一段中提到的那四种品质。如果你能感受到它们，你的心脏就是你的意念中心。当你这么做的时候，想想你无条件地爱着的一个人或者一件事，比如你的配偶、孩子、朋友、宠物、最喜欢的地方或者一个信念（比如生命、爱或者宇宙等任何对你有意义的事情），会有所帮助。

气沉中脘穴　我在气沉中脘穴时审查我的感觉，如果我感觉不舒服，就让这种感觉流动、离开，就好像一片云暂时从始终如一的太阳面前经过时那样。

要气沉中脘穴，把你的掌心和你的意念中心向下移动到你的中脘穴，也就是位于你的胸骨下方约5厘米处的腹腔神经丛。现在，想象你的眼睛在你的中脘穴，并从那里向外看。当你的意念集中在这里的时候，允许你自己温和而完全地感受你的感觉。

你可以尝试这两个部位的任何一个或者两者都试一下，找到你感觉最好的方式，这是我在本章的下一节中讨论的一个重要内容。

调和内在冲突

我们每一个人都是一个信念、欲望和偏好的复杂而神秘的聚合体，你的一部分可能跟你的另一部分发生冲突！

比如，你想减肥，又想吃一大杯冰淇淋。你想要每天锻炼，又想坐在沙发上看电视。你想每个人都应该勤奋工作去得到想要的，又想买彩票中大奖，等等。

这是一个很常见的现象，你的一部分与你意识中的自我形象不相吻合，于是被掩藏在潜意识中、淡出你的视线，直到它们突然出现，让你懊恼。这是因为当你对自己的一部分没有意识的时候，你就无法控制它。

你可以在一些人身上看到这个现象：他们大声指责不忠，自己却跟配偶以外的很多人睡觉。好吧，我们都有自己的一部分，是不能"提升自我形象"的，然而，只有当你能学会无条件地接纳和爱自己的方方面面时，你才能感受到自己是完整的，或者感受到有完全的自我控制。到了这一步，你就没有必要在任何事上去判断自己，也就没有必要去判断别人了。

当你做到以心脏为意念中心的时候，你会发现，爱你自己的全部变得容易了，因为你是以你的灵魂为中心的，这就是无条件的爱。如果你感受到有内在冲突，或者抗拒自己的一个方面，把意念集中在你的心脏，看看你自己的哪一部分需要浮出水面，让你认识和接纳它。

记住，你不是在试图改正或去掉自己那些被拒绝的部分。接纳它们，聆听它们的声音，怜悯它们。学会对你自己的每一个部分都感觉良好，只有这样，你才能对自己在任何情况下显现出来的自我有完全的控制。

个字概括了一切——跟着感觉走。换个说法也同样能够准确地表达——跟着幸福走。幸福是你思想的召唤和指引。不过，你也许想要问你的思想几个问题……

如果做了坏事却感觉良好怎么办

我不断地鼓动你将注意力关注在那些让你从内心深处感觉良好的事情上，如果你很生气、心思意念偏离了正轨，你可能会觉得伤害别人让你感觉良好，但是，在你的内心深处（当你与思想相通的时候），伤害他人不会让你感觉良好。

有的事情，想象着会让你感觉良好，但真正去做了，却会让你感觉不好，比如这样一个例子：想象一下用一根棍子去打一个很讨厌的人的脑袋，这很可能让你感觉很好！但是真正去做，就是另一回事儿了。

为了安全起见，我建议你不要做任何伤害他人的事情，永远不要这么做！除非你是处于在暴力伤害面前必须保护自己或亲人的安全这种不大可能的情况下。

可是我的职责并不都让我感觉良好，这又怎么办

我并不是在建议你放弃自己所有的责任，只是放弃那些让你感觉不好的！

在你年轻的时候，你可能会担起那些让你兴奋和有挑战性的责任，当你年纪渐长，你可能忘记了"脱掉旧皮"，就像蛇蜕去老皮一样。或者，你可能在工作中感到很安全、承担太多的家庭责任而不敢冒险转行。或者你也许升职了（只不过是因为薪酬才接受升职）却超出了你的兴趣和热情范围，比如，一个了不起的销售员晋升为销售经理，却再也感受不到那个曾经的热情火苗。

我并不建议你立即离开那份你不喜欢的工作，在你的内心深处，那样也许并不会让你感觉良好！在另一方面，如果你列出一个在你的工作中让你喜欢的事项（让你感觉良好）以及你不喜欢的事项（让你感觉不好）的清单，你也许会感觉非常好！然后开始把你的注意力和精力投入到清单中那些让你感觉良好的事项上。至于那些让你感觉不好的事项，只在你把注意力和精力投入进去会让你比不这么做的时候感觉更好，再去关注它们。

当然，有时候做一些很难、很难的事儿会让人感觉良好，比如，做一个住院医师或实习医师是很残酷的，我当然不想如此度过未来的3年！然而，35年前，从一个内心深处的角度来看，做住院医师要比不做感觉更好，因为我知道这会让我达到自己的目标。

你可以尝试一下"假设"的技巧。当你探索什么会让你感觉最好的时候，无论是在工作中、在生活中，还是在你的人际关系中，或者你的人生中，在你的头脑里保持一个图像，那个会让你感觉最好的状况的图像，然后"假设"这状况正在发生。

如果你时不时地这么做几分钟，我想你会对结果感到不可思议，会有那么一天，当你回头看的时候，你会发现这个假设中的图像已经成为你生活的现实！至于当下，你知道这些变化不会一蹴而就，却正在实现中，你就会立即感到更快乐。

担忧的感觉并不好，但是如果我不为别人操心会不会忽略他们

在为你爱的人担忧和关心他们、照顾他们之间有一个很大的不同。担忧通常令人感觉糟糕，而且于事无补。关心照顾通常令人感觉良好，并可能引导你去帮助你所爱的人。只要这么做能够让你感觉好，你就可以尽力去关心、去照顾。如果这不能让你感觉好，那么就放下你的关心，让他去走自己的路。

大多数时候，你会发现这种对待亲人的态度，其实会让你感觉很好，同时，只在你感觉好的时候才行动，你更可能使他人受益，而不是给他人添乱。你有过多少次那些因为担心而采取的行动适得其反？我经历过很多次。

例如，据我所知，要弄明白不健康的"互相依赖"问题（一种使另一个人能够继续自我毁灭的"照顾"方式）是否正在发生，最简单的方法就是去跟提供照顾的人聊聊，弄清楚他们正在提供的帮助是否让自己感觉良好。

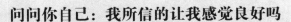

问问你自己：我所信的让我感觉良好吗

当你还是个孩子的时候，你通过问别人来寻找自己的方向。

你去问你的父母，于是他们把他们的信念教给你，希望能够带给你幸福。

你去问你的老师，于是他们很理想化地把那些当初被当作真理教给自己的东西再教给你。

随着时间的推移，你渐渐地开始相信周围人的这些信仰，并被其困锁。

现在，是时候认识到所有这些你所信的都不是必需的，甚至是虚幻的。

作为一个成年人，你可以自由决定、创建或者（如果你想这样的话）不断地改变你所信的。回顾你被教导的那些信念，有些信念也许成功地搅动了你的思想，给你带来了喜悦、鼓舞和幸福的一瞬，而其他的信念却让你对自己、对人生感觉糟糕。

二者都可以给你借鉴。那些让你感觉良好的信念，能帮助你找到你的喜悦和孩子般天真的欢笑，而那些让你感觉糟糕的信念，能帮助你认识到你并不是那样的，并指出你选择想要成为的那个自己的方向。

你可以选择你所信的，没有绝对的对或错，只不过是不同的信念和观点，完全的自由才是你自然的真性情。

如果这不能让你感觉良好，也就不会有任何益处，所以，如果这不能让你感觉良好，那就不要这么做。

慢性消极思维又如何

有一个不同的方式去看待所谓的消极想法：有时，这些消极想法是你的思想照顾你的方式，思想为你提供与你的信念系统（你从父母、老师等处学来的信念系统）相违背，而实际上能够吸引你的想法。换句话说，那些消极想法，是你不敢承认的变相的愿望，比如想要辞掉工作或者跟男朋友分手。这个消极的想法，可能是灵魂让你站起来宣布你是谁、你想要什么的一种特有的方式。它迫使你去审视令人不适的感觉，而不是把这感觉掩藏起来。在这种情况下，保持这种想法会让你感觉良好。通过让你清楚地看到自己不喜欢什么，消极想法还可以帮助你更好地了解自己。

这里的底线是，不要去跟消极想法抗争。跟消极想法抗争，就像陷在流沙中一样，你越挣扎，就会陷得越深，相反地，不要带任何罪恶感或反应地花点时间去感受消极想法。

如果这不能让你感觉良好，你只需面带微笑，承认这想法并不代表你是谁。

这只是一个心灵的小鬼，听起来很残忍（但有些滑稽）的小东西，在你的心里上蹿下跳。谢谢这个小鬼让你知道你是谁，然后就让它离开，或许要微笑着跟它说一声"不，谢谢你"。

例如，你发现自己正有一个"小鬼"想法：你看到大街上的一个女人在你面前不停地煲电话粥，你真想踹她的屁股。我知道，我知道，一个像你这样正直的人，是永远不会有这种想法的，你就迁就一下吧。此时不要试图跟这想法抗争或者逃离，相反，花点时间容忍这个想法，但不要对其做出反应。这个方法叫作"正念内观"。

当你审视这个想法的时候，如果感觉良好，就保持它，很快，你可能意识到你感到生气的某件事儿才是这想法背后的原因，或许你是想要把一个有毒的人从你的生活中踢出去！通常，怒气是从一个你不关心或者没能坚持自己的主张的状况而来，当你承认你生气的真实原因并决定坚持做你自己的时候，发生这种消极想法的次数和强度会降低。

看看，哪怕是消极想法，也可以服务于并促进你的健康和良好状态。

另一方面，你可能感受到这种想法并注意到这感觉并不好。如果是这样，了解一个踹女人屁股的人并不是真实的你，告诉那个思想小鬼"谢谢你"帮我认识到我是怎样的一个人。

我们来概括一下你的两个选项：

感受这个消极想法，并认识到背后的原因和动机。

感受这个消极想法，并认识到这不是真实的你。

如果明天就要死了怎么办

我曾经有过的最能给人自由的领悟：如果我明天死了，地球离了我照样转。

当然，我的家庭会想念我，那些我正在帮助的人不得不从其他地方寻求帮助，人们需要一段时间，才能继续进行我目前正在做的关于慢性疲劳综合征、纤维肌痛及其他疾病的治疗的科学研究。然而，每个人都能够对付得过去，世界仍将继续，哪怕我完全不复存在。

就像我所说的，这种领悟是一个令人难以置信的心灵释放，如果地球离了我照样转，这意味着真的没有什么是我绝对必须要做的。

也没有什么是你绝对必须要做的。

这意味着，你只需要去做那些让你感觉良好的事情。

专注在感觉良好的事情上，这一点要是我说错了怎么办？那么，它的缺点是，你会一辈子感觉好极了！嗯，我可以忍受这样的日子。

真实的病因

5

处方药滥用

要正确看待"处方药成为疾病的真实病因"这个问题，让我们先来谈谈最糟糕的健康问题吧：死亡。

在《美国医学会杂志》上的一篇文章中，多伦多大学的研究者们估算，在美国医院里，"药物不良反应"每年杀死10.6万人。我认为10.6万人（死于处方药的人数）是一个非常保守的数字，实际人数可能是这个数字的2倍。很多因处方药引起的死亡并没有报告，或者被误认为是疾病本身造成了死亡。

处方药如何杀人呢？医院里的过量用药、严重的肝脏损害、肾脏衰竭、出血性溃疡、过敏反应、出血性脑卒中等，这只是简单的几个例子。我还没提那些慢性原因呢，比如抗酸药引起的骨折会导致肺炎以及死亡，或是那些被诊断为阿尔茨海默病而在养老院里渐渐死去的人，实际上，这些人是因为同时服用多种药物而导致的严重后果。

处方药为什么会伤害这么多人？因为大多数药物通过减缓在整个身体里触发生化过程的酶系统而起作用，当你想要通过使火车脱轨（药物的作用）来控制一列失控的火车（疾病和症状）的时候，你会伤害到很多的乘客。

例如，降胆固醇的他汀类药物能够阻断羟甲基戊二酸辅酶A（HMG-CoA）还原酶的反应，后者是一种帮助制造胆固醇的酶，于是这种药物能够降低胆固醇。但是同时，他汀类药物还阻断了辅酶Q10的产生，辅酶Q10支持线粒体的功能，而线粒体是每一个细胞内微小的能源工厂。受损的线粒体导致肌肉疼痛（被削弱了的肌肉细胞）、记忆衰退（被削弱了的脑细胞）以及其他一系列由他汀类药物引起的不良反应。

一个可怕的事实是，服用他汀类药物的病人往往会发生心功能衰竭，心功能衰竭被归咎于高胆固醇。我怀疑多数这种心功能衰竭实际上是由于他汀类药物导致辅酶Q10缺乏而引起的。这种药物"不良反应"在很大程度上可以通过在服用他汀类药物的同时补充辅酶Q10来预防，不幸的是，这种选项被忽略了。

我们再来考虑一下非甾体抗炎药吧，比如阿司匹林、布洛芬和萘普生。这些药物有阻断环氧化酶的作用，后者可帮助制造前列腺素，一种激素样化合物，在炎症和疼痛的产生中扮演着主要角色。但是，前列腺素同时也在其他许多功能中起着关键的作用，包括保持胃的保护性黏膜。数以百万计的关节炎患者，长期服用阻断环氧化酶的非甾体抗炎药物，每一年，这些人中有1.65万人死于因胃黏膜被侵蚀而导致的出血性溃疡，另有20万人因此需住院治疗。

自然疗法的不同之处

与处方药相反，自然疗法的营养素和草药，与身体系统协调工作，帮助身体痊愈。事实上，大多数维生素和矿物质的工作是激活而不是阻断酶的作用。

除此之外，许多草药配方包含数种温和的复合物协调工作，而不是只有一种超强的有效成分起作用，从而降低了产生不良反应的风险。比如，草药红曲米是莫纳可林的天然来源，莫纳可林是一种人工合成的化合物，用来制造他汀类药物。当因为服用他汀类药物而导致肌肉疼痛的病人改服红曲米的时候，他们的肌肉疼痛通常就会消失，同时保持低水平的胆固醇。这可能是因为红曲米含有几种低剂量的莫纳可林，而不是某一种高剂量的莫纳可林。这就像用五根手指一起进行的治疗性的爱抚，而不是一拳把你击倒。

不幸的是，由于某种原因，美国食品药品监督管理局禁止补充剂含有洛伐他汀（莫纳可林的一种）。但这并不是因为公众面临的风险。

但是，如果营养补充剂与草药如此神奇，为什么没有得到像药品一样的大力宣传呢？很简单，因为没法给天然产品申请专利，它们是天然的。你不可能把空气、水、维生素C、葡萄糖或甘菊专利化，因为它们已经存在很久很久了。如果你不能把它们专利化，你就不可能为你的公司制造一种可以赚到数十亿美元的专属产品。很不幸，利润，而不是有效性或安全性，推动着21世纪的美国医药文化。

"营销机构兜售疗效可疑的药品"

著名的《新英格兰医学杂志》前主编、《药品公司的真相：他们如何欺骗我们，我们该怎么做》一书的作者玛西亚·安吉尔博士说了上面这句话。她写道："医生和消费者们所相信的药品疗效，要比这些药品的真实疗效好得多，而医生和消费者们所相信的药品不良反应，却比其真实的不良反应少得多。"她的想法并不孤单。

哈佛大学医学院的临床教师约翰·阿伯拉姆森医生，在他的《服药过量的美国：美国医学背弃的谎言》一书中，描述了他为什么放弃他的家庭医生诊所，而花费数年的时间研究被他称为"医学知识的商业收购"的问题。

"即便是发表在最受人尊敬的医学期刊上的文章，看起来也更像电视购物节目，目的就是为了推销赞助商的产品，而不是探索改善人们健康的最佳方法。"他写道，"我的很多病人，被越来越多的药品广告吸引，当我努力重新将病人的注意力集中在已经被证实安全有效的干预措施的时候，很多人的反应，就好像我是在故意隐瞒最好的治疗方法。"

他的结论是："在医学界有一个丑闻，至少等同于最近使整个美国对于企业界和金融界的诚信的信心产生动摇的那些巨大丑闻。"在这个丑闻中，"公认的准则"是"量体裁衣的医学研究、故意歪曲的研究结果……以及隐瞒那些不受赞助商青睐的完整的研究发现"。

下一次你的医生拿出他的处方笺的时候，想一想这些吧。

合理使用药品

阅读了上面的所有内容以后，你可能很惊讶地发现我并不反对适当地使用处方药，在本书中（以及之前我的其他书中），我都会推荐使用那些我认为有独特作用的药品。例如，我认为使用安眠药，在控制和治愈因慢性失眠症而激发并恶化的慢性疲劳和纤维肌痛方面有至关重要的作用。

但我总是提醒患者，要明智而审慎地使用处方药：用最小的剂量、尽可能短时间使用，并且是在非药物性替代疗法被证实无效的情况下使用。我的用药建议是建立在最安全的基础上的，而不是建立在最昂贵的基础上。

如果你需要服用处方药，同时采用自然疗法辅助治疗将会帮助你：

● 减少药物剂量（比如服用偏头痛药物的同时，服用能够减轻头痛的镁和核黄素）

● 减轻不良反应（比如服用他汀类药物时，服用辅酶Q10）

尽管如此，本章的其余部分，我会集中讲述我认为是市场上最危险的几类药物。每一类药物，都有安全而有效的自然替代疗法。

当美国食品药品监督管理局在一个药品说明中加上新的更强硬的警告信息时，常常把警告信息用黑色粗框框起来，这样的警告信息被称为"黑匣子"警告。你可以把本章下面的每一个章节，看成一个"青紫匣子"警告，对那些我认为最可能让你的健康"鼻青脸肿"的药物的严正警告。

他汀类药物：低胆固醇，高不良反应

心脏病是美国人的头号杀手，因此，他汀类药物成为美国最常用的处方药也就一点儿也不奇怪了，这一类药物通过阻断参与其生产的酶的作用而降低胆固醇。三种最常用的他汀类药物是阿托伐他汀（立普妥）、瑞舒伐他汀（可定），以及复合药物辛伐他汀和依泽替米贝（维妥立）。每年开出的21500万份这些药物和其他他汀类药物的处方，为制药公司带来200亿美元以上的收入。事实上，现在有许多医生，建议你使用他汀类药物，哪怕你并没有高胆固醇，而只是C-反应蛋白水平较高（C-反应蛋白是可引起动脉损害的炎症的生物标识）。

1987年他汀类药物上市的时候，它们立即被吹捧为能够预防心脏病发作和脑卒中的"灵丹妙药"，连一点儿不良反应都没有。好吧，也许这种药物在历时几个月的最初的临床试验中没有导致任何严重的不良反应，但是随着时间的推移，报告出来的不良反应却越来越多。

不幸的是，大多数医生花了20年才弄明白他汀类药物并非绝对安全这样一个事实，而且很多医生至今还没有意识到这一点。在最近的一项研究中，50%的医生拒绝接受他汀类药物本身可能造成了一位最近开始使用这种药物的病人的不良反应的可能性，20%的医生说他汀类药物可能是那些不良反应的原因，25%的医生拒绝发表意见。

然而，比特丽斯·格罗姆博士和她的同事们知道他汀类药物的所有不良反应。在过去的数年中，他们一直在进行关于他汀类药物的影响的研究。他们收集了超过5 000份病人开始使用他汀类药物后出现一种或多种不良反应的报告，他们发现下列不良反应是很常见的：

- 肌肉疼痛（肌痛）　　　● 疲劳
- 运动耐受力差（肌肉疼痛、虚弱导致无法运动）
- 记忆力减退
- 周围神经病变（发生在手、胳膊、脚或腿部的刺痛、麻木或烧灼痛）
- 烦躁　　　● 睡眠障碍　　　● 性功能障碍，如勃起功能障碍

出于对这些报告的好奇，格罗姆博士和她的同事们审查了880项关于他汀类药物不良反应的科学研究，并把他们的发现和结论发表在《美国心血管药物杂志》上。这里有你需要注意的不良反应，请记住，很可能你的医生并不知道或者不愿承认他汀类药物会导致这些不良反应。在审视他汀类药物不良反应的最后部分，我们会说明一种药物如何导致如此多不同的问题，以及能够保护你自己的一种简单的方法。

认知问题　记忆力减退、注意力不集中以及较长的反应时间，"在他汀类药物不良反应的报告中，仅次于肌肉问题排在第二位"。格罗姆博士写道。在一项研究中，病人因心内直视手术开始服用他汀类药物而丧失的认知功能（手术的一个常见不良反应），比经历同样的手术后没有服用他汀类药物的病人恢复得更差。

糖尿病　在一项重要的研究中，使用他汀类药物可使患糖尿病风险增加

25%。

消化问题　格罗姆博士指出，"胃肠道不良反应"是对他汀类药物临床试验分析中最常见的不良反应。其他的研究表明，他汀类药物与诸如溃疡性结肠炎和胃溃疡等严重的消化问题相关。

口干　在一项研究中，26例服用他汀类药物的病人中，有23例发生口干（一个常见的药物不良反应），许多人有口腔瘙痒、口苦、咳嗽等症状。当停止使用他汀类药物时，这些口腔症状通常会消失。

头痛　几份研究报告指出，他汀类药物与紧张性头痛和偏头痛有关。

失眠　一项研究表明，与服用安慰剂的人相比，服用他汀类药物的人"平均睡眠质量显著降低"。

烦躁　格罗姆博士指出，有许多报道称，服用他汀类药物的病人有"严重烦躁"，并伴随"攻击性"行为。她对此进行了一项研究，成果发表在《精神病学研究》杂志上。这项研究表明，胆固醇水平过低的人暴力犯罪的可能性加倍，可能的原因：胆固醇帮助建立健康的脑细胞，并且是影响情绪的许多关键激素的主要构件。其他的"人格改变"，如抑郁、焦虑和偏执，也会随着他汀类药物的使用而开始出现，并随着药物使用的停止而停止。

肾脏疾病　研究表明使用他汀类药物几乎使肾功能衰退的风险翻三番。

肌肉疼痛、疲劳和虚弱　格罗姆博士写道，这些问题，是在科学文献中和病人中最经常被提到的由他汀类药物引起的问题。她不是在谈论一点点酸痛，她是在谈论疼痛、痉挛、僵硬、肌腱炎、运动疼痛，甚至行走困难。她指出，当停止使用他汀类药物时，这些肌肉问题并不一定会停止，如果已经形成足够的伤害，那么这些伤害可能会是长期的。

最极端的肌肉问题是横纹肌溶解症，身体里的肌肉分解变得如此极端和快速，以至于肾脏被废弃的肌肉细胞压垮。2001年，在导致超过400例横纹肌溶解症中31例死亡之后，一种他汀类药物Baycor（中国市场没有此产品，无中文名称——译注）退出了市场。

周围神经病变　一组丹麦研究人员在《神经病学杂志》上发表的研究报告表明，服用他汀类药物的人罹患这种痛苦的神经障碍的风险提高16倍。

性功能障碍　在有关服用他汀类药物之后发生勃起功能障碍和其他性功能障碍的科学文献中，有5个案例研究，甚至还有关于男性服用他汀类药物后乳房异常发育的3个案例研究。格罗姆博士指出，胆固醇是睾酮的一个初期形态，而"他汀类药物降低男性的睾酮水平"。

脑卒中　他汀类药物的使用，使中年患者的缺血性脑卒中（由血凝块引起的脑卒中，占全部脑卒中的83%）风险降低，但是研究还表明，他汀类药物使出血性脑卒中（由血管破裂引起的脑卒中，占全部脑卒中的17%）的风险上升66%。

体重增加 在一项研究中，使用大剂量他汀类药物导致了"高比例"的体重增加。

一种药物是如何引起这么多问题的呢？你的身体制造胆固醇有一个重要的目的：在身体里制造许多激素。阻断胆固醇与干扰激素的产生，你就制造了一个遍布全身的灾难。此外，他汀类药物的毒性还与一个关键营养素的缺失有关：辅酶Q10。

辅酶Q10是一个生化"火花塞"和抗氧化剂，存在于体内除红细胞之外的每一个细胞中。它扮演的一个主要角色，就是保护和滋养线粒体。线粒体是在每一个细胞中产生细胞能量的微型工厂。例如，每一个心脏细胞中，40%是线粒体，因为心脏需要这么多能量才能保持持续有规律的跳动。

他汀类药物引起辅酶Q10缺乏，他汀类药物通过抑制羟甲基戊二酸单酰辅酶A还原酶而发挥作用，这种酶在制造胆固醇和辅酶Q10中发挥着重要作用。当你服用他汀类药物时，你的胆固醇水平降低，辅酶Q10的水平也同时降低。换句话说，他汀类药物能够、并常规性地引起辅酶Q10缺乏。当一种药物干扰到维系细胞健康如此基本的过程的时候，就会在身体的几乎每一个系统中引起不良反应。他汀类药物就是这么干的。

这些就是他汀类药物的风险，这类药的好处被夸大了。他汀类药物能有效降低几乎每个人的胆固醇水平，无论你是年轻人还是老人、男人还是女人，但是这类药物在降低心脏病发作、脑卒中以及心血管疾病死亡风险方面，只对部分有过心脏病史（心绞痛或其他心脏病发作）的人有效。

在那些没有心脏病史却服用他汀类药物（这种用途叫作"初级预防方案"）的人中，这类药只能降低死亡率2%。如何正确看待这一结果呢？

● 甲状腺素在正常范围较高水平的人，比在正常范围较低水平的人死于心脏病的风险低69%

● 服用关节炎补充剂葡萄糖胺比不服用者死于心脏病的风险降低17%

● 拥有一只宠物猫比不拥有者死于心脏病的风险降低30%

基本上说来，大多数并未表现出心脏病症状的人使用他汀类药物，每年花费高达200亿美元。

保护自己

有许多方法可以使你免受他汀类药物不良反应的伤害。

现在就跟你的医生谈谈 如果你在服用他汀类药物之后出现不良反应，立即与你的医生谈谈，因为不良反应持续时间越长，消除不良反应需要的时间也会越长。我的建议：停止服药3个月，看看那些不良反应是否消退，并考虑使用能够降低胆固醇的天然替代品。

防止药物相互作用

针对药物进行的医学研究，通常集中在一种药物上。这种药有疗效还是没有疗效？它会导致不良反应吗？如果会导致不良反应，又是些什么样的不良反应呢？

但是大多数人并不是只吃一种药，服药的人中有30%～50%同时服用两种或以上的药物，大约15%的不良反应并不是服用一种药物，而是由于同时服用两种或两种以上的药物引起的。这些不良反应，通常是由于两种药物的相互作用而发生。

药物的相互作用可以有很多种形式，但最常见的形式是两种药物被同一种供给量有限的酶来代谢（分解），导致两种药物都不能被充分分解，这就使得体内循环药物水平更高，不良反应也就更容易发生。

不要过分依赖你的医生保护你。

你每次去看医生的时候，你的医生只能给你6分钟的时间，这时间足够写一份处方，但要停止使用一种药，时间却远远不够。因为停止用药要求医生检查你正在服用的所有药物。此外，除非医生能够确保停止用药不会导致任何问题，否则医生会有法律风险。在美国，保险公司也不会为停止用药买单，因为这可没有诊断代码。

所有这些因素导致了一个越来越普遍的问题，在老年人当中更为突出，因为老年人服用药物最多，也最容易遭受多种药物相互作用引起的诸如疲劳、抑郁，或认知混乱等不良反应。如果你是50岁或以上、同时服用多种药物、并遭受上述三种症状的任何一种者，去跟医生谈谈关于安全地、小心地断掉所有的非关键药物的可能性，看看你的精力和思维清晰度是否恢复。令人惊讶的是，那些被诊断为阿尔茨海默病的人，停药后病情消失的情况并不少见。

如果你停药后感觉好转，你需要跟你的医生和药剂师合作，寻找不同的药物，或者非药物的治疗方式，来保证你的健康。好消息是，当你断掉那些药丸儿的时候，我猜你和你的医生会发现你其实真的不再需要药物了。

降低药物剂量　如果你服药后出现不良反应，你应该跟医生商量一下降低药物的剂量。一项研究表明，服用他汀类药物发生一种或多种不良反应的人，在降低药物剂量之后出现同样不良反应的风险降低45%。

如果你在服用一种以上的药物，要特别注意　服用他汀类药物的同时，也在服用其他药物的人，比如同时服用降压药或抗真菌药时，要加倍小心。这些药物和许多其他药物，是由分解他汀类药物的同一组肝酶来分解的，当你同时服用两种药物时，能够被分解的他汀类药物就会减少。这样一来，你实际上等于是在服用更高剂量的他汀类药物，产生不良反应的风险也更高。

考虑改用红曲米　如果你经历了他汀类药物的不良反应，尤其是肌肉疼痛的时候，跟你的医生谈谈使用红曲米降低胆固醇的可能性。红曲米是用来合成他汀类药物的天然产品。宾夕法尼亚大学的医生们发表在《内科学档案》上的研究表明，服用红曲米这种自然疗法，与他汀类药物有一样的疗效，却不大会导致肌痛这样的不良反应。

服用辅酶Q10　如果你在服用某种他汀类药物，我强烈要求你跟你的医生谈谈同时服用辅酶Q10补充剂的问题，它可以保护你免受不良反应影响，并且在美国大多数健康食品店和营养补充剂零售店里有售。我建议每天服用200毫克由信誉卓著的补充剂公司生产的产品。

如果你停止服药（必须经过医生的同意），我建议你继续服用3个月辅酶Q10，以获得最佳的线粒体修复效果。

考虑一下非药物的方式　考虑采用健康的饮食习惯、补充剂、运动以及其他强有力的降低低密度脂蛋白（LDL）胆固醇的方式，作为他汀类药物的替代疗法，我会在本书后面关于心脏疾病的部分详细讲到。

胃灼热药物：你是否对抗酸药上瘾

诸如埃索美拉唑（耐信，又称为"紫药丸"）质子泵抑制剂类抑酸药，在美国成为年销售额近140亿美元的第三大畅销类药物。这是有原因的：30%的美国人深受胃灼热之苦，而这类药物能消除胃灼热。每天有1 500万人出现胃灼热的症状：酸酸的胃液溅入食管和咽喉、痛苦的餐后灼烧感以及嗳气。

胃灼热有许多名字，如胃酸过多、反酸、胃食管反流病。但是无论名字叫什么，胃灼热背后的机理基本上是一样的：用于消化食物的强烈胃酸刺激胃黏膜，或者从胃里"反流"到食管，食管本来是一条通向胃部的食物单行道，不应该有逆向反流才对。

很多种药物被研发出来对抗胃灼热。首先，是标准的制酸剂，如洛美沙星和防酸咀嚼钙片，通过用碱性矿物质，如钙、铝和镁的化合物来中和酸性起到抗胃酸的作用。然后出现了H_2受体拮抗剂，比如西咪替丁（泰胃美）、雷尼替丁（善胃得）和法莫替丁，这些药通过阻断组胺来发挥作用，组胺是一种引起胃酸分泌的物质。但是这种对抗H_2受体的药物只能减少胃酸。

新一代的治疗胃灼热药物为质子泵抑制剂，简称为PPI（比如耐信、兰索拉唑和奥美拉唑），这些药物能通过阻断产酸细胞中的一个酶系统来中断胃酸的产生。PPI对阻止巴雷特食管（食管内壁受损）转变成食管癌方面疗效卓著，并且它们有助于你的胃溃疡愈合。但是，胃酸是消化过程中一个关键的部分，如果不能产生胃酸，日复一日、年复一年，总会有某个部分出问题，危害你的健康。

PPI药物于2003年投放市场，长期使用PPI的研究刚刚开始表明，抗酸也是抗健康的。PPI对健康有下列影响：

髋骨骨折风险加倍 《美国医学会杂志》发表的研究表明，每天坚持服用PPI药物，在4年或更长时间以上，能够使髋骨骨折的风险加倍。事实上，人们服用PPI时间越长，骨折的风险越高——2年后这种风险提高41%，3年后这种风险提高54%，4年后风险提高59%。对于那些服用剂量最高的人，4年后这种骨折的风险提高265%，或者说涨幅近3倍！"医生和公众的普遍看法是，PPI药物相对来说毫无伤害，但可能并不是这样的。"这项研究的领导者说。妇女健康倡议的一项研究，涉及超过1.3万名女性，发现PPI药物使骨折风险提高25%。

理论上说，胃酸帮助你消化和吸收钙，从而强化骨骼。缺乏胃酸则导致钙缺乏，从而导致骨质疏松。当然，骨骼的构建要比这个复杂得多，涉及许多其他营养素，但是你可以由此有一个大概的理解。

感冒和流感风险加倍 胃酸不仅仅是能够消化你的食物，它还能杀死病毒和细菌。PPI药物给这些本该被胃酸杀死的微生物判了一个缓刑，让它们在你的身体里安顿下来，从而引起感冒和流感。

发生"社区获得性"（医院之外）肺炎的风险提高89% PPI药物使你感染肺炎风险上升的机理，与让你得感冒和流感的风险上升的机理相同。这类药物还使医院内感染肺炎的风险提高30%，其中40%~70%的住院病人被给予PPI药物，即便他们并没有胃灼热的问题。

医院获得性艰难梭状芽孢杆菌感染的风险增至3倍 艰难梭状芽孢杆菌感染越来越普遍，每年袭击数万美国人，导致从腹泻到腹部绞痛，再到威胁生命的各种炎性肠病。

维生素B$_{12}$缺乏的风险加倍 身体需要胃酸来消化吸收维生素B$_{12}$。

可能不像广告说的那样有效 新的研究表明，40%服用处方PPI药物的人继续遭受胃灼热的痛苦，需要同时服用非处方抗酸剂。

对PPI药物上瘾 是的，最新的研究表明，PPI药物不仅对你有害，它们还能导致上瘾！丹麦研究者们，给120名没有胃灼热的人服用耐信2个月，在停药2个星期之内，44名参与者发生了胃灼热和消化不良，其中22%的人症状继续持续了4个星期。

为什么健康人停药后会发生胃灼热？这是因为研究者们称为"胃酸过激反弹"的一种现象。胃产生胃酸是很自然的，如果你阻止这个功能，然后再允许它重启，它会复仇式地回归，产生更多的胃酸，从而导致胃灼热和消化不良。"那些志愿者们从来没有过胃灼热、胃酸反流或消化不良的困扰，但其中40%在停用PPI药物后数星期内出现这些症状，这个现象是很显著的。"这项研究的领导者如是说。

这项研究提供的教训：如果你开始服用PPI药物然后停止使用，你的胃灼热症状可能会被强化，迫使你重新开始服用这些药物。换句话说，胃灼热药物具有成瘾性！

PPI药物不适合长期使用。这种药物的说明书中，指示医生不要让病人服用这种药物超过1个月的时间，但是大约1/3的病人，开始使用PPI药物后1个月又1个月地继续服用。他们上瘾了吗？很有可能。研究人员说，"我们的研究结果证明了这样的猜测，PPI药物依赖可能是PPI药物的使用增加如此迅速而且持久的原因之一。"他们在一个领先的医学期刊《消化内科学杂志》上说。

PPI药物的使用正在迅速增加，还因为它们不再是只开给溃疡病人，它们也作为常规用药开给那些有消化不良和其他上消化道症状的病人。事实上，服用处方PPI药物的人中，70%的人没有溃疡！

想到滥开处方的这种发展模式，以及这些药物本身会导致它们本应该治疗的那些症状的事实，一位消化病专家在《消化内科学杂志》中写道："现有的发现表明，这些药物能够诱发本应治疗的症状，这说明滥用药物可能引起的疾病，恰是这些药物可以治疗的那类疾病，结果，原本不需要进行如此治疗的病人，却需要间歇性或长期性的治疗。"关于PPI药物治疗，他总结说，"应该只预留给那些有明确的胃灼热和胃酸反流症状的病人。"

我认为PPI药物应该只给那些有巴雷特食管和消化性溃疡的病人使用，或者给那些有严重消化不良的人短期使用，因为胃灼热和其他消化道疾病，能够被非药物疗法很有效地治愈，正如你将会在接下来讨论消化道不适和疾病的章节中读到的那样。

抗抑郁药物：关于疗效的悲哀事实

那些制造和销售抗抑郁药物的人们恐怕不会抑郁，事实上，他们在笑，一路笑到银行。在美国，抗抑郁药物是最常用的第四大类处方药，每年开出超过2亿份处方，赢得接近100亿美元的销售额。

选择性血清素再摄取抑制剂（SSRI），是最主要的一类抗抑郁药物，它通过提高大脑中与良好情绪相连的化学物质5-羟色胺的水平来发挥治疗作用。这类药包括西酞普兰（喜普妙）、依他普仑（来士普）、氟伏沙明（兰释）、帕罗西汀（赛乐特）、氟西汀（百忧解）和舍曲林（左洛复）。

但是关于SSRI药物有一个令人沮丧的事实：5次中有4次，它们不起作用。《美国医学会杂志》上刊登的最近一个研究，分析了涉及超过700人的有关抗抑郁药物的研究数据。研究发现，药物对于患有轻微到中度抑郁的病人的疗效，是"不存在或可忽略不计的"，这正是80%被诊断为抑郁症病人的情况。

该结果对于许多严重抑郁的情况同样令人沮丧，只有那些极度抑郁的病人才能从抗抑郁药物中获益。在这种情况下服用，这些药物可能是救命的药物，能够预防自杀。

这项研究的报告作者指出，那些被制药公司用来作为支持他们声称的抗抑郁药物疗效的所有研究，都是针对严重抑郁症的，你可能不知道这个事实，因为制药公司和那些开出了2亿份处方的医生们从来不会提起这些。

"这项研究和其他研究所揭示的是服用抗抑郁药物的大多数人，也就是被诊断为抑郁症的人中4/5的轻度或中度抑郁症患者，基本上是在服用一个昂贵并有令人讨厌的不良反应的安慰剂。"堪萨斯大学的临床心理学副教授史蒂芬·拉尔迪博士告诉我们说，他是《抑郁症治疗：不用药物击败抑郁症的六步计划》一书的作者。

抗抑郁药物那些讨厌的（而且常见的）不良反应是什么？不用说，这个清单有点儿让人郁闷：

- 焦虑
- 磨牙症
- 便秘
- 腹泻
- 头晕
- 口干
- 疲劳和嗜睡
- 头痛
- 失眠
- 性高潮能力丧失
- 性欲减退
- 恶心
- 光敏感
- 躁动
- 震颤
- 体重增加

其他不良反应还包括服用这种药物的儿童和青少年会经常想到自杀、断药困难（停药后抑郁症更大强度的反弹）以及骨折风险增加。

如果抗抑郁药物不是真的能抗抑郁，那么什么才能真的抗抑郁呢？对于轻度到中度的抑郁症，自然疗法很有效，比如在阳光下散步、多吃富含脂肪的鱼类如三文鱼，以及感受你的感觉而不是掩埋你的感觉。你会在本书第二部分看到我对抑郁症治疗的真正良方。

非甾体抗炎药物：很伤胃的不良反应

如今，有超过20种非甾体抗炎药物，以及超过100种含有非甾体抗炎药物的医药产品，最常见的有阿司匹林、塞来昔布（西乐葆）、布洛芬（美林、雅维）、吲哚美辛以及吡罗昔康。1 300万美国人经常服用这些药物，通常是为了减轻关节痛，其中1/3的人遭受消化异常的困扰。对于那些最不幸的人，这种异常是致命的：突然的、大面积的、致命的出血性溃疡。

正如一项又一项研究所表明的，非甾体抗炎药物还会损害心脏、升高血压、使心脏病发作或脑卒中的风险加倍，而高血压也是慢性肾脏疾病的一个主要病因。

非甾体抗炎药物的作用可能会适得其反，在减轻关节痛的同时，它们可能破坏骨骼末端起缓冲作用的软骨，从长远来看使关节炎更加恶化。关节炎专家

（风湿病学家）还指出，非甾体抗炎药物能够有效减轻疼痛只占总用药人数的30%～40%的。

对于男性来说，非甾体抗炎药物使勃起功能障碍的风险加倍！

在大多数情况下，非甾体抗炎药是不必要的，或者仅需短期使用（尽管你永远不应该在没有医生的指导和同意之下随便停药）。美国国家卫生研究院最近的一项研究表明，无论是使用处方药还是用自然疗法治疗关节痛，停药3个月后，治疗带来的疼痛缓解仍然存在。

在本书第二部分讲述关节炎的章节，你将读到许多对这一类药物的安全而有效的天然替代品。

抗生素：使用抗生素越多，病菌越多

抗生素曾经是一种真正神奇的药物，对付过曾经困扰人类的感染性疾病，比如肺结核和肺炎。

但是现在我们滥用了抗生素，使用得过于广泛（用于人类疾病的治疗以及饲养牛、猪和鸡供人食用），以至于细菌已经进化到能够抵抗抗生素，这是一种越来越普遍的现象，称为抗生素的耐药性。在哥伦比亚大学举行的一个关于"抗生素耐药性的全球性问题"的研讨会上，专家们做出结论说："实际上，发生在美国和世界各地的所有主要的感染细菌，都已经对抗生素产生了耐药性。"

尿路感染、鼻窦炎、肺炎、肺结核……只要是你能叫得出名字的细菌感染，细菌都已经反过来包抄那些本来是用来治疗它的抗生素了。例如，你可能已经读过关于能够抵抗所有治疗手段的细菌的报道，那些其实就是对抗生素耐药的金黄色葡萄球菌。除了"大口吃肉"以外，这些金黄色葡萄球菌还在医院中引起对抗

抗生素不能治疗鼻窦炎

你得了急性鼻窦炎。这是感冒后引起的病毒性、细菌性或者真菌性鼻腔感染。如果你像另外2 000万美国人一样，你会选择去看医生，如果你的医生像另外90%的医生一样，那么他会给你开一种抗生素。

这是错误的选择。

最新的研究成果表明，抗生素不能治疗鼻窦炎。抗生素不能降低症状的严重程度，也不能缩短感染的病程，还引发真菌的过度生长，而这正是鼻窦炎转变成慢性的原因。

想知道更多关于急性和慢性鼻窦炎的真正良方，\参见本书第二部分关于鼻窦炎的章节。

生素耐药的肺炎和败血症流行。

在过去，总会有新一代的抗生素赶来救援，以击退那些耐药的微生物。现在可不是这样了，耐药的细菌种类越来越多，而新的抗生素越来越稀少，导致抗生素耐药的细菌和引起的问题越来越多。

你服用的抗生素越多，你和其他人就越有可能感染耐药的细菌。好消息是，有许多天然的抗菌疗法，你可以用来代替抗生素。详情参见本书第二部分的感冒和流感一节。

骨质疏松症药物：建造还是拆毁骨骼

如果你想知道关于骨质疏松症的最新消息，跟苏珊·布朗博士谈谈，她是强壮骨骼基金会主席，也是《强壮骨骼，强壮身体》一书的作者。作为一名营养学家和医学人类学家，布朗博士对骨质疏松症的病因和治疗方法有深刻的见解，这些见解与那些支配着医疗机构的神话观点相反，比如钙在对抗这种疾病中的重要性，她更喜欢用自然疗法来预防、减缓甚至逆转这种疾病。

如果你被诊断出骨质疏松症（早期阶段的骨质减少，困扰着3 400万美国人，或者更晚期的骨质疏松症，困扰着1 000万美国人），你面临的关键问题是：你应该服用双磷酸盐这类新型的强化骨骼药物吗？

对许多女性来说，答案是应该。

这一类的处方药，包括阿伦磷酸钠（福善美）、伊班磷酸钠、利塞磷酸钠和唑来磷酸钠（泽泰、密固达），市场价值每年10亿美元。布朗博士指出，在一些有快速、持续的骨质流失的情况下，构建骨骼的药物可能充当救生员的角色。这些特殊情况包括癌症的治疗、长期大剂量服用可导致骨质流失的抗炎药物泼尼松以及佩吉特症（一种破坏骨组织的遗传性疾病）。

但是对其他人来说，使用造骨药物可能是一个坏主意，布朗博士告诉我们说。事实上，新的研究成果表明，长期使用这一类药物，竟可能破坏骨骼！

布朗博士解释说："这一类药物，使破骨细胞夭折，因为破骨细胞是用来分解和回收老旧骨骼成分的，所以这种药能够极大地减少骨质流失。"然而，她继续说，破骨和成骨是紧密相连的，当福善美和其他双磷酸盐类药物有效减少骨质分解的同时，它们也减少了新骨的形成。研究表明福善美对骨生长的抑制达到60%～90%。

布朗博士说：是的，研究是表明福善美能增加作为骨质疏松症标准测量指标的骨密度。但是，另一位批评这类药物的专家苏珊·奥特医生说："这是因为骨骼已经不再重塑，也不再有多少新的骨骼，旧骨骼比新骨骼密度更大。同时，旧骨骼中含水少、含矿物质多，因此X线检测到的骨密度更高。"换句话说，看起来药物增加了骨组织，而实际上并没有。"许多人相信这类药物是能造骨的，"

奥特博士说，"但是证据表明它们实际上只是使骨骼硬化。"

布朗博士告诉我们，她反对使用这类药物的主要原因是，它们被用来解决低骨密度问题，却没有做出任何的努力去确定造成骨质流失的原因。"这种情况并非少见，医生们看到骨扫描表明有骨质疏松症甚至只是骨质减少的时候，不采取任何步骤去确定骨质为什么流失、不确定骨质是不是在流失，就简简单单地给你开一个处方。"

没找到疾病的真实病因，就不可能有治病的真正良方。

"用一种药物来对付某种症状，并不能治愈疾病，而只是掩盖问题。"她补充说，"大多数医生不会提到，这类药物非常强效，对身体的大部分基本功能有严重的冲击。"

例如，现在有许多这样的医疗案例，一些有数年服用双磷酸盐药物史的女性，最终出现自发的严重骨折。布朗博士解释说，那是因为这些药物实际上削弱骨骼、终止骨分解也终止骨生成，并导致骨骼无法再更新和修复。

数据是很清楚的：在使用这些药物5年之后，药物的作用弊大于利。"近乎所有的案例中，服用处方骨质疏松症药物都是不需要的。"布朗博士说，"针对骨质疏松症和骨质减少的药物是桩大生意，但是，不管制药公司如何炒作和营销，总是有更安全、更有效、更自然的方法，让你获得健康的骨骼。"

不用说，我推荐已经被证明疗效几乎是处方药的2倍的一种自然疗法，你可以在本书第二部分找到治疗骨质疏松症的真正良方。

真实的病因

6

内分泌失调

　　我还记得第一次浏览一本解剖书时的愉快心情，那本书用许多透明的塑料膜叠加起来，用来一个个地显示人体各系统。

　　书上有循环系统，心脏推动血液流过数万英里（那书告诉我的）长的动脉和静脉血管。有呼吸系统，肺部像海绵一样发出轰鸣，不断地填满、排空。有神经系统，大脑和脊柱，以及它们的分支线路。还有骨骼、肌肉、消化系统、生殖系统、泌尿系统和免疫系统。我很惊讶人体有足够大的空间把所有这些都容纳进去！

　　然后，就有那么一个系统，内分泌系统，那些腺体和它们生产的激素。呃，那7个（或者是8个？）腺体叫什么名字？它们又生产什么激素？那些激素到底又有什么功能呢？

　　呵，上面那些问题的答案，或许能帮你回答下面这些问题……

　　为什么有那么多美国人会肥胖、疲惫不堪？为什么我们的睡眠质量如此差劲？为什么我们这么容易得感冒和其他感染，而且它们很难痊愈？为什么我们有这么多人抑郁、焦虑、烦躁？为什么我们发生集体性的性欲停顿？为什么这么多绝经后的女性觉得自己也"后健康"了？为什么疼痛的魔爪抓住我们的躯体，就像猫戏弄老鼠一样？为什么我们中这么多人死于心脏病发作？

　　这些健康问题（还有更多）中的每一个，都可能是内分泌系统的一个问题引起的，通常是一种或多种用以调节身体各个系统的功能强大的激素分泌不足。

　　了解激素缺乏是一个真实的病因，一个通常不被发现因而很少被治愈的病因，对于你的健康和幸福至关重要。大多数医生们，不能准确地诊断或治疗内分泌失调和激素缺乏，特别是常见却很少被认知的几种激素缺乏，如甲状腺素、肾上腺素和性腺激素。

　　同时，因为未被发现的内分泌问题在我的新病人中如此常见，我愿意跟你打赌，如果你感觉疲劳、焦虑、超重或者疼痛，那么，你也很可能有甲状腺、肾上腺或者性腺分泌的一种或多种激素缺乏的问题（最常见的三种激素缺乏症）。在这本书里，我向你提供你需要知道的信息，以保证你能被准确地诊断和有效地治疗。即便标准的检测并不可靠，这些缺乏症还是很容易诊断，也能够很安全地得到纠正，你又会感觉好极了。

了解你的内分泌系统

激素，就像不断进行商务旅行的老板，它们随着血流在身体各处旅行，指挥器官和细胞们要做什么。有的激素控制生长，事实上，青春期的爆发就是由激素点燃的。有的激素控制你的新陈代谢，包括能量水平、心率、消化的速度和体温。它们都是通过反馈发挥作用的：如果你身体过热，它们告诉你的身体冷却下来；如果你要冻僵了，它们为体内之火订购更多的燃料。这种反馈机制，有时候会像一组生化多米诺骨牌，一种激素告诉另一种忙碌起来，然后那一种激素再发出自己的指令。为了更好地了解内分泌系统，让我们快速浏览一下不同的腺体和它们产生的激素。

下丘脑 你想要吃喝多少，你是出汗还是发抖，你的心跳有多快，你的睡眠是深还是浅，所有这些功能，都是由脑干上方一个杏仁大小的腺体——下丘脑分泌的激素主管的。下丘脑工作的主要内容是通过释放激素告诉垂体释放自己的激素，从而带动其他内分泌腺体。

垂体 下丘脑下面这个豌豆大小的腺体，个头儿虽小，作用却很大，它产生的激素包括：

● 生长素 帮助孩子们的组织生长，成年人的组织修复和肌肉建造。

● 促甲状腺素 触发甲状腺生产自己的激素。我一会儿会讲到，甲状腺素分泌不足，即甲状腺功能减退，是一个不被认可、未经治疗疾病，对健康有可怕的后果。

● 促黄体生成素和卵泡刺激素 这两种激素影响性器官和性腺，在女性产生雌激素和孕激素，在男性产生睾酮的过程中发挥作用。

● 催乳素 没有它，就不会有母乳喂养。

● 抗利尿激素（加压素） 调节肾功能（决定你产生尿多少）以及血容量。

● 催产素 它指挥子宫在分娩过程中收缩，并在泌乳过程中发挥作用。它被叫作"爱的激素"，因为它能激发积极的情感感觉，帮助拉紧新妈妈与她的宝宝的心灵纽带。它还扮演一个重要的角色，使女性能够达到性高潮，以及拥有性生活后的容光焕发。

松果体 这是一个位于大脑中间、让科学家们仍然觉得有点儿神秘的小腺体，它分泌褪黑素，这种激素调节你的"睡眠—苏醒"周期。

甲状腺 位于颈部，这个腺体是身体的油门，它几乎控制了身体每一部分的速度快慢。如果你的某个功能速度慢，你就会感觉情绪低落。如果你的新陈代谢迟缓，你很容易增重但是很难减重。如果你的消化系统迟钝，你就会便秘。如果你的体温过低，你会一直发冷。如果你的大脑反应迟钝，你无法清晰地思考问题。这些只是甲状腺功能减退的一些症状，其他还有很多症状，我稍后会讲到。

甲状旁腺 在甲状腺两边的这两个小腺体，分泌一种被恰当地称为甲状旁腺素的激素。这种激素调节血液中钙的水平，如果你的循环系统中钙含量不足，那些激素就不能从身体的一个地方旅行到另一个地方，你的心脏会无法跳动，你的血液会无法凝固，你的神经也不能传输它们的电子信号。

胸腺 这个常被忽略的腺体，在你的胸部正中，它帮助调节免疫系统。胸腺分泌胸腺素，是帮助T细胞（一种抗感染的白细胞，T细胞的一种）增殖，并让免疫系统的自然杀伤细胞具有活力的激素。胸腺素需要锌才能起作用。不幸的是，慢性感染耗尽了锌，导致削弱的胸腺素和更多的感染。

肾上腺 以分泌肾上腺素而著称。这种激素能让你产生"斗志"，让你做出"战斗或逃跑"的反应。你的身体里有左右对称的两个腺体，就坐在你的肾脏上。肾上腺有外层部分（肾上腺皮质）和内层部分（肾上腺髓质），每个部分产生一组不同的激素。肾上腺皮质分泌皮质激素，帮助调节你对压力的反应，调节你的免疫系统以及性器官的功能。肾上腺髓质产生儿茶酚胺（包括有肾上腺素和去甲肾上腺素两种），它们让你做好应对突发压力的准备。

睾丸或卵巢 如果你知道鸟儿和蜜蜂，你就知道这两个腺体。睾丸分泌睾酮，它不只是能把一个男孩从童声变成男高音。睾酮水平过低（在我的那些中老年病人中很常见）可能会耗尽你的热情和精力、让你的性欲降半旗、糊弄你的情绪。虽然男人比女人分泌多得多的睾酮，但女人真的也分泌这种激素（在她们的卵巢和肾上腺中产生）。当女人体内的睾酮水平过低时，她就会像被拔掉了身上掌管活力、乐观情绪和性欲的插头一样。

雌激素和孕激素主要产生于卵巢，它们参与女性的性发育和生育的各个方面的功能。雌激素和孕激素水平失衡时——孕激素过低——会触发经前综合征。这种月经障碍会影响到70%～90%的育龄妇女，其中10%～40%声称诸如烦躁、抑郁、贪吃、背痛、头痛、盆腔痉挛、腹胀、乳房胀痛等症状干扰了日常生活。日后的雌激素减少会带来第二轮的痛苦症状，比如潮热、失眠、大脑烟雾症、肌肉疼痛以及性欲减退。

胰腺 位于胃的后方。这个器官制造并分泌出多种消化酶和两种控制血糖（葡萄糖）的激素。其中一种激素，你可能已经是如雷贯耳，那就是胰岛素，帮助葡萄糖从血流中转移出来，进入肌肉和脂肪细胞中提供能量或者储存起来。当细胞中的胰岛素受体的"锁"被脂肪阻塞，无法使用胰岛素这把钥匙打开的时候，这种情形就叫作胰岛素抵抗，这种胰岛素抵抗是糖尿病前期的序曲。胰腺也分泌胰高血糖素，能在血糖水平过低的时候升高血糖。

数百万漏诊的甲状腺功能减退症

下面这些症状听起来很熟悉吗？

- 你大部分时间都很累，甚至醒来的时候就很累，但你同时又入睡困难
- 你的肌肉和关节疼痛，看起来毫无原因
- 你的情绪在焦虑和抑郁之间摇摆
- 你很容易忘事而且难以集中精力
- 你的性欲甚至连低速档都挂不上
- 你体重增加很多并且看起来很难甩掉肥肉，哪怕你吃得很少
- 你想要孩子却不能
- 更年期已经把你的健康放在了暂停档上，潮热如此频繁并强烈，以至于感觉好像有人在你身体里面装了个桑拿房
- 你的皮肤和头发干得让人感觉它们是从撒哈拉进口来的
- 你的便秘如此严重，以至于你把泻药当成了甜点
- 你的脚也来给你添乱，它们冷得像冬天里的砖头，你需要一直穿着袜子睡觉

这是甲状腺功能减退症的许多症状中的一部分，甲状腺功能减退症就是甲状腺不够活跃，不能生产足够的T4（甲状腺素的储存形态）和（或）T3（甲状腺素的活性形态）。甲状腺素的分泌受限，可导致你身体几乎每一个部分的功能受限。甲状腺功能减退症也是多种疾病的基础，如慢性疼痛、骨质疏松症、流产以及（甲状腺素水平偏低女性所生的儿童的）学习障碍。但是，正像影响妇女的许多疾病一样，许许多多甲状腺功能减退症被漏诊了。

我最喜欢的甲状腺问题专家，理查德·L．沙姆斯博士和凯瑞丽·沙姆斯博士、注册护士，他们是《甲状腺的能量》和《你感觉肥胖、模糊和疲惫不堪吗？》两本书的作者，他们估计有5 000万美国人甲状腺素过低。这个隐藏的流行病的原因是什么？沙姆斯夫妇认为是我们环境中超过8万种人工化学品的泛滥，其中许多化学品有与甲状腺素相似的分子结构，这些化学品混淆了免疫系统，从而攻击甲状腺。

为什么甲状腺素不像胆固醇水平那样容易测试和发现问题呢？有几个原因导致了这个问题。医生们看病人的时候，不会常规地想到甲状腺功能减退症的问题，而是治疗（或者试图治疗）甲状腺功能减退的那些症状，比如便秘、抑郁、超重，等等。并且即便你的医生确实测试了甲状腺素水平，检查结果也总是被误解，因为过低的甲状腺素水平却被认定为"正常"。

甲状腺和心脏

甲状腺功能减退症的明显症状，如疲劳、抑郁和超重已经很糟了，但是甲状腺功能减退不只是引起日常的痛苦，它甚至能终结你的生命。

患有未经治疗的甲状腺功能减退症的女性，遭受心脏病发作的可能性超过普通人的2倍。挪威研究者在最新的一期《内科学档案》上发表的研究报告说，在这项长达8年针对超过2.5万人的研究中，他们发现甲状腺素偏低（大多数医生认为是正常水平）的女性，死于心脏病的风险比正常人高69%。他们说："这些结果显示，相对较低但临床上认为是正常水平的甲状腺功能，会增加致命的冠状动脉心脏病的风险。"

高69%的风险，意味着甲状腺功能减退症比吸烟、高胆固醇、高血压或糖尿病导致更多女性的心脏病发作。换一个角度来看看吧，发现和治疗甲状腺功能减退症，每年能够救下3万条性命，其中的一条命可能就是你的。

靠不住的甲状腺素检查

大多数医生还不知道，研究却已经表明，通常用来检查甲状腺功能的促甲状腺素的测试，是非常靠不住的，未能发现大多数需要额外补充甲状腺素的病人。对一种储存形态的甲状腺素"游离T4"的检查，只在你的甲状腺彻底失去功能的时候才被认为是"不正常"。为什么标准的测试未能识别这样一个常见的问题呢？

事情是这样的，大多数的实验室，使用一个叫作"2%标准差"的统计公式，来为测试结果建立一个"正常"范围，做法是：100个受测试的人中，最高的两个人和最低的两个人是不正常的，其他每个人都是正常的。想象一下把这个医学标准套用在确定"健康"的鞋子尺码上。4～13码之间的任何一个尺寸都是"正常"的，如果一个男人穿一双超小的5码鞋子或者一个女人穿一双超大的12码鞋子，结果医生会说那鞋子完全合脚。这种做法是错误的。人类不是统计数字，他们是个体的人。即便甲状腺素测试结果在所谓的正常范围，对你来说也可能是不正常，从而导致那些从来就不能得到解决的症状，因为西医学无法发现那些症状的病因。

下面是甲状腺素测试的另一个问题。过去几十年，这些标准不断地更新，不断扩展一个人是否患有甲状腺功能减退症的定义，没有理由相信现有的测试能够有效地发现每一例甲状腺功能减退症病人，因为以前的检测从来就没有做到过。来看看这个问题的一些历史吧，当我还是医学院学生的时候，医生们通过测试一个人在跑步机上的新陈代谢率来诊断甲状腺功能减退症。大约10年以后，一个新的、更准确的测试采用碘结合蛋白作为衡量甲状腺功能的尺度。在这之后，有了T4水平甲状腺素测试，让碘结合蛋白测试过了时，并且检测到了更多的甲状腺功能减退症病例。这个测试又被更新的、改进了的T7所取代，然后T7被现在最流行的促甲状腺素测试所取代。我们能准确测知结果了吗？不能！

2002年，美国临床内分泌学家协会修订了促甲状腺素检测的正常值范围（之前是0.5～5.0毫国际单位/升），指出任何人的促甲状腺素水平高于3.0毫国际单位/升时就是甲状腺功能减退症，这意味着有大约1300万检测结果落在3.1～5.0毫国际单位/升之间的美国人，没有进行甲状腺功能减退症的治疗，因为他们的检测结果被认为是正常的。昨天，我们说你的结果很正常，今天，我们又说你的结果其实表明你生病了。我们对此深感抱歉！

下面是当时的新闻稿的说法："直到2002年11月以前，医生们依赖于促甲状腺素水平的正常值在0.5～5.0毫国际单位/升之间这样的标准，对患有甲状腺功能异常的病人进行诊断和治疗。如今美国临床内分泌学家协会鼓励医生们，在基于促甲状腺素水平达到0.3～3.0毫国际单位/升之间的目标基础上，对检测结果落在这个范围之外的病人进行治疗。美国临床内分泌学家协会相信，这个新的正常范围标准，将会让数百万患有轻度甲状腺功能异常，但直到今天并未进行治疗的美国人得到恰当的诊断。"

"'在美国，未确诊的甲状腺疾病的普遍性高得惊人，尤其是这本来是一个很容易诊断和治疗的问题。'美国临床内分泌学家协会主席侯赛因·加里布医生说，'美国临床内分泌学家协会发布的新的促甲状腺素正常值范围指导线，给了医生们必要的信息，让他们能够诊断轻度甲状腺疾病，避免给病人的健康带来诸如高胆固醇、心脏病、骨质疏松症、不孕以及抑郁等更严重的影响。'"

为美国临床内分泌学家协会喝彩！但是，很显然，这份新闻稿，没有被许多医学专家读到，大多数的实验室和医生，仍然在沿用旧的标准，认为高达5.5毫国际单位/升的促甲状腺素水平仍然是正常的，结果导致1 300万美国女性的低甲状腺素水平被标准的检测手段漏诊。而且这并不是甲状腺功能减退症被漏诊的唯一途径，其实，这只不过是冰山一角。

你的甲状腺功能低下，也可能是因为下丘脑不够活跃引起的，所以，你可能饱受甲状腺功能减退症的困扰却有正常的促甲状腺素数值。案例分析：英国的G.R.斯金纳医生和他的同事们，检测了80例患有"临床甲状腺功能减退症的病人"（即有甲状腺功能减退症的症状的人）的甲状腺素水平，发现他们的促甲状腺素水平在很正常的范围。当斯金纳医生给予这些病人每天100～120微克的甲状腺素（左甲状腺素钠）时，绝大多数人的状况得到改善。忽略检测结果正常的人那些因为甲状腺问题导致的症状，等于是"对许多病人判了多年的甲状腺功能减退症的徒刑，使他们付出各种并发症和生活质量差的代价"，斯金纳医生和他的

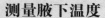

测量腋下温度

　　如果你有甲状腺功能减退症状中的几种，怀疑自己有这个问题，用体温计进行自我测试能提供更多的证据。

　　许多整体医学医生们推荐的一个自我测试法，是连续几天在早上醒来且起床之前测量你的腋下体温：把体温计夹在腋下，静静地躺10分钟。如果你的体温连续两次低于36.3℃，你和你的医生应该考虑使用甲状腺素治疗，不论你的血液测试结果如何。

　　在我自己的医疗实践中，我要求有甲状腺功能减退症状的病人在两个不同的日子里、上午11点到傍晚7点之间，测试口腔体温，如果结果是经常低于36.7℃，那么合理的解决办法就是治疗病人的甲状腺功能减退症。

　　需要注意的是，疲劳、焦虑和肌肉疼痛，也可能是由过于活跃的甲状腺引起的，这种问题不能由单纯的促甲状腺素检查来确诊。如果游离T4升高或正常偏高，你的医生应该考虑到你的甲状腺过于活跃的可能性。

同事们发表在《英国医学杂志》上的结论说。

　　然而，另一项研究表明，那些为甲状腺功能减退症所做的测试，只有3%的病例的检测结果证实了他们的甲状腺功能减退症，也就是说，医生怀疑病人得了这种病，也为此进行了检测，却没能找到患病的证据。

　　对我来说，这样的结论是很明显的：现有的甲状腺功能检测手段，导致大多数甲状腺功能减退症病人的漏诊。对这样的病人，我的定义是用甲状腺素治疗能够显著改善健康问题的病人。面对这样的状况，要我说，就是应该医治病人，而不是医治检测手段！

　　如果你只有一两种可能是甲状腺功能减退症的症状，比如原因不明的疲劳、持久的抑郁、肌肉和关节疼痛、流产、不孕、月经过多、便秘、体重容易增加、怕冷、皮肤干燥、头发稀薄以及体温趋于正常偏低，那么你应该进行甲状腺功能减退症的治疗。在本书第二部分讲到甲状腺功能减退症的那一部分，你能找到我的真正良方法则，那是检测和治疗这种病的最好的办法。

肾上腺倦怠：压力导致的疾病

　　肾上腺髓质制造并分泌肾上腺素，使你的心跳和呼吸加快、血压升高、血液从你的内脏涌向你的肌肉，你已经是箭在弦上、一触即发。如果你正处在一个临时应激状态，比如逃离一个抢劫犯，那这样没什么。但是，如果你日复一日地被失业困扰会感觉如何？如果这压力根本停不下来又如何？那样的话，你的内分泌系统会把它的抗应激行动计划，上升到更高一级的预警水平。

你的下丘脑会分泌出肾上腺皮质激素释放激素，告诉你的肾上腺皮质释放皮质醇，这又触发胰腺释放胰高血糖素，导致你的血糖升高，为你的大脑和肌肉提供更多的能量，去应对扩展了的压力。

但是这项计划有一个问题：你的身体结构，不是用来忍受21世纪过度的日常压力的，它是被用来逃脱剑齿虎的利爪，然后能够平静几个星期。于是，在日复一日、周复一周、月复一月、年复一年持续不断的压力之后，肾上腺皮质简直是筋疲力尽，并且长期的高皮质醇水平（这可不妙），被长期的低皮质醇水平替代（这就更糟了）。我把这种状况叫作肾上腺倦怠，或者肾上腺衰竭。肾上腺倦怠通常有一种或更多下述症状：

你总是感觉很累　皮质醇对能量来说是必需的，当皮质醇水平低时，你的能量水平也低。

你会在饿的时候感觉非常烦躁，甚至可能总是感觉如此　你那筋疲力尽的肾上腺，不能分泌出足够的皮质醇以触发胰高血糖素的产生，因此你的血糖常常会太低，而过低的葡萄糖还会"饿昏"你的大脑，从而导致烦躁（以及焦虑和抑郁）。事实上，这种被称为低血糖的状况，可引起持续的烦躁和焦虑。

我在《击败糖瘾》一书中指出，肾上腺疲劳是糖瘾的四大原因之一。如果你有肾上腺衰竭引起的低血糖，你会在进食甜食之后感觉好一些。甜食能提升你的能量水平和情绪，不过只是一小会儿，凡事有升必有降，葡萄糖也不例外。甜食能让你的血糖水平蹿到高空，但随后会直线下降和崩溃，导致你渴望更多的甜食（以及咖啡和其他的兴奋剂）。

我注意到，肾上腺衰竭会导致婚姻关系破裂，因为配偶一方因为低血糖而反复烦躁易怒，我把这种状况称为"满足或杀人"综合征（"现在就满足我，否则我就杀了你！"）。不要跟你的配偶争吵，相反，满足他或她的需求。如果你是烦躁的那一方，试着满足你自己！

你会反复感染（如咽喉痛和感冒），**并且感染要很长时间才能好**　过高和过低的皮质醇都会削弱你的免疫系统。

你有过敏症　这是免疫受损的又一个标志。

你全身酸痛　大幅度的血糖波动使你肌肉紧张。

你站立时感觉头晕　皮质醇控制血压，皮质醇不足时可导致这种症状。

你因为压力而崩溃　即使是一点点小问题，也会让你不知所措。

你有慢性健康问题　皮质醇会干扰胰岛素，胰岛素是帮助控制血糖的激素。一段时间以后，你的细胞会产生胰岛素抵抗，而胰岛素抵抗是2型糖尿病和心脏病等慢性病的一个特征。

"身体开始从升高了的皮质醇的影响中衰弱下来。"《调整饮食》一书的作者查尔斯·莫斯医生告诉我们。他说，这样的结果不只是胰岛素抵抗，还有"免疫系统抑制、伤口愈合不良、骨骼变薄、肌肉流失、腰腹部脂肪增加、抑郁和焦虑、睡眠不佳以及血压升高，所有这些都是皮质醇和肾上腺素水平上升所致"。而且，莫斯医生继续说道，皮质醇贫乏"导致疲劳、焦虑、抗压力差、无法从生活的挑战中恢复"。换句话说，肾上腺衰竭了。

更多的肾上腺赤字问题

肾上腺倦怠还会导致其他几种肾上腺皮质激素水平偏低，给你带来更多的麻烦。

脱氢表雄酮（DHEA） 肾上腺产生的这种激素比任何其他腺体产生的都要多，这种激素偏低会导致疲劳或者通常所说的"感觉不好"。一些研究发现更高的DHEA与更长的寿命有关。我的病人们在DHEA水平被优化到正常的29岁的人的中等水平时，身体能量水平和整体健康都有显著的提高。

醛固酮 这种激素平衡你身体中的盐和水，醛固酮水平过低则会导致血压问题。

雌激素和睾酮 卵巢和睾丸专门生产这些激素，但是肾上腺也有所贡献。我会在接下来两个部分中讨论低雌激素和睾酮水平带来的问题。

你是否总感到压力沉重并经历着一种或多种我们已经讨论过的这些症状？如果是的话，你很适合采取肾上腺支持疗法，比如一种能够使你的血糖水平保持平稳的饮食方式，加上一些能让你的肾上腺精神焕发的营养补充剂。关于针对这个问题的真正良方法则，请参见"肾上腺衰竭"部分。

睾酮偏低

如果列一个中老年男性（或者他们的妻子们）购买的自助书籍的前10名的书单，那这个书单看起来会有点儿像这个（这些可都是真实的书名）：

1. 《睾酮生活》   2. 《睾酮优化计划》
3. 《睾酮综合征》   4. 《睾酮因素》
5. 《天然睾酮计划》   6. 《超级睾酮》
7. 《睾酮革命》   8. 《睾酮优势》
9. 《睾酮缺乏：隐藏的疾病》   10. 《睾酮解决方案》

这些书的副标题给出了更多的承诺，它们宣称，有了更多的睾酮，你会有更多的能量（包括更多的性能量）、更多的肌肉、更少的脂肪、更好的心情以及更少的疾病。

在我和病人的经验中，睾酮补充剂（即天然生物同质性睾酮）兑现了这些承诺，但是请不要把一些运动员们非法使用所谓高效（却很有毒）的睾酮，跟安全

91

睾酮不会增加患前列腺癌的风险

你或许听说过睾酮疗法会增加患前列腺癌的风险。直到几年前，这种看法几乎是医疗专业人士们的普遍看法。而这种看法是基于几十年前显示睾酮助长了这种疾病的那些研究，现在看来这种看法也许是错的。

"认为睾酮会激发良性或恶性前列腺增生，是一个普遍持有的观念，却没有科学依据。"哈佛大学医学院泌尿学临床副教授、《睾酮生活》一书的作者亚伯拉罕·摩根泰勒医生，在最近一期的《欧洲泌尿学杂志》上写道，"现有的证据强烈地表明，睾酮疗法既不会增加正常人患前列腺癌的风险，也不会导致成功进行过前列腺癌治疗的人癌症复发的风险。"

这些"现有证据"包括纽约布鲁克林迈蒙尼德斯医疗中心泌尿科研究者们在《国际阳痿研究杂志》上发表的成果。他们审查了44个关于睾酮疗法和前列腺癌的研究，包括4个对有过前列腺癌病史的男性的研究，这些研究没有一个显示睾酮疗法增加了患前列腺癌的风险，或是加重了已经存在的前列腺癌的病情。事实上，睾酮能保护前列腺。

"越来越多的证据表明，低睾酮水平与前列腺癌的风险增加有关。"摩根泰勒医生在另一份科学论文中写道。例如，在一项研究中，156名新诊断出患前列腺癌的男性，那些患有这种病的最凶险、最晚期的人，睾酮水平也最低。这份维也纳大学研究者们的研究报告，发表在《前列腺杂志》上。

总而言之，没有明确的证据表明睾酮疗法与前列腺癌的发生有关，而低睾酮水平可能实际上增加了你患这种病的风险。

然而，我还是建议你采取最保守和负责任的态度，如果你需要开始睾酮疗法，请你的医生定期监测血清PSA（前列腺特异性抗原，前列腺癌风险的一个生物标识），并进行常规直肠指检，以确保你没有发病。

剂量的天然生物同质性睾酮给弄混了。

当然，睾酮是由睾丸制造的典型的雄性激素（女性也会产生这种激素，量少却有很重要的健康益处）。男性身体的每一个细胞都有睾酮受体，这种激素赋予男性肌肉、力量、勃起功能、胡须、低沉的声音以及"负责和担起全世界的渴望"，《睾酮因素》一书的作者莎菲克·卡达利医生说。最佳的睾酮水平也会降低心脏病、高血压和2型糖尿病的风险，并减缓或停止已经患有这些疾病的男性的病情恶化。

但是老化会降低睾酮，这种激素的分泌量在30岁左右开始下降，并且这种下降在50岁左右时可能是垂直下跌直到触底，这种状况在医学上称为迟发性性腺功能低下，此时睾酮变得十分稀缺。

也许你没有迟发性性腺功能低下，但是仅仅是你没有可诊断的医疗问题，并不意味着你就没有健康问题。睾酮水平临床正常但低于理想水平的现象非常普遍。一项研究表明，男性的平均睾酮水平在过去15年中降低了16%，这种变化背后有很多可能的潜在因素，比如超重和环境毒素。

在中老年男性中，正常偏低的睾酮水平可产生一系列的症状，包括疲劳、烦躁、注意力不集中、记忆力减退、周身疼痛、腰腹部多余的脂肪以及勃起功能障碍。虽然你可以用万艾可来激发一个不合作的阴茎，但是没有生活质量就不会有良好的性生活。一项关于近800名51～90岁的男性的最新研究表明，那些睾酮水平最低的人，比睾酮水平最高的人死亡率高40%。

在我的疲劳综合征和纤维肌痛（我专攻的两种疾病）病人中，约70%的男性和女性病人睾酮水平低（人群中最低的30%的水平）。我自己的临床发现和科学研究表明，睾酮疗法可以减轻这些病人的疲劳和疼痛（这两种病的主要症状）、升高红细胞水平（有助于疲劳疼痛的身体得到更多的氧气）、改善心脏功能以及重振性欲。

但是我所主张的检测和治疗睾酮水平过低的方法，跟一些医生们的建议有所不同，我的方法更准确、更安全并且更有效。

大多数医生只检测总睾酮（这种激素的储存形态，不能直接使用），但是我认为，应同时检测总睾酮和游离睾酮（可供直接使用的睾酮数值）。

实验室也经常犯错，那就是汇总所有的年龄组而给出一个"正常值"范围，而不是把检测对象分成以10年为组距的年龄组，如31～40岁、41～50岁，等等。如果你是28岁，拥有一个包括了80岁老人在内的正常范围数值毫无意义，请你的医生帮你确认你将要做检测的实验室用的不是这种方法。

另一个问题是，实验室定义"非正常值"时，认为占人口2%的最低的数值才是不正常的。我认为这个定义太僵化了，告诉许多人他们的激素水平正常，但实际上并不是这样。

如果你是一个女人，那么要特别小心所谓的正常范围。有些实验室采用的正常范围起始于零，那等于是把从身高为零到身高为1.83米（6英尺）的女性都放在一起比较。

如果总睾酮低于正常水平（或者是在正常范围下限以内30%的范围），而你有一些症状显示睾酮偏低，我鼓励你跟医生商量做一个睾酮检测。如果你的游离睾酮低于正常范围高限的30%，同时有高胆固醇或高血压，我的建议同上。如果你的医生不理你，说："检查结果是正常的。"去看一个整体医学医生来取代他。

一些研究睾酮疗法的好处的医生，青睐一种略有不同的睾酮检测方法，他们认为这种方法更可靠：他们检测总睾酮、检测转运睾酮的蛋白质水平（性激素结合球蛋白），并在此基础上计算游离睾酮。如果你对这种方法感兴趣，请你的医生使用一个愿意这么做的实验室做检测。

欲知我针对这个问题的真正良方法则，请参见本书第二部分"男性更年期（睾酮缺乏症）"并找到良方。

雌激素和孕激素偏低

如果一位美国女性在2015年阅读这部分内容，那么她的雌激素水平有50%的可能性已经下降了70%～80%，因为到2015年，半数的美国女性将进入更年期，其特征是雌激素水平偏低。这意味着半数的美国女性正经历着这些症状：

- 潮热
- 失眠
- 疲劳
- 阴道组织变薄、干燥，性交疼痛以及更多的阴道感染
- 膀胱问题，如反复感染和尿失禁
- 头痛
- 肌肉疼痛
- 皮肤、眼睛、嘴巴干燥
- 记忆变差，注意力不集中，头脑不清晰
- 情绪波动，有更多的焦虑和抑郁
- 性欲减退
- 围绝经期，即绝经期之前月经周期的时间和频率开始变化的几年中的不规则出血

雌激素偏低有如此广泛的影响，是因为雌激素受体遍布全身。然而雌激素（几种雌性激素的总称，包括雌二醇、雌三醇和雌激素酮）并不是单独行动的，在绝经以前，它跟自己的姊妹激素孕激素组成团队，保持生殖器官健康、调节月经周期并使身体为怀孕做好准备。

事实上，在你的身体中，雌激素和孕激素就像跷跷板的两端，雌激素吸引脂肪、孕激素燃烧脂肪；雌激素保留液体、孕激素排出液体；雌激素让情绪激动、孕激素让情绪平静。但是非天然的雌激素（从马尿提取而来）和合成孕激素（从化学品而来）的组合，即被称为激素替代疗法的雌激素和孕激素组合是有毒的，它可能会杀了你。

激素的恐怖故事，和一个喜剧、自然的大结局

那是2002年的一个发现，妇女健康倡议对超过1.6万名健康的绝经后女性跟踪研究了5年，这些人采用激素替代疗法，服用用马尿制成的雌激素（普力马林）和完全不自然的合成孕激素甲羟黄体酮组合的药物。这个药物组合使乳腺癌的风险增加26%、心脏病发作的风险增加29%、脑卒中的风险增加41%。在那之前，激素替代疗法一直被鼓吹成能够预防心脏病的方法。

2009年在《新英格兰医学杂志》上发表的一项研究证实了对乳腺癌的研究结果。斯坦福大学医学院的研究者们，审查了来自5.6万名女性的数据，包括最初

的女性健康倡议研究中的1.5万名女性。他们发现：（1）那些采用激素替代疗法持续5年的女性乳腺癌风险加倍；（2）2002～2003年间激素替代疗法50%的使用率跌幅，使乳腺癌患病率降低43%；（3）在停止使用激素替代疗法的女性中，乳腺癌的比例下降了28%。

难怪自从有了妇女健康倡议的结果以后，激素替代疗法的使用暴跌60%。但是，更年期妇女并不一定要放弃雌激素和孕激素的优点，有一种更安全的激素替代疗法：按照整体医学医生们几十年来建议的那样，用生物同质性或天然激素来代替。

生物同质性激素之美

传统的激素替代疗法使用的激素，与你身体所产生的激素，没有化学相似性，并且在大多数情况下，那些激素是人工合成的，是实验室里炮制出来的化学品混合物。那些激素也只是为了这个原因而使用：制药公司可以把它们作为专利产品并从中赚钱。

天然生物同质性激素是不能取得专利权的，因为它们是你自己的激素的精确复制品，并且它们取自植物（比如大豆）。

人工合成激素是危险的，具有潜在的致命不良反应。而天然的激素是安全的。事实上，合成激素和天然激素，对细胞可能有完全相反的作用。位于纳什维尔的范德比尔特大学医学院妇产科系的乔尔·哈格罗夫博士是生物同质性激素的倡导者，在他的理论中，合成激素：

- 损伤细胞内的基因，就像环境毒素所做的那样
- 毒害对雌激素敏感的组织
- 钝化肝脏对致癌物质的解毒能力
- 以不同的方式与雌激素受体结合
- 改变其他激素与其受体的结合方式

"正是这种区别和在代谢后果上潜在的不同，以及生物同质性激素更短的半衰期，促使我几乎只使用生物同质性激素。"托里·哈德森博士说。他是俄勒冈波特兰国立自然医学院妇科教授、"女人时间"诊所的医疗主任、《女性天然药物百科全书》的作者，他告诉了我们哈格罗夫博士的这些研究结果。

使你明白这一点非常重要，让我来再做一个总结吧。天然激素没有人工合成激素的那些负面影响，它们是安全的、合理的激素替代治疗药物，不会带来普力马林和黄体酮的各种风险。

在我自己的医疗实践中，我开生物同质性激素处方的时候，会采用与一个年轻女性的激素完全相同的一种雌激素和孕激素的平衡剂量。在过去，每天1.25～2.5毫克的剂量，含有0.5毫克的雌二醇和2毫克的雌三醇的组合，被认为对

天然与合成：科学说天然更好

许多科学研究，尤其是那些比较生物同质性孕激素和合成版本的安宫黄体酮的研究表明，天然的激素远优于合成激素。我们抽取几个研究结果来看看：

更好地缓解更年期症状 梅奥诊所的医生们发表在《妇女健康与性别相关医学杂志》上的一项研究，调查了176名绝经后的妇女，那些从使用合成孕激素转为使用天然孕激素的人，潮热、失眠、焦虑和抑郁等症状得到更好的缓解。

更健康的高密度脂蛋白水平 在一项关于26名绝经后女性的研究中，那些服用合成孕激素的人高密度脂蛋白胆固醇的水平降低了15%，其中包含高密度脂蛋白中已知对心脏有特别保护作用的那种微量成分降低了25%。与此同时，那些服用天然雌激素的人，高密度脂蛋白的变化很少或者没有。"考虑到对脂蛋白的影响"，天然激素比人工合成的激素"可能更适合"，研究者们的这一结论发表在《欧洲临床研究杂志》上。

女性心脏病患者的风险降低 根据意大利研究者在《美国心脏病学会杂志》上发表的一项报告，在对18名患有心脏病或有过心脏病发作史的绝经后女性的研究中，那些服用天然激素的人，比那些服用合成激素的人，在运动时流向心脏的血液更多。"这些结果显示，心血管疾病高风险女性对孕激素（合成孕激素）的选择，需要慎重的考虑。"研究者们说。我想说的是，这对于每一个需要用激素治疗的人来说都是如此！

月经问题更少、记忆力更好 加拿大研究者们，研究了182名围绝经期和绝经期的45～65岁的女性，只有那些服用生物同质性孕激素的人，在月经问题和记忆力、注意力、头脑清晰度方面有改善。使用生物同质性激素的疗法，对激素替代疗法来说，"是一个临床有效的、耐受性良好并成本相近的替代品"。这个研究结论发表在《临床治疗杂志》上。

减轻阴道出血和乳房胀痛 在一项对10名绝经后女性的研究中，那些服用安宫黄体酮的人，比那些服用生物同质性孕激素的人，阴道出血更多、乳房胀痛更严重。生物同质性激素的"这些更轻的不良反应，显示有些女性可能更适合用它来替代含有安宫黄体酮的治疗方案"。加利福尼亚大学旧金山分校的研究者们的研究成果发表在《更年期》杂志上。

从这些研究者来的一个有趣的旁白说："与精神病学家们广泛持有的孕激素会使心情压抑的信念正相反，我们在正常、没有抑郁、没有焦虑的女性中使用这两种孕激素时，都没有显示出这种使心情压抑的作用。"

总而言之，科学清楚地显示生物同质性激素更有效也更安全，但是合成激素更赚钱。所以，你认为医生们学到了哪一条？

大多数女性是一个合适的剂量。我现在开始相信，更小的剂量可能更好，每天有0.10～0.50毫克就足够了。

如果你服用雌激素补充剂，你还必须同时服用天然孕激素来预防子宫癌，雌激素能使绝经后的女性子宫细胞发生变异。即便是对那些已经做了子宫切除手术的女性，我通常也会在处方中添加天然孕激素，因为孕激素还能改善睡眠和缓解焦虑。你可能会发现，一个30毫升的外用药膏或每天睡前口服100毫克的剂量是最合适的。

孕激素还可以用来治疗经前综合征，并且生物同质性孕激素——通常以外用药膏的形式使用——是针对这个病症的极好选择。"作为一个医生，在使用孕激素药膏的时候，我主要使用每30毫升含有至少400毫克孕激素的药膏，因为它们对大多数患有经前综合征的女性有最好的疗效。"哈德森博士说。

更多信息请参见本书第二部分解决更年期问题的真正良方法则。

真实的病因

7

消化不良

"你吃了什么你就是什么"是一句关于食物和健康的名言，但是一个更准确的版本可能是"你消化吸收了什么你就是什么"。

消化道是一个6~9米长的管子，从口腔延伸到肛门，把你吃进的食物，转变成你体内的成分。而这个制造过程，需要一个由多器官组成的装配流水线。

口腔　在你的嘴里，咀嚼和唾液在你把食物咽下去之前就开始分解食物了。甚至在你咬一口之前，食物的色和香就已经提示你的大脑，要启动你的唾液腺并分泌出消化液。

食管　在你的食管里，即从口腔到胃的管道里，蠕动开始了它有节律的动作，肌肉收缩的波浪式蠕动，推动食物经过你那长长的消化道。你咽下一口食物几秒钟后，食管蠕动就完成了它的第一个任务，在食管的底部有一个肌肉形成的微型门，叫作食管下括约肌，就会打开让食物进入你的胃。

胃　在你的胃里，胃壁中数百万计的泌酸细胞分泌盐酸，更进一步地分解食物，并无情地溶解搭乘你的午餐而来的任何讨厌的细菌和病毒。你的胃还产生这些：胃蛋白酶，一种分解蛋白质的消化酶；脂肪酶，一种分解脂肪的酶；内因子，这是一种对维生素B_{12}的吸收至关重要的化合物。维生素B_{12}是一种基本营养素，保持你的血液、神经、肌肉、大脑和总体能量水平的健康。所有这些行动的最终产品是：食糜，一种像汤一样的浆料，通过胃底部的幽门瓣退出你的胃。

小肠　在你的小肠里，食糜要穿过这部分6米长的消化道。"如果伸展平铺开来，这段消化道足以覆盖一个网球场大小的面积。"《消化健康》一书的作者伊丽莎白·利普斯基博士告诉我们说。食物在这里变成各自对应的营养成分，这些吃进来的分子通过小肠绒毛被吸收进入血液，小肠绒毛是小肠内壁一层拇指状的微细结构。小肠绒毛还能分泌消化酶并阻止细菌、毒素和其他不受欢迎的物质的吸收。小肠内（和消化道其他部分）的消化过程，得到其他一些在消化道之外但与消化道相连的器官的帮助，比如你的胰腺，产生消化酶和碳酸氢盐以降低食糜的酸度；你的肝脏，具有多种功能，其中的一项，就是制造胆汁用来消化脂肪；你的胆囊，是胆汁的储存罐。

大肠或结肠　在你的大肠或结肠里，最后的营养素连同水被吸收利用，粪便在这里形成。这个任务得到一些喜欢你的消化道的微生物的帮助：数以万亿计的友好细菌，即所谓的微植物群、微生物群以及益生菌（如果被包装成补充剂的话就可以这样称呼）。微植物群是细菌中的一把瑞士军刀，它们约束坏的细菌、制造维生素、帮助肠蠕动、强化免疫系统、调节血脂。

直肠　粪便储存在这里直到以排便形式离开你的身体。此时，被称为内括约肌的肌肉环松弛，向大脑发出信号：是时候去找厕所了。

消化道疾病

我们刚刚描述的，是一个消化系统乌托邦：一切都很完美的消化道。但是，我们大多数人并不是生活在完美村落，事实上，我们的"消化道房产"是彻头彻尾的豆腐渣工程，据估计，大约有一半的美国人，也就是说我们中的1.5亿人，患有某种消化道疾病。正如我们在本章后面会讨论的那样，那些消化道疾病可引起许多其他的慢性健康问题，并使这些问题复杂化。这里让我们快速浏览一下最常见的、从仅仅是令人不适到潜在致命的各种消化问题。

胃灼热　盐酸本应该待在胃里，却通过食管括约肌"反流"向上，腐蚀柔弱的食管和咽喉内壁。这种问题有不同的名字，包括胃酸反流和胃食管反流症。40%的美国人（1.2亿人）胃灼热定期发作，难怪我们每年要花费140亿美元购买胃灼热药物来预防和制止这种痛苦。

溃疡和胃炎　在你的一生中的某个阶段，你会罹患消化性溃疡的可能性达到1/7。消化性溃疡是胃壁上一个令人痛苦的破损（胃溃疡）或者是在小肠和胃之间那一段的内壁上的破损（十二指肠球部溃疡）。比较轻微的情况称为胃炎，因胃壁受损而感到不适。引起溃疡的一个很常见原因是，阿司匹林和其他非甾体抗炎药物（治疗关节炎），据估计已经引起每年1.65万人死于出血性溃疡。其他的溃疡是因为胃部感染幽门螺杆菌而引起的。

消化不良　你在饭后会感觉饱胀不舒服，并且胃痛，医生把这个叫作消化不良。如果消化不良没有一个可诊断的病因（如胃食管反流症、溃疡或胃癌，这里仅举三种可能的病因），就叫作功能性消化不良。"功能性"是医生们在无法判断一个持续的健康问题的病因时使用的字眼儿。

食物中毒　藏在肉、蔬菜、坚果和其他食物中的有害细菌，如沙门氏菌，每天让超过2万美国人生病。人们多数时候认为是得了胃肠型流感，而永远找不到是什么食物引起了中毒。

肠易激综合征，或结肠痉挛 据估计，有6 000万美国成人（其中2/3是女性）在与这种消化疾病做斗争，这是又一种所谓的功能性疾病，因为医生们对于导致这种状况的病因一无所知。这些症状可能包括腹痛、腹绞痛和腹胀、便秘时绞痛或腹泻。在某些情况下，便秘和腹泻交替发作。但是，肠易激综合征是有可治疗的病因的，比如未确诊的肠道感染、甲状腺功能紊乱、消化酶不足或压力。

炎症性肠病 50万美国人患有这种小肠壁的慢性炎症引起的疾病，当这种炎症在小肠或大肠里呈块状分布时被称为克罗恩病，当这种炎症在结肠或直肠中呈波片状时叫作结肠炎。炎症性肠病通常是突然发生然后平静下来，其短期和长期的症状包括发热、大便带血、腹痛、腹部痉挛、小肠壁增厚，以及可能需要手术切除修复的长到消化道之外的瘘管。

食物过敏 我们不是在谈论某种"经典"食物过敏，比如花生过敏，会产生诸如荨麻疹和肿胀等急性过敏症状，我们讨论的是也被称为食物不耐受或食物敏感的一种食物过敏。在这种情况下，小肠不能充分消化某种食物成分（通常是某种蛋白质），于是免疫系统攻击这种食物成分的残余，结果是令人眼花缭乱的一大堆症状，包括各种消化道不适、头痛、疲劳、抑郁、关节和肌肉疼痛以及皮疹。食物不耐受的两种很常见的形式是谷蛋白不耐受症（谷蛋白是小麦、大麦、黑麦和其他几种谷物的蛋白质成分）和乳糖不耐受症（由消化乳糖的酶不足引起，乳糖是奶制品中的天然糖分）。谷蛋白不耐受症中最严重的情况，病人会患上脂泻症：谷蛋白激发免疫系统攻击并破坏小肠绒毛。

胆结石 每年有50万美国人手术切除胆囊以阻止胆囊疾病发作，如腹胀、嗳气、恶心以及因为胆囊中满是胆结石而引起的疼痛。胆结石可能是微小的碎片或大如高尔夫球，并且通常由凝结的胆固醇组成。

排气 排气也就是俗称的放屁，就像在高速公路上跑一辆汽车那么常见。每个人都会放屁，且每天有十几次。但是，如果你放屁的频率比这个高得多，而且气味很臭，说明你的消化系统有问题。

便秘 许多医生认为他们的病人三天一次大便是正常的，我不这么认为。每天一次大便是健康的，否则，你的粪便就会在消化道中停留时间过长，并释放毒素。一个真正健康的食物转运时间（食物从口腔到肛门需要的时间）是12~30个小时。正常的大便是粗粗的、比较软而且容易排出，而不是细细的、很硬而且很难排出。

痔疮 50%50岁以上的美国人患有痔疮，这是肛门周围的血管损伤，可能伴有疼痛和出血。引起痔疮的一个常见病因就是便秘和大便时的摩擦。

为什么你的消化系统不起作用

一个人的消化功能良好应该是像吃东西一样的自然，那么为什么消化不良成了新的正常现象了呢？

对传统的医生们，包括大多数的胃肠病学家来说，消化不良的根本原因仍然是一个谜。什么是胃灼热、肠易激综合征、胆结石或炎症性肠病的真实病因呢？不知道，不知道，还是不知道。这是为什么所谓的治疗手段，通常只不过是一个改善症状的药片或者是手术摘除有问题的器官罢了。

但是，即使医生们不愿意承认，消化问题还是有真正的病因的，下面这些就是消化不良的罪魁祸首。

酶消失的案例

如果你去问一个消化科专家，酶在你的消化中扮演什么角色，他会和你谈论你身体里制造的那些消化酶：唾液腺分泌的用来消化碳水化合物的淀粉酶、胃分泌的用来消化蛋白质的蛋白酶、小肠分泌的用来消化脂肪的脂肪酶，不用说，还有胰蛋白酶、乳糖酶以及很多很多。

然而，有一个医生们没有学过的重要的事实，那就是所有这些酶，在消化过程中都只是扮演另一组酶的配角，这另一组酶，就是食物中的酶。对消化功能来说最重要的酶，是那些通常存在于食物中的酶，比如让苹果和番茄成熟的酶。

"除了身体产生的酶，我们还应该利用那些作为食物组成成分的酶。"注册营养师、营养顾问、《耐信、抗酸药、泰胃美、奥美拉唑与其他酸阻滞剂的天然替代品》一书的作者马蒂·惠特金告诉我们说，"你已经见到过水果受损时出现的褐色斑点，褐色显示酶已经开始在消化那个水果。当我们咀嚼水果时，这些酶被释放，并立即开始对食物成分展开工作。"

但食品制造商很久以前就学会了用去除酶的方式来延长食物摆上货架的寿命（并提高利润率），这就是他们所做的：使用化学品、毒气以及其他处理技术来剥离食物中天然的酶。这样做的好处是：货架上的食物不会腐坏；坏处是：食物变得难以消化，从而导致消化不良。

失败的酸性测试

消化不良的烧灼感和酸味是让人很难受的，但是这些症状通常也是很容易消除的，约115毫升（4盎司）水中加入半茶匙碱性的小苏打，能够迅速中和消化不良的酸性并缓解疼痛。非处方药中含有碱性矿物质的抗酸剂（使用钙和镁的组合）也能达到目的，疼痛发生时，只需要1/4个药片就能够抑制胃灼热的痛苦。

但是美国人不再依靠那些老派但有效的抗酸剂，相反地，我们迷恋最新的胃灼热药物，比如关闭用来产生胃酸的泌酸细胞的质子泵抑制剂。这类药物包括埃索美拉唑（耐信）、兰索拉唑和奥美拉唑（普洛赛克），这些药既有非处方药也有处方药，而全美国每年开出的这类处方超过1.1亿份。

冷冻饮品冻僵酶

你口腔和胃里的消化酶，以及那些食物中的酶，在体温下处于最好的工作状态，一个4℃的饮品，会使那些酶冻僵。如果你的消化功能很好，那你很酷，能够在用餐时享受冰镇饮料。

但是，如果你受困于消化不良，就向强调食物与健康关系的传统中医学一招吧。用餐时饮用温热的饮料，来帮助消化。茶是令人愉快的，温水里挤入几滴柠檬也不错。至于那些冰镇饮料，还是放在两餐之间享用吧。

当你定期服用药物，让你的胃停止制造胃酸的时候，会发生什么情况呢？当你的身体每天不再制造自然所需的2.2升胃酸时，会发生什么情况呢？

现在，人们经常使用质子泵抑制剂已经有好几年了，医生们能够回答这些问题了。他们开始发现质子泵抑制剂远不是毫无害处的。事实上，对有些人来说，质子泵抑制剂可能导致意想不到的不良反应。你可能不会有胃酸过多了，但是你也没有足够的胃酸来充分分解营养素并为这些营养成分在小肠中的吸收做好准备。例如，你可能无法吸收正常量的钙，这是为什么研究表明服用质子泵抑制剂能使你骨折的风险加倍。

质子泵抑制剂还能使你缺乏维生素B_{12}的风险加倍，这是因为维生素B_{12}的消化吸收需要胃酸和你的泌酸细胞分泌的内因子的双重作用，而泌酸细胞实际上被这些药物麻痹了。血液中维生素B_{12}水平过低可导致从神经损伤到痴呆症的一系列问题。

这些是科学研究证实了的，质子泵抑制剂可引起营养素的缺乏。我认为服用这类药物很可能也导致许多其他的维生素和矿物质缺乏，包括锌、镁和叶酸等关键的营养素。

并且，当质子泵抑制剂偷盗你的营养时，它们还同时让"坏蛋"们进入你的身体。胃酸能杀死讨厌的细菌和病毒，这是为什么服用抗酸的质子泵抑制剂的人，患病毒、细菌、真菌和寄生虫感染的风险更高。那些有害细菌不仅仅是导致消化道感染，还压制了结肠中的友好细菌，引起各种各样的消化和健康问题。

但是，质子泵抑制剂的问题还没完呢。如果你有心脏病，质子泵抑制剂增加你死于心脏病发作的风险（难怪胃灼热又叫烧心！）。没有人知道这是怎样发生的，但是当你弄乱了消化的基础时，你就动摇了健康的基础。

最后，质子泵抑制剂是会让人上瘾的。没错，上瘾，像香烟一样。事情是这样的：当你停用这种药物时，你的泌酸细胞开始大开派对（就像节食后的大吃大喝一样），产生大量的胃酸。这种现象叫作反弹性胃酸过多，会引起本来是用那

抗胃酸钙片：大规模杀伤武器？

有时候，正是一些小事偷袭了我们。当食品加工引发广泛的消化不良时，有数百万计的人使用抗胃酸咀嚼钙片。刊登在《英国医学杂志》上的一个研究综述，审查了涉及1.2万名女性的11项研究，结果显示服用钙剂预防骨质疏松症的女性心脏病发作的风险上升27%～31%，这可是亮起了一个大大的红灯警告。想想这个：每天摄取钙质的安全范围的最大值，已经被医学研究设定在2 000毫克，而抗胃酸咀嚼钙片和其他的抗胃酸咀嚼片，每一粒药片中含有足足1 000毫克的钙，人们每天要咀嚼5～10粒抗酸剂药片，这可不是我用来缓解病人痛苦的法术。事实上仅仅是想想这些，就已经足以引起烧心了！

好消息是，有一个简单的解决办法！虽然服用单一的钙制剂带来了令人关注的问题，但当它跟维生素D一起服用时（比如像在妇女健康倡议对3.6万名女性的研究中所做的那样），就不会再有风险上升的问题了。除此之外，我怀疑，钙制剂中加入了镁，可能不仅仅消除风险，实际上还能更有利于心脏健康。所以，当你需要一片抗胃酸咀嚼片的时候，记得选用一种同时含有镁和维生素D的药来保护你的心脏。更好的办法则是添加植物性消化酶，如瞬时抑酸片来帮助改善消化功能。

些药物来预防的胃灼热症状。

在一项研究中，60名健康人服用质子泵抑制剂2个月，其中44%在停药后出现胃灼热症状，并且这样的胃灼热需要1～3个月才消失。

不用说，如果你已经在用这类药来预防胃灼热或消化不良（70%的质子泵抑制剂处方是为了治疗消化问题，而不是为了治疗胃灼热），并且在停药后症状又回来了，你不会坚持一下忍耐过去，而是会重新开始服药，换句话说，你已经上瘾了。

"这一类药物有许多意料不到的不良反应。"一组审查了关于质子泵抑制剂风险的所有研究数据的研究者们说。强调问题的重点是我们的责任，但是痛苦，却是你在承受的。

好吧，如果你真的认为自己需要，那么每个月吃几次质子泵抑制剂类药物是可以的，但是经常使用这类药物是一个很大的错误。当发生胃灼热时，尝试用咀嚼抗酸剂来代替，注意避免只含有钙的抗酸剂（如抗胃酸咀嚼钙片）。单一的钙片可使心脏病发作的风险增加31%，你可以换一种同时含有镁的抗酸剂。更多的信息，参见"抗胃酸钙片：大规模杀伤武器？"

这里还有一个关于胃灼热的鲜为人知的事实，使得服用质子泵抑制剂更成问题，那就是慢性胃灼热通常不是因为胃酸过多，而是因为胃酸太少。《为什么胃酸对你有利》一书的作者乔纳森·莱特医生是一位关注营养的医生，他在书中

带来良好消化的咀嚼训练法

你可能想不到嘴是消化道的一部分，就像你不会想到电影院的检票口是电影的一部分一样，但它却是电影院的入口。

大自然的意图是1/3的消化功能在消化道的入口处，也就是在食物下降到胃之前发生。当然，你咀嚼食物、咬碎食物，咀嚼产生唾液，唾液中含有开始消化碳水化合物的酶。

然而，咀嚼已经不时髦了，我们在车里吃饭，几乎没意识到自己在吃东西；或者我们边看电视边吃饭，更关注那些关于抗酸剂、缓解胀气和停止腹泻的药物广告，而不是更关注我们的饭食；而且我们吃很多，狼吞虎咽大汉堡和堆积如山的薯条，我们吃得那么快，以至于感觉像是在吸进食物而不是在咀嚼食物。

慢慢地、细细地咀嚼和欣赏我们的食物，让我们享受每一口？没门儿！咀嚼太少的结果是消化不良，以及增加额外的体重。

当科学家们指示一组研究对象每一口饭都咀嚼15～20次（并在吃两口食物之间放下餐具）时，他们吃下的热量更少，他们还说更能享受饭食了。

享受食物对良好的消化功能来说也是至关重要的，没有压力的心态向你的消化道传递镇静的信息，帮助食物保持前进。在另一方面，压力过大、吃得太快，则会激发战斗或逃跑的应激反应，会让我们的消化肌肉紧张。

这个故事的寓意是，慢下来，好好咀嚼，享受你的饭食和更好的消化功能。

说："我观察到我们当中有胃灼热这种病痛的人中，90%的情况实际上是胃酸过少性消化不良。"

为什么胃酸的减产会导致大多数人认为是胃酸超载的问题呢？很简单。因为你没有浓度足够的胃酸，把食物转变成已经为小肠预备好了的汤样的食糜，导致你吃下的饭和引起胃灼热的酸在胃里流连的时间超过了自然预期。几个小时之后，你的身体对自己说："这顿饭没法解决，或许我们应该把那些没有消化的食物送回它来的路上去。"于是充满了盐酸的半消化的食糜就会冲出你的胃、进入你的食管。

胃酸过少带来的其他问题包括：

● 负责把胃酸关在胃里的食管括约肌得不到关闭的信号，这是胃酸过少导致胃酸反流的又一个原因

● 蛋白质的消化过程不能像预期的那样在胃里就开始

● 小肠得不到需要开始产生能消化蛋白质的酶的信号

● 类似地，小肠也得不到需要开始产生能中和酸的碳酸氢盐的信号

惠特金说："总之，胃酸过少打断了消化链。"

胃酸过少往往是胃灼热的真正病因，你可以在"胃灼热和消化不良"部分找到我治疗这个问题的真正良方法则。

坏掉了的亿万细菌

让我们以一个惊人的统计数据来开始本节：你的消化道里的细菌数量，比你身体的所有细胞数量都多，足足有100万亿，是你的身体细胞数量的10倍。

但是，如果你的消化功能一切安好，那么这些细菌的大多数不会让你感染。它们就是所谓的友好细菌，为你的健康伸出援助之手（或者说是援助的菌毛，那些小小的分支，允许细菌黏附在它们的表面上）。这些友好细菌的绝大多数（"数以万亿计"，就像天文学家卡尔·萨根可能会说的那样，他曾经是一位肠胃病学家）居住在你的结肠里。以总量来算，结肠的一半儿是细菌。

它们到底在那里干什么？营养学家和消化道专家利普斯基博士给我们提供了一个长长的清单，这清单也许没有上万亿的项目，但仍然令人印象深刻。友好细菌能：

- 酸化结肠，抑制坏的细菌（包括那些导致食物中毒的细菌）
- 阻止致病真菌入住
- 压制毒素的产生
- 防止环境毒素，比如杀虫剂的影响
- 保持正常的肠蠕动
- 调节食物转运时间，防止便秘和腹泻
- 分解胆汁
- 制造B族维生素和维生素K
- 提高诸如镁和钙等矿物质的吸收
- 制造必需脂肪酸
- 把蛋白质分解成氨基酸
- 把黄酮（能够消除炎症和防止氧化的植物化合物）转换成人体可以利用的形式
- 通过制造天然抗生素和促使免疫细胞的生产来强化免疫系统
- 限制抗生素药物的不良反应
- 分解和重建激素，比如雌激素
- 调节可伤害心脏的血脂胆固醇和甘油三酯
- 杀死癌细胞或阻止其分裂

现在想想看，如果友好细菌的那些功能被急剧削弱了，会发生什么？你会生病！这情况正发生在数以千万计的美国人身上，这种问题叫作生态失调。

友好细菌需要不断地保护自己，对抗坏的细菌，阻止坏的细菌获得足够大的立足点（或菌毛控制）。但是现代生活的许多因素击败了那些好家伙，导致生态失调，即坏的细菌过多。

事实上，在我们写作本章的时候，意大利的一项新的科学研究表明，有西方饮食习惯的意大利小孩，饮食中多红肉、脂肪、糖和其他精制碳水化合物，低膳食纤维，与那些吃高纤维、低脂肪、富含蔬菜的饮食的非洲孩子相比，小肠中的坏细菌更多、好细菌更少。这项研究的研究人员推论说，占优势的坏细菌是具有西方饮食习惯的人中过敏、自身免疫疾病和炎症性肠炎的比例更高的一个主要原因。

"小肠是免疫系统遭遇微生物的场所，"研究的领导者保罗·李奥内迪医生说，"如果我们改变饮食习惯，那么我们就能改变体内微生物菌群，并且改善健康。"

多吃蔬菜、水果和富含纤维的全谷物，并少吃加工食品，是预防和纠正生态失调的关键。但是你还需要多做一点。你必须停止使用质子泵抑制剂类药物（但不能突然停止，参见胃灼热和消化不良那一章）。这一类药物阻止胃酸的产生，让坏细菌进入消化道，就像是在一个完全敌对的环境下开放边界一样。

同样，你必须限制抗生素的使用，只在绝对必需的时候才用。因为每一次服用抗生素，你就在结肠里来了一次菌群大屠杀。也许你希望友好细菌能够重建。这也许行，也许不行。许多服用抗生素的人，最后出现了结肠中艰难梭状芽孢杆菌泛滥，这是一种有抗药性的导致腹泻的细菌。有时候，这些艰难梭状芽孢杆菌横行霸道，引起艰难梭菌病，症状有高热、大便带血、恶心、腹痛、脱水，少数情况下还可致人死亡。

在本书处方药滥用部分，你可以阅读到关于抗生素带来的问题的更多信息，以及如何最大限度地减少它们的使用。

小肠细菌过度生长与甲状腺

一项来自意大利的研究表明，90例研究对象中，那些患有甲状腺功能减退症的人中54%同时患有小肠细菌过度生长，而没有甲状腺问题的人只有5%患有小肠细菌过度生长。

研究者们发现，甲状腺功能低下减慢肠蠕动，后者是小肠肌肉收缩并转运食物通过消化道。当食物在消化道中停滞，坏细菌就能茁壮成长，你就会患上小肠细菌过度生长。在本书第一部分有关内分泌失调的讨论中，你可以找到甲状腺功能减退症的真正病因，而在本书第二部分有关甲状腺功能减退症的讨论中，你可以找到治疗的真正良方。

但是，坏细菌不只是骚扰结肠，它们还会导致一种被称为小肠细菌过度生长的状况。在这种情况下，相对无菌的小肠（数以亿计而不是数以万亿计的小肠细菌）中，细菌过度生长到正常数量的10倍，而且大多数这样的过度生长是由坏细菌组成的。

小肠细菌过度生长的症状，与炎性肠病的症状相似：腹痛、腹胀、腹泻或便秘、胀气。有些消化道专家断言炎性肠病是由小肠细菌过度生长引起的，但是我认为有更多的因素卷入，而且每个人的情况都各不相同。肌肉疼痛、疲劳以及甲状腺功能减退症在有慢性小肠细菌过度生长的病人中也很常见。

糖分，饲养真菌野兽

你每年吃多少糖？4.5千克？22.5千克？45千克？继续猜，继续猜……

如果你是一个典型的美国人，你每年吃掉67.5千克糖，并且你今年比去年吃得还要多。在过去的10年中，我们的糖消耗量每天增加了22茶匙（主要来自于含糖饮料）。

当这些糖来到温暖潮湿的肠道时会发生什么情况？它会发酵，会剧烈搅动，会起泡，或产生气体。它制造的，恰恰是让你产生诸如腹胀和胃胀气等消化道不适的症状。

发酵的糖，也是一种微生物酵母（或真菌）白色念珠菌最喜欢的食物。在你的肠道里有一些真菌的存在是不会有问题的，但是你不想那些真菌大量繁殖并占据肠道。但是，富含糖的日常饮食，正好让这种真菌做到这一点：挤走好细菌、放出毒素、引发炎症，并导致整体健康状况不佳。

念珠菌过度生长会导致很多医生不会将其与真菌联系起来的问题，比如慢性鼻窦炎、过敏、皮疹、对感染的易感性以及嗜糖，因为真菌会把它们渴望更多糖的信息传输给你的身体和神经系统。

你可以在本书第二部分"念珠菌增生"一章找到对付念珠菌过度生长的真正良方法则。

肠漏使健康受损

然而，那些酵母还没结束呢。在它们的生长期内，真菌产生菌丝体，一种丝状的结构，能够打洞进入肠壁，并导致肠穿孔！

这个问题叫作肠漏症，它能导致你的健康受损。事情是这样的，蛋白质是由氨基酸组成的链状结构，为了消化蛋白质，小肠需要拆分这条链，并允许单链通过小肠壁进入血液。但是当肠壁出现孔洞的时候，几条链会在被拆分之前就进入血液，你的免疫系统会把这些超大尺寸的链条，比如块状的小麦麸质（谷蛋白）或者乳制品中的酪蛋白，误认为是外来侵略者。

那为什么这个会是一个问题呢？

想象一下，一个人日复一日地患感冒或流感的情形，想想看他们的免疫系统会变得如何筋疲力尽，想想看这衰弱的免疫系统如何使人容易受到其他各种各样的感染和健康问题的攻击，想想看免疫系统的持续行动会如何导致慢性炎症，你就明白这是个问题了。

正如你可能已经猜到的那样，这就是当人得了肠漏症时可能会发生的情况，尽管这样的肠漏症还是一个温和的形式。好消息是，这种病是完全可以治愈的。

消化不良，健康不佳

现在，我们打赌你已经抓住了这一章的中心思想：当你的消化不好的时候，你的健康就要承受后果。你不仅仅会得消化系统疾病，还会得其他各种各样的疾病。让我们再来看一看使消化问题成为疾病的一个真实病因的核心因素。

营养不良　当你的消化功能只是二流的水平，你吸收的营养就会减少，而营养不良是许多疾病的一个真实病因，包括心脏病、癌症和脑卒中这些美国人的三大杀手疾病。详情参见本书第一部分的"营养不良"。

吃更多的处方药　如果你有胃灼热，你很可能在服用质子泵抑制剂类药物。这类药物增加你患营养不良、骨折、感染和死于心脏病的风险，你还会有较少的胃酸，这会阻碍消化，导致许多其他已知或未知的问题。在"处方药滥用"部分，你可以读到质子泵抑制剂这种疾病的真实病因的更多信息。

更多的炎症　营养不良意味着体内负责清理自由基的抗氧化剂减少，而那些自由基会损坏细胞，是导致心脏病、癌症、阿尔茨海默病和其他疾病的头号因素。消化不良还会导致肠漏，从而导致炎症，成为几十种疾病的风险因素。你可以在"慢性炎症"部分读到这个疾病真实病因的更多信息。

更多的毒性　想象一下一个汉堡包在人行道上坐上几天，有点儿恶心了是吧？那么现在想象一下，那个汉堡包在你那热气腾腾的37℃的身体里坐上几天。如果你的消化不好、食物转运时间过长，这就会是你身体里丑陋的现实。在面临消化危机的美国人当中，食物转运时间过长的现象非常普遍。更多关于毒性是疾病的一个真实病因的信息，参见"细胞毒性"部分。

免疫力差　营养素缺乏、念珠菌侵袭和生态失衡都削弱免疫力，使你容易患感冒、流感和其他疾病，比如慢性鼻窦炎、哮喘和过敏（这些往往是结伴而来）；容易患自身免疫疾病，如类风湿性关节炎和多发性硬化症，甚至得癌症。

解决方案出奇的简单

在接下来的几章，你会发现针对消化问题有许多其他简单但有效的解决方案。在你阅读了这几章以后，我们有一种直觉，你会感觉好多了！

真实的病因

8

细胞毒性

这是生命过程中基本而又自然的一部分：吸收你需要的，排出你不需要的。

比如，你吸收氧气，排出二氧化碳；你吸收食物，排出粪便；你吸收水分，排出尿液。大多数情况下，你排出的是毒素，就是那些你的身体无法利用，并且滞留体内会损害细胞导致疾病的东西。

毒素包括那些本来是好的东西（比如激素），已经完成了自己的职责并已被分解等待着排出，也包括坏的东西（如污染物和农药），那些在理想的世界里根本就不该进入你的身体的东西。

排毒面面观

人体以几种不同的方式进行排毒。

肝脏　这个橄榄球大小的器官，位于你腹部右侧的肋骨下面，如果它突然停止工作，你会在一天内死去。在它的许多代谢功能中，肝脏通过使用所谓的第一期和第二期解毒途径来解毒。在第一期，肝酶（引发生化反应的蛋白质）拆解毒素；在第二期，肝脏把整理过的毒素分流到各种化学反应的渠道，以备通过肾脏排出（以尿液的形式）或者通过胆汁排出（以粪便的形式）。

胆汁　从古希腊的希波克拉底到19世纪的医师们，都认为人的健康是由四种"体液"的平衡维持的。这四种"体液"中的两种是胆汁：黄色和黑色，一种观点认为太多的胆汁会让你生病，让你暴躁或抑郁。

很难不把胆汁看成有一点儿邪恶的东西，肝脏分泌这种褐色的液体，然后把毒素沉淀在里面，就像一个化学品公司把废料倾倒进溪流一样。胆汁被储存在胆囊里，然后排入肠道，在那里执行双重任务：通过粪便排出那些毒素，分解脂肪以备吸收。

尿液　肾脏承担的许多任务中，有一项是过滤血液，剔除其中的毒素，并将其倾倒进尿液等待处理。肾脏也排除体内多余的尿素以及正常代谢产生的其他毒素。

汗水　想象有一个大房子，这就是你富丽堂皇的皮肤。皮肤包含数以百万计的汗腺，汗腺挤出汗水，不仅能够冷却身体，还能送毒素上路。

呼吸　这个时时刻刻进行着的过程，是自然排毒的一个缩影。你吸入给予生命的氧气、呼出有毒气体，并且呼吸也演示了关于排毒的另一个基本事实：你的身体会自动执行，不用担心！

然而，现代生活给这个简单的故事增加了一些曲折的情节。

有毒的21世纪

富有创造力的化学家们，已经发明了被工业界积极采用的超过8万种的合成化合物，而这些化学品最终污染着我们的环境。

一个很好的例子是多氯联苯，简称为PCB。这一类几乎是坚不可摧的化学品是理想的导管，并作为冷却剂和绝缘体广泛地应用于发电和输电中。不幸的是，PCB的毒性也像它们使用起来一样得心应手：它们可损害皮肤、肝脏、免疫系统和生殖系统。人类历史发展到如今，PCB在地球上已经是无处不在。你可以在纽约中心公园的土壤里找到它们，可以在北极的冰盖中找到它们，甚至在你的身体脂肪中也能找到它们。

但是，尽管有PCB的存在，以及那大约8万种化学品被倾倒进我们的环境中，我还是喜欢因畅销书（而且非常幽默）《搭便车去银河系指南》而出名的那句口号所表现出来的态度：

不要惊慌！

地球上还从来没有过这样的一个时候，我们人类不需要应对一系列的紧迫问题。但是，在我的经验中，问题也总是带来机遇。最健康的解决方式不包括恐惧地紧盯问题，恐惧的状态本身对身体和心理都是一种毒素。相反，问问你自己这样一个有帮助的问题：我怎样才能支持我的身体，自然地清除作为21世纪生活中不可避免的一部分的各种毒素呢？

各位地球人，好消息来了：有许多简单的方法可以做到这一点。

如果你无法读懂它，就不要吃它

我曾经每年一次给一所本地学校的三年级学生做营养学讲座，我给那些孩子的建议中，至少有一条是对从幼儿园到博士后再到美国退休人员协会成员的每个人都适用的：

你的健康大游行中有酸雨吗？

酸雨正在破坏森林和湖泊，大气中额外的二氧化碳正在使海洋酸化，可能正在杀死诸如贝类等脆弱的海洋生物。你也正在变得太酸吗？

也许吧。

为了生存，人体监测和维护着两种基本化合物类型之间的微妙平衡：碱和酸。你的细胞喜欢一个弱碱性的环境，但是从呼吸到消化的代谢活动产生酸。为了保持身体的pH值在略高于7的碱性一边，身体通过肾脏、皮肤和肺排解不断产生的酸的毒性。

但是许多美国人身体内部环境酸性太强，而处于一种叫作慢性轻度代谢性酸中毒的状态。这是因为太多的现代生活因素导致身体酸性上升，比如：

——饮食中碱性的蔬菜、水果、坚果和种子太少

——饮食中酸性的肉类、糖、白面粉和其他精制谷物太多

——饮食中酸性的酒精和咖啡太多

可能你注意到了这里面的一个趋势：饮食、饮食和饮食？

饮食产生的过量的酸，可导致许多疾病的发生和复杂化，其中包括：

骨质疏松症　因为碱性的矿物质被拉出来对抗酸度

高血压　因为能降低血压的碱性矿物质，比如钾和镁被消耗殆尽

尿道和膀胱问题　因为膀胱和尿道被过量的酸刺激

肾结石　在酸性环境中更容易形成

生态失调　结肠中的好细菌和坏细菌因坏细菌在酸性环境中蓬勃发展而导致比例失衡

牙周病和龋齿　酸侵蚀牙齿和牙龈

老化加速　因为细胞在酸性环境中生长不良

你可能还有虚弱的免疫力、疲劳和慢性炎症。换句话说，过多的酸损害你的健康！

不过，与大多数毒素相比，酸容易被中和。这里有两个聪明的小贴士：多吃碱性的新鲜蔬菜和水果，以及当你喝水（一种重要的排毒方法，我们下面会讲到）的时候，加入一片柠檬。柠檬中额外的酸，反而使体液变得更碱性！

如果你想看看自己的身体系统是碱性的还是酸性的，可以考虑早上醒来后第一件事（当你的pH值还没有受到最近进餐的影响的时候）是测验一下唾液或者尿液的pH值。要做到这一点，可以用一片pH试纸，试纸会改变颜色以匹配你的pH值，pH值颜色指示带随试纸提供。你可以在化学用品商店购买这种试纸。

如果你无法读懂它，就不要吃它。

你明白我在说什么：食品标签上那些几乎没法阅读的营养成分，比如：

● 二丁基羟基甲苯（防腐剂BHT）

- 硬脂酰乳酸钠（把白面包打发成更蓬松的性状的"发泡剂"）
- 有机硅消泡剂（一种在含有甜菜和酵母的产品中使用的消泡剂）
- 2-甲氧基苯乙酮（一种从糖霜到炸鸡中广泛使用的调味剂）
- 乙醛苯乙基丙基缩醛（冰淇淋、糖果、饼干、汽水中使用的一种"水果"味儿香料）
- 2－己基-S-酮-1,4－二恶烷（味道像奶油）

这只是几个例子，而实验室炮制的用于食物加工、保鲜和调味的化学添加剂有数千种。

关于这一点，我不认为我需要做更多才能让人信服，对你无法读懂其成分的食物尽量少吃，这是一个常识。如果没人逼你，你为什么要逼迫自己用这些有毒的化学品去攻击自己的身体呢？

所以，如果它根本不是一种食物，如果它只是一种像食物的某种物质，请把它放回货架上。即便你真的能读这些成分，你还是应该问问自己这些问题：这里面含有蓝莓还是仅仅含有蓝色？（今天的孩子们甚至都不会去要一个樱桃或者蓝莓棒冰，因为他们很聪明，明白这样的事实，那些点心从来就不是什么真正的水果，所以他们只会要"红色"或者"蓝色"棒冰。）这是自然的美味，还是一些聪明的食品化学家骗了我？如果不是靠着防腐剂，这些现在是不是已经腐烂在货架上了？

这些问题中体现的原则可以这样概括一下：尽可能选择全食物！

吃早餐的时候，在全谷、低糖麦片中撒上一些草莓、蓝莓或香蕉片；吃午餐的时候，来一份用全谷面包和金枪鱼沙拉做的三明治，一份长叶莴苣和西红柿色拉；吃晚餐的时候，享受一份加了奶油的蒸菜配菜。毕竟，香蕉、金枪鱼、长叶莴苣和豌豆的发音要容易记得多……

补充剂排毒

二期肝脏解毒的各个方面，都需要特定的营养物质来做它们的工作，例如，蛋白质类抗氧化剂谷胱甘肽，是解除各种药品、各种污染物、酒精和食物中的真菌的毒性所必需的。要制造谷胱甘肽，你的身体需要三种主要的氨基酸（蛋白质的组成成分）：甘氨酸、胱氨酸、谷氨酰胺以及维生素C。

你怎样确保自己得到这些营养素呢？

这是净化身体最简单的方法之一。

喝足够的水

水在日常排毒中发挥关键的作用。事实上，喝足够的水，恐怕是你能够支持肾脏清理你的血液所能采取的最佳行动。

　　你最好记住（因为这太容易忘记）水也是日常营养的一个重要部分，对身体来说，水，像必需脂肪酸、必需氨基酸和其他你的身体不能自己制造，必须经常食用的基本营养素一样，是身体必需的一种饮料。例如，水是能量产生的关键因素、能保护你的DNA、能将各种化合物在身体内转运、是身体把食物分解成营养素的溶剂。

　　你每天应该喝多少水？嗯，如果让我想象一个地狱般永恒的痛苦，那就是不停地计算每天需要喝多少杯水。究竟是应该每天喝8杯250毫升一杯的水还是8杯200毫升一杯的水？或者是应该喝跟你的体重磅数一样数量的盎司的水（1磅约合0.45千克，1盎司约合28.4克）？或者是……呃！没完没了！水、水，到处是水，却又难以喝下一滴水，因为要想啊、想啊……想起来就痛苦啊！

　　其实，有一个更理性、更容易、更自然的方法，确保你喝足够的水：检查一下你的嘴唇和嘴巴。如果觉得口干，你就需要多喝水。就是这么简单！

　　另一个简单的方法：看一眼你的尿液的颜色。如果尿液是暗黄色的，说明没有足够的水稀释它，所以你应该多喝水。当服用B族维生素时，尿液的颜色也会变成亮黄色，但这不同于浓度过高的尿液那种浑浊的黄色。

　　第三个，也是一个有趣的方法：当你感觉累了的时候，喝一杯水，过一两分钟，看看你是不是更有精神了。如果是这样，说明你缺水了。

　　还有另外一种我喜欢用的方法：当我渴了的时候，我很容易咕咚咕咚灌下一整杯水，但是当我不觉得渴的时候，我喜欢一小口一小口地慢慢喝水。

纯净水的重要性

　　不是所有的自来水都一样的。它可能来自于地表水（河流、湖泊或者水库）、地下水（地下含水层）或者井水。它可能由你们当地专业机构过滤过，或者没有。在美国，一些有保护集水区的城市，比如纽约和旧金山，自来水是不过滤的。正如《纽约时报》最近的一个叫作"毒水"的系列文章报道的那样，你的自来水里很可能充满了毒素。罗伯特·莫里斯博士是一个研究饮用水和健康的专家，也是《蓝色死亡：你喝的水中耐人寻味的过去和现实的危险》一书的作者。想想那些记者发现并得到莫里斯博士确认的事实吧。

　　● 在过去的8年中，超过6 200万美国人喝的饮用水不能达到旨在保护我们免受疾病侵害的国家卫生安全标准。

　　● 每一年，超过2 000万美国人因为被污染的饮用水而生病，这些疾病包括从消化不良到癌症的各种疾病。

　　● 美国的饮用水安全法对91种化学品做出了规定，但是我们的饮用水中含有超过6万种化学品。

　　有哪些毒素可能会潜入你的饮用水中呢？

- 致病细菌，如隐孢子虫、贾第虫和病毒
- 金属和矿物质，如铅和砷
- 农业化学品，如化肥和杀虫剂
- 引起癌症的工业化学品，如汽油添加剂甲基叔丁基醚（MTBE）
- 在水的净化过程中产生的含氯副产品，这可能是其中最毒的东西
- 药品

是的，我们的饮用水中也有处方药的影子。由美国地质调查局和美联社国家调查小组进行的一项研究表明，至少4 100万美国人的饮用水中含有药物的痕迹，那些药物用来治疗疼痛、感染、心脏病、高胆固醇、哮喘、抑郁症和内分泌疾病。这些污染物是从尿液的药物残留和冲进马桶中的陈旧药物而进入饮用水的。

知道了自来水中的污染物，你可能已经决定要喝瓶装水来取代自来水了。这一点上你并不孤单。调查显示，超过半数的美国人认为瓶装水比自来水更安全更健康，美国人每年喝掉1 360万亿升瓶装水，平均每人喝掉110升以上的瓶装水。

研究表明，有些水瓶被那些用来制造瓶子的化学品双酚A（BPA）污染。研究显示BPA可引起儿童大脑发育不良和行为问题，以及成年人的生育问题。

事实上，2010年发表在《人类生殖杂志》上的一项研究表明，BPA相关职业的男性，患勃起功能障碍的风险增加4倍、射精困难症的风险增加7倍、性欲减退症的风险增加3倍，并且（鉴于前面的这些，这样的结果毫不奇怪）性生活满意度下降的风险增加4倍。这项研究还发现，接触的BPA越多，性功能障碍的风险越高，并且这种风险在接触BPA仅仅1年以后就开始攀升。

你会接触BPA吗？有可能。美国疾病控制与预防中心的一项研究表明，参与测试的人中，93%的人体内可检测到BPA。

并不是只有塑料瓶子让你面临危险。根据环境工作组的测试，瓶装水有时候比自来水更不安全。"瓶装水行业不需要公布他们对任何污染物测试的结果。"环境工作组的报告说，"我们的测试表明，瓶装水的纯净度不可信任。"顺便说一句，环境工作组的报告说，自来水最干净的城市包括波士顿、火奴鲁鲁、圣路易斯、明尼阿波利斯和奥斯汀，自来水质量最差的城市包括圣地亚哥、休斯敦、里诺、拉斯维加斯和奥马哈。

我赞成饮用过滤的自来水。家庭使用的水过滤器包括固体碳块过滤器和反渗透过滤器，固体碳块过滤器的工作原理正如其名：固体碳块过滤污染物；反渗透过滤器以不同的方式工作，通过对水施加压力而挤出其中的毒素。

即便自来水和瓶装水有这么多的坏处，需要强调的是，哪怕是喝有这么多坏处的自来水或者瓶装水，也还是要比因喝水过少而脱水好得多。但是请记得：昂贵并不等于优秀。随着时间的推移，断掉对一次性塑料瓶的依赖会让我们健康状况好转。

在桑拿房出出汗

出出汗更健康是一个世界性的传统，在印度的一种古老的自然疗法系统阿育吠陀中，出汗疗法是排毒疗法之一。古代的斯拉夫（俄罗斯）部落用一个称为班尼亚的类似桑拿房的结构实施出汗疗法。几千年来，土著美国人的汗水屋、土耳其蒸气浴都在使人出汗，芬兰人则让桑拿浴在全世界享有盛名。

所有这些传统都有一个共同点：它们让你出汗，通过皮肤排毒。我认为经常性的"出汗疗法"是帮助你排毒的一个很好的方法，许多科学家同意我的观点。下面是一些最新的关于出汗疗法和健康的研究成果。

2型糖尿病　加拿大研究者们在《替代和补充医学杂志》上发表研究报告称，2型糖尿病患者进行每周3次、每次20分钟的桑拿浴，持续3个月，健康状况得到改善。这项研究的参与者们使用一个远红外桑拿，也是我自己使用并推荐的类型。在本书"桑拿建议"部分，你可以读到关于远红外桑拿的内容，它们能做什么，以及如何购买相关设备。

桑拿建议

下面几条小技巧将有助于使你的桑拿体验达到最佳的效果和令人愉快。

适可而止　就像锻炼一样，许多人试图做得更多更快。应该先从一个较低的温度开始，每一次桑拿，逐渐地升高温度。同时，从只有几分钟的桑拿开始，在感觉舒适的情况下，逐渐延长时间。

倾听你的身体　你的身体会告诉你某件事是好是坏。如果你的身体感觉好，刚刚经历的事儿很可能对你有好处。如果你在桑拿的时候感觉头晕眼花或者其他形式的不适，是时候从里面出来了。

防止脱水　带着饮用水进桑拿房，并且不断地小口喝一点。

桑拿后淋浴　这样毒素就不会被重新吸收。

对于家庭桑拿，我喜欢远红外桑拿房。与传统桑拿房的潮湿空气相比，远红外线加热桑拿房不需要水分，所以空气温暖而干燥。

如果你没有足够的空间用于家用桑拿，或者是家用桑拿房太贵，你也可以使用当地健身俱乐部、健身房。没有桑拿房却想要同样的净化效果，你也可以找一项能让你出汗的运动，比如快走或者其他任何能让你身体发热的运动。不论你用什么方式出汗，过后尽快冲澡都会有帮助，冲澡能够把汗水中的毒素从你的皮肤上冲进下水道。

对于放松（而不是净化）来说，热水淋浴或者泡澡跟桑拿有同样的好处，放一杯泻盐（硫酸镁）在浴水中可以更进一步地放松你的肌肉。

心力衰竭和外周动脉疾病 日本研究者们，审查了温暖疗法（或"舒缓温暖疗法"，一种日本桑拿，温度保持在60℃，而典型的桑拿温度在71.1℃~87.8℃）的益处。他们注意到，这种疗法有助于改善那些有充血性心力衰竭和外周动脉疾病（腿部动脉阻塞导致行走时疼痛）病人的健康状况。在心力衰竭病人中，这种疗法能增加血液循环，使心率正常，并改善症状。在外周动脉疾病患者中，这种疗法可改善血液循环、减轻疼痛并加速腿部溃疡（外周动脉疾病常见的症状）的愈合。

高血压 在审查远红外桑拿的健康益处时，加拿大研究者们发现，这些桑拿已被证明能够使血压降低，改善充血性心力衰竭，并且可能缓解慢性疼痛，甚至帮助减肥。

类风湿性关节炎 参与研究项目的7例类风湿性关节炎（攻击并使关节发炎的一种自体免疫疾病）患者在4个星期内每个星期进行远红外桑拿2次。在研究项目结束时，他们的疼痛、僵硬和疲劳等症状减轻。这个结果由荷兰研究者们发表在医学期刊《临床风湿病学》上。

改善情绪 在一个有45人的研究中，研究者在桑拿前后分别测量参与者的情绪。结果发现，在桑拿之后，参与者有的焦虑、抑郁和易怒情绪减少。这是日本研究人员发表在《临床实践中的补充疗法杂志》上的结果。

皮肤健康 德国研究人员发现，经常使用桑拿的人，皮肤比不用桑拿的人更强壮更润泽。

纤维肌痛 日本研究人员发现，10次温暖疗法的治疗，能够使纤维肌痛（通常是全身性的、近乎恒定的肌肉疼痛）的疼痛症状改善达78%。

慢性疲劳综合征 日本研究者用远红外桑拿治疗了11例慢性疲劳综合征（严重的、无法消退的疲劳）的患者，11例患者的症状都得到改善，其中包括2例患者疲劳症状"显著改善"。这些患者全都感觉更放松，并且有更好的胃口以及更少的抑郁。

加快食物转运时间

为了表明一个特别重要的观点，我们想以一个有点儿倒胃口的描述来开始这一段的内容。想象一下，把一个嚼过的汉堡包放在太阳下，温度为37℃的人行道上。大约3天以后，那个汉堡包将会是有毒的，恶心到除了秃鹰以外没有任何动物会去吃它，而你当然不希望这样的东西在你的肚子里。

但是，如果你的食物转运时间太慢的话，那个腐烂的汉堡包现在很可能就在你的肚子里。转运时间是一个术语，指食物从口腔到直肠，也就是从你的消化道的一端到另一端，需要的天数和小时数。一个健康的转运时间是大约一天，尽管医生声称3天也挺好（这些医生可以跟那些秃鹰一起去吃那个人行道上的汉堡包）。

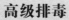

高级排毒

　　有些疾病，比如癌症，可能需要激烈的解毒方式。整体医学从业者们设计了不同的技术来帮助这个排毒过程，比如胆囊冲洗（一种用苹果汁、泻盐、橄榄油和柠檬汁来清洗胆囊的疗法）和咖啡灌肠（是的，一种咖啡灌肠剂，以刺激肝脏释放毒素）。

　　另一种激烈的排毒方式是禁食，古时候是用来作为生理、心理和心灵净化的一种方式，禁食的时候只喝水而不吃任何食物。禁食在强度上（从只喝水到随便喝蔬果汁）和时间长度上（从一天到几个星期）有所不同。

　　如果你决定采用任何一种激烈的排毒方式，我建议你只有在具备这方面经验的、合格的保健从业者如自然疗法医生的指导和监督下才可以进行。

　　如果食物转运时间少于12小时，你的身体没有足够的时间汲取食物中全部的营养素。如果食物转运时间超过24小时，正被消化中的食物开始变得有毒，那些游荡的毒素会被重新吸收进入你的身体系统，引起或加重疾病。

　　在几十年前的一个具有里程碑意义的研究中，丹尼斯·波吉特医生对居住在城市中并吃典型的西方式的低纤维饮食的非洲人和那些居住在农村地区并吃高纤维饮食的非洲人的食物转运时间进行了比较，他发现那些居住在城市中的非洲人，食物转运时间慢4倍，并且他们中有更多人患有心脏病、糖尿病、结肠癌、肥胖、胆结石、痔疮和静脉曲张等疾病。

　　想要确定你自己的食物转运时间，可以吃一些玉米棒或者罐装玉米粒，那一层黄色的外皮是无法消化的，并将会在你的大便中显现出来。从吃进玉米开始到大便中含有玉米外皮的时间，就是你的食物转运时间。

　　如果这个时间超过一天，这里有几个帮助你加速食物转运的小窍门。

　　多吃纤维　由于纤维可以扩张大便体积，吃更多富含纤维的全谷粗粮，可能是缩短食物转运时间最简单的办法。每天早上把全谷麦片作为早餐，低糖麦片是美味的选择，再加一两片全麦吐司，你就会拥有健康的食物转运时间！5份左右的蔬菜和水果也能为你提供纤维。

　　添加镁　对包括那些负责蠕动、有节律的肌肉收缩以帮助食物通过消化道的肌肉和神经健康来说，镁是必不可少的营养素。但是，超过一半儿的美国人镁摄入量达不到每日推荐摄入量对这种矿物质的标准。富含镁的食物包括黑豆、南瓜子、煮熟的菠菜和大比目鱼。你也可以使用镁补充剂补镁。

　　多喝水　如果没有足够的水，你的大便往往体积小而且硬，食物转运时间延长。可参见本章之前的建议，搞清楚你是否需要多喝水。

服用维生素C 维生素C吸引水进入结肠，软化大便，并帮助加速食物转运，每天500～1 000毫克对大多数人来说是合适的剂量。

优化甲状腺功能 甲状腺功能减退会减慢身体一切过程的速度，包括食物转运的速度。优化甲状腺功能的信息，参见本书第二部分"甲状腺功能减退症"的真正良方法则。

经常锻炼 运动对肠道起到一种内部按摩的作用，能够加速食物转运，动动脚，你的大便也会跟着动一动。

真实的病因

9

慢性炎症

"炎"性疾病能够在你身体的任何部位发生。比如：

在你的骨骼和肌肉里，如关节炎、滑膜炎或肌腱炎。

在你的消化道里，如胃炎、憩室炎或结肠炎。

在你的皮肤上，如皮炎或毛囊炎。

再有就是牙龈炎（在你的牙龈上）、膀胱炎（在你的膀胱里）、足底筋膜炎（在你的双脚上），以及几十种"炎"性疾病，从棘阿米巴角膜炎（角膜被变形虫感染）到霉菌性阴道炎等。

这些健康问题共享一个相同的后缀"炎"，是因为它们共享一个单一的症状：炎症。

什么是炎症

要理解炎症，包括急性炎症（如割伤或其他伤害后的感染）和慢性炎症（这可能是疾病的一个隐藏的原因），你需要对你的免疫系统有一点了解。

想象一下，你的免疫系统就像一个军事组织，以保护你免受叫作抗原的外来入侵者的伤害为唯一目的，而且正如美国军队有陆军、海军、空军和海军陆战队这些分支一样，你的免疫系统也有许多分支。

步兵 血液中的白细胞（淋巴细胞），比如恰如其名的自然杀伤细胞，成群攻击抗原。

军事情报部门 抗体，一种蛋白质，能够监测入侵者并贴上"外来者"的标签，使其他免疫细胞可以识别并杀死它们。人类共有5种类型的抗体，或称为免疫球蛋白。

海军陆战队 免疫球蛋白M，它们走在最前面，摸清楚敌军的弱点，找到攻击和杀死他们的最佳方式，然后教导其他部队该做什么。

侦察员 免疫球蛋白A，在鼻子、嘴、消化道和其他部位的黏膜处巡逻。

签了终生合同的哨兵 免疫球蛋白G在确定了一种入侵者以后，无论何时这种抗原再次出现，免疫球蛋白G总能辨别它们并拉响警报。

回应环境挑战（比如过多的灰尘）的特种部队 免疫球蛋白E，这些好斗的蛋白质可能会反应过度，引起对诸如花粉和皮屑等没有任何恶意的物质的过敏反应。

还有一种免疫球蛋白D，但是就像美国国家安全局一样，没有人知道它究竟怎么工作的，又做些什么。

其他免疫细胞包括：

- B细胞，产生抗体
- T细胞，监测抗体，并攻击带有标记的入侵者
- 辅助性T细胞，指导B细胞产生抗体
- 抑制性T细胞，告诉军队战斗已经打赢了，可以回到基地去
- 中性粒细胞，斑点状的战斗队，在血液中巡逻，吞噬、杀死和溶解入侵者
- 巨噬细胞，中性粒细胞的杀手表亲，其中一些被指派去保护特定的器官，如肝脏

虽然有许多角色参与其中，但是免疫系统只从事一项必不可少的活动，即身份检查，一切事物都被拿来用同一个基本的问题审问：你是自己人还是外人？

如果答案是自己人，它就会被放行。

如果答案是外人，战斗就打响了。

煽动炎症

当"外人"被发现时，你的免疫系统就派遣部队赶到战场，这战场可能在你身体的任何地方，从你的头皮到你的大脚趾。此时，炎症就发生了。

在急性炎症期，数百万白细胞进军到受伤的部位，可能是咬伤、烧伤、擦伤或割伤处。当战斗正在激烈进行时，受伤部位变得肿胀、发红、发热、疼痛，这些都是免疫系统在工作的迹象，确保伤口不会感染。换句话说，炎症是好事情，它是愈合过程中一个自然的保护反应。

但是，如果炎症持续得太久，变成了慢性的，所有那些过度活跃的愈合过程最终会损害你的身体组织。这就好像你的免疫大军从来没有听到撤退的命令，部队到处跑，攻击目光所及的一切，却又没有任何真正的威胁。事实上，这时候本应该是和平时期！

当一个暂时的紧急状态变成一个永久的战争状态时会发生什么？举几个例子来讲述一下这个故事吧。

在你的嘴里，细菌的长期积累，会刺激你的牙龈经常发炎（牙龈炎），这是

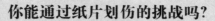

你能通过纸片划伤的挑战吗?

这里有一个简单的方法，判断你的免疫系统是否反应过度和失去控制：如果你下一次被纸片划伤时仔细看看。

通常情况下，这些皮肤上细小的划伤，是那么的微不足道，你甚至都不会注意到它。但是，如果这些划伤变得红肿而疼痛，换句话说，发炎了，这就是你的免疫系统反应过度的一个标记。现在是时候把本章中讨论的一些平静免疫系统的真正良方付诸实践了，比如增加能够抗炎的ω-3脂肪酸的摄入量，这些脂肪酸存在于富含脂肪的鱼类，如三文鱼或者在鱼油补充剂里面。

慢性的、损害细胞的炎症。研究表明这是心脏病、糖尿病、类风湿性关节炎、肾脏疾病、妊娠并发症、阿尔茨海默病和胰腺癌的一个风险因素。

在呼吸道，慢性炎症可变成哮喘，容易发炎的气管会肿胀和被黏液堵塞。

在肠道，恰如其名的炎性肠病（克罗恩病和溃疡性结肠炎）成为慢性炎症的表现形式。

而在动脉里，你的免疫系统把胆固醇视为一个外来入侵者，白细胞不仅赶到现场，还滞留在现场，导致动脉内壁发炎、形成斑块（你可以在本书后面读到关于炎症是如何导致心脏病的内容）。

是什么原因导致所有的这些炎症呢？许多真实病因已经在本书中讨论过，这其中积极的一面是：真正良方能够预防、延缓、终止或逆转慢性炎症。

这些真实病因包括：

营养不良　营养素的最佳水平对健康的免疫力来说是必需的，例如，脂肪酸不平衡（ω-3脂肪酸太少及ω-6脂肪酸过多），可以导致炎症，而锌水平低会削弱免疫系统。

睡眠不佳　实验科学家们知道，抑制实验动物免疫系统的最佳途径之一，就是剥夺它的睡眠。这也同样适用于我们这些参与了失眠作为一种流行病的现代生活"试验"的人类。

幸福缺失　研究表明，压力可限制你的白细胞。

内分泌失调　肾上腺皮质激素水平过低或过高都会导致免疫力失衡。

消化不良　生态失调（太多不好的肠道细菌和过少好的肠道细菌）伤害免疫力。肠漏症（常常是来自于一种叫作念珠菌的真菌感染）允许未完全消化的蛋白质进入血液，使免疫系统超速运转。

细胞毒性　各种环境毒素也会污染免疫系统。

通过用真正良方来解决这些真实病因，你能优化你的免疫系统功能，防止其过度反应，并阻止慢性炎症损害你的健康。你将在本书中找到这些真正良方。

幸运的是，通过确保你的免疫大军有良好的供给、良好的训练、只在必需的时候才进入战斗，你可以预防、控制并逆转慢性炎症。在本章剩下的部分，我们将重点介绍几种能够立即开始优化你的免疫功能的方法。

抗炎饮食

在美国，慢性炎症的一个重要原因是美国人的饮食习惯，摄入过多的动物脂肪，但来自于鱼的脂肪相对较少。不是说高脂肪饮食不好而低脂肪饮食是好的吗？

惊喜：脂肪并不总是饮食中的恶棍。

你的细胞，包括你的脑细胞，其外层覆盖物是由脂肪组成的。许多激素需要脂肪来制造。吃进脂肪，会触发在你肠道中的一种激素的释放（胆囊收缩素），这种激素行进到你的大脑，给出应该停止进食的信号。另外，脂肪的味道挺好！

但是，饮食中错误的脂肪组合——引发炎症的 ω-6脂肪酸太多和平静炎症的 ω-3脂肪酸太少——会引起慢性炎症。脂肪酸究竟又是什么呢？

ω 组合

蛋白质由被称为氨基酸的更细小的单位组成。同样，脂肪是由脂肪酸组成。牛肉、猪肉、鸡肉中含有更多的花生四烯酸，是所谓的 ω-6脂肪酸。ω-6是一种基于碳原子在脂肪酸的分子结构中的排列而命名的脂肪酸。花生四烯酸和一些其他的 ω-6脂肪酸是促炎性的，即它们会激发炎症。

油脂丰富的鱼如三文鱼中的脂肪，含有二十碳五烯酸（EPA）和二十二碳六烯酸（DHA），是 ω-3脂肪酸。EPA、DHA和其他 ω-3脂肪酸是抗炎性的，即它们使炎症平静。

我们那靠狩猎采集的祖先的饮食，有一个非常健康的 ω-6与 ω-3小于2：1的比例。时光快进到工业革命时期，我们开始（并继续着）吃很多富含 ω-6脂肪酸的食物，比如某些食用油（玉米油、大豆油、棉籽油）、反式脂肪酸（在美国的许多商店里买来的烘焙食品、薯条和其他加工食品中）和人造黄油。

我们也开始（并继续）吃饲养场饲养的畜肉。而这些牛、猪、鸡以谷物为主的饮食，使它们的肉中 ω-6与 ω-3的比例为4：1，而用草喂养的畜肉或自由放养的鸡，这个比例为2：1。这些数字来自于跟弗洛伊德·切尔顿博士的对话，切尔顿博士是北卡温斯顿萨勒姆的维克森林大学教授，是一位炎性疾病和 ω-3脂肪酸方面的专家、《炎症国度》一书的作者。

这种 ω-6脂肪酸的增加对我们的 ω-6与 ω-3的比例有什么影响呢？现在，

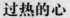

过热的心

慢性炎症现已被广泛理解为导致美国第一号和第三号杀手疾病的心脏疾病和脑卒中（心脑血管疾病）的关键基础过程。实际上，高含量的炎性生物标记C-反应蛋白，意味着心脑血管疾病的风险增加5倍。

慢性炎症是如何使你的心过热的呢？

为了获得尽可能清晰详细的画面，我们曾与预防心脏病学家、《即刻逆转心脏病》一书的合著者斯蒂芬·西纳特拉医生交谈。西纳特拉医生描述了这个过程中的几个基本阶段。

第一阶段　动脉平滑的内壁受损。动脉内壁是一层只有一个细胞厚度的纤弱的内皮。受损的原因，可能是因为高血压增加了动脉的压力；或者是香烟烟雾、有毒的化学品、含糖饮食、大量的饱和脂肪酸或者无情的压力。处于循环中的低密度脂蛋白胆固醇液滴，从这些受损处楔入动脉内壁并发生氧化反应。

第二阶段　氧化。哎哟！动脉内皮中受损的细胞释放化学物质，警告免疫系统有什么东西出了差错，于是免疫大军赶到现场。其中有一些叫作单核细胞的聪明的白细胞，可以演变成巨噬细胞，粘到内皮上。

第三阶段　受损的内皮细胞释放更多的遇险信号，刺激单核细胞转变成巨噬细胞，吞噬低密度脂蛋白胆固醇。然而，这些巨噬细胞不能溶解低密度脂蛋白胆固醇，而是被困在了这里。深陷其中的巨噬细胞发出求救信号，更多的士兵赶到现场，它们也被困住了！于是它们集体灭亡。结果是：一层氧化的低密度脂蛋白胆固醇和死亡的巨噬细胞，作为动脉斑块开始在这里累积起来。

第四阶段　称为细胞因子的免疫因素发出信息，并吸引更多的免疫细胞，增加斑块的积聚。迅速增殖的斑块又吸引了通常被发送到感染部位的其他物质，如纤维蛋白原（一种帮助血液凝结的蛋白质）和C-反应蛋白。西纳特拉博士说："想想动脉斑块的发展，就身体应对不断增长的内部感染而言，免疫系统的自然反应反而祸害了自己，创造了一个持续的炎症警戒状态。"

第五阶段　身体从结缔组织炮制出一批坚固的蛋白质，并用一个硬质的纤维帽覆盖发炎的区域。在这个纤维帽下面，死亡的细胞腐烂、脓液积聚。这个像脓肿一样的团块就是动脉斑块。西纳特拉医生指出，斑块不断产生更多的斑块，发炎区域不断煽动附近的细胞，于是又在新的热点开始了产生新斑块的过程。

第六阶段　有一种动脉斑块是稳定的：待在一个地方的那种硬质纤维帽。但是，动脉斑块也可能是不稳定的：感染在斑块的内外继续着，直到纤维帽破裂，使其中有害的内容物泄漏到动脉中，很可能导致使动脉堵塞的血液凝块，从而引起大多数的心脏病发作和脑卒中。"炎症导致动脉斑块破裂，这种破裂是大多数时候的杀手。"西纳特拉医生说。

他对这种情况进行了总结："当炎症变成慢性，并进入持续的反应过度状态，它就会导致心脏病。"

正常美国人的这个比例达到15：1。除了这个不平衡，我们的饮食中过多的糖、白面粉和其他精制碳水化合物（占我们摄入的总热量的36%）的事实，增加了促炎性激素的产生。

这对炎症之火来说是很好的燃料，心脏病和脑卒中这两种慢性炎性疾病成为美国的两个主要死亡原因，也就不奇怪了。

幸运的是，有几种简单的方法，可以在你的饮食中增加更多的ω-3脂肪酸，并降低错误种类的ω-6脂肪酸的水平。

多吃新鲜的全食物　避免加工食品，是减少ω-6脂肪酸并改善你的健康状况的最佳方式之一。最好的新鲜食物有哪些呢？一般来说，新鲜蔬果的颜色越是丰富多彩，就越是健康。例如，红薯就比白土豆好得多。

购买草喂养和放养的畜禽肉类　草喂养的牛和放养的鸡，肉中有更丰富的ω-3脂肪酸。它们可以在有机食品超市买到。虽然这一类的肉比较贵一点，但是它的味道也更好，有助于预防体重增加，并且能从医疗账单上省下你一大笔钱。

选择健康的零食，如坚果　你只需放弃那些薯条、甜食，而选择核桃、杏仁、腰果和其他富含单不饱和脂肪酸的坚果，你就可以大幅度减少ω-6脂肪酸的摄入量。核桃还含有可遇不可求的剂量的α-亚麻酸（ALA），这是一种ω-3脂肪酸，ALA可能还具有帮助减肥的好处！

用橄榄油替代其他植物油　橄榄油含有健康的单不饱和脂肪酸，并且含有丰富的抗炎脂肪酸（一种ω-9脂肪酸），你可以用它来油炸和烹饪，并用它来代替抹在面包上的黄油。黄油可以偶尔使用，而且比致命的人造奶油还是要健康得多。我建议使用特级初榨橄榄油，这是高品质油的保证。亚麻籽油和菜籽油也含有丰富的ALA。

每个星期吃3～4次富含ω-3脂肪酸的鱼　在华盛顿大学进行的一项研究中，每个星期吃1～2份鱼的女性，患类风湿性关节炎这种炎性疾病的风险降低22%，那些食用超过2份鱼的人，这个风险降低43%。

但要记住，不是所有的鱼都是有益的。那些多吃油炸鱼（通常是在ω-6脂肪酸中油炸）的女性，更容易罹患心脏病。切尔顿医生告诉我们说，那些ω-3脂肪酸含量最丰富的鱼，每一份100克的鱼中含有500毫克ω-3脂肪酸。这些鱼包括三文鱼（野生三文鱼是含量最高的，包括野生三文鱼罐头）、鲭鱼、金枪鱼、沙丁鱼和鳟鱼。白长鳍金枪鱼的ω-3脂肪酸含量是淡金枪鱼的3倍。

炎症的两个测试

如果你想要确认自己是否有过度活跃的免疫系统或多余的炎症，和你的医生谈谈，进行下述两个医疗测试中的一个：

C-反应蛋白测试　C-反应蛋白是由过度活跃的免疫系统产生的生化标识，是多余炎症的一个指标。下面是测试结果的含义：

- 1.0毫克/毫升或以下：正常
- 在1.0～2.0毫克/毫升之间：轻度升高
- 高于2.0毫克/毫升：很高

将C-反应蛋白测试结果用于实践的最佳方式，是把它作为你的年度体检的一部分，跟标准的血液、血脂（胆固醇、甘油三酯）检查一样。这样，你会有一个基准数值，一个你想要保持的正常的炎性水平，或者一个你想要纠正的过高的水平。要小心的一点：不要在可能有急性炎症的时间，如感冒或流感之后立即进行这个测试。

尽管高C-反应蛋白不一定是引发疾病的原因，而且不是每一个有高C-反应蛋白问题的人都会出现健康问题，但是，研究结果表明高C-反应蛋白与多种健康问题有关。降低C-反应蛋白，从而减轻炎症，可有助于控制这些问题，并减轻这些疾病的负面影响。这些问题包括：

- 阿尔茨海默病
- 房颤（不规则的心跳，会增加心脏病和脑卒中的风险）
- 自身免疫疾病　　　● 癌症（结肠癌、前列腺癌，及其他癌症）
- 结肠炎　　　　　　● 抑郁症　　　　　　　● 2型糖尿病
- 高血压　　　　　　● 高胆固醇　　　　　　甲状腺功能减退症
- 胰岛素抵抗（糖尿病前期）　● 黄斑变性（失明的一个主要病因）
- 超重　　　　　　　● 脑卒中

血沉　这项血液测试，也可以用来检测过度活跃的免疫系统。它测量红细胞沉降到试管底部的速度，速度越快，你的免疫系统越活跃。这是因为一个过度活跃的免疫系统，产生能引起红细胞黏成一团的一种蛋白质，黏成一团的红细胞更重，而且比单个的细胞下沉速度更快。测试结果的正常范围：

- 正常范围，男性：0～15毫米/小时
- 正常范围，女性：0～20毫米/小时

如果这些测试结果很高，可以考虑采用本章中讨论过的抗炎策略，特别是多吃含有丰富 ω-3脂肪酸的鱼类。更好的办法是，让这些测试见鬼去吧，你只要多吃鱼！

ω-3脂肪酸含量第二丰富的鱼，每一份含有150～500毫克的 ω-3脂肪酸，这些鱼包括黑线鳕、鳕鱼、大比目鱼、虾、鲳鱼、比目鱼、鲈鱼、黑鲈以及养殖的

大西洋三文鱼。牡蛎也是很好的 ω–3 脂肪酸来源。

服用鱼油补充剂　对我的那些不愿意或者没办法做到每个星期吃几次富含脂肪的鱼类的病人，我推荐他们服用 ω–3 脂肪酸补充剂。读者有兴趣的话，可以在我的网站（www.endfatigue.com 或者 www.vectomega.com）找到比较好的此类产品。请遵循标签上的剂量建议。

富含脂肪的鱼和鱼油的抗炎效果非常显著。在苏格兰的一项研究中，服用鱼油的 64 例类风湿性关节炎患者，抗炎药物的使用量降低了 40%。正如我们在"营养不良"中讨论的那样，鱼油还能够有助于预防和控制心血管疾病。

锌，让免疫系统更开心

你可以在本书前面的"营养不良"部分读到关于锌的免疫防御力量的内容，但是锌在优化免疫功能和牵制炎症方面扮演的角色是如此重要，我们请它出来再献一曲，我们为有关锌的这些事实而喝彩：

● 帮助你制造识别抗原的 T 细胞

● 有助于胸腺素的正常工作，这是一种调节免疫功能并帮助幼稚 T 细胞转变成 T 细胞的激素

● 为杀死抗原的巨噬细胞和自然杀伤细胞提供能量，如果这种营养素过少，这些免疫功能将会被削弱

● 能减少两种炎性细胞因子（保持你的整个免疫系统处于高度戒备状态的因素）的水平：肿瘤坏死因子 –α 和白细胞介素 –1β

在临床研究中，补充锌有助于治疗各种感染，比如感冒、肺炎、慢性丙型肝炎（一种肝脏病毒感染）、肺结核、细菌性痢疾（肠壁的一种细菌感染）以及最可怕的传染病——麻风病。

几十年来，我一直在思考锌。当我在医学院学习艾滋病的免疫功能障碍时，我留意到艾滋病的许多症状是肠源性肢端皮炎症状的真实写照。肠源性肢端皮炎是一种遗传性疾病，导致严重的锌缺乏和严重继发性免疫缺陷。后来，研究发现艾滋病患者的锌水平，跟肠源性肢端皮炎患者的锌水平一样低。

在艾滋病人（以及其他慢性感染，比如那些纤维肌痛和慢性疲劳综合征患者）体内发生了些什么？慢性感染和炎症导致你的小便中含有大量的锌，使你体内缺锌并削弱你的免疫系统，结果是更多的感染和更多的锌流失。事实上，一项最新的研究显示，心脏病患者比非心脏病患者从尿液中流失的锌多 1/3。现代医疗忽略了这个现象，因为补充锌实在是太便宜而无利可图。

打破这个恶性循环的一个简单的方法，就是确保你的饮食和日常营养补充中含有足够的锌。多少锌才足够呢？我认为营养补充剂中最佳的锌水平是每天 15～20 毫克。并且这是"每一天"的剂量，你的身体不能很好地储存锌。超过这

个剂量，锌可能导致"好"的高密度脂蛋白胆固醇的水平降低，并把你推向铜缺乏。如果锌是阳，铜就是阴，一个增多，就意味着另一个的减少。

想要含锌丰富的食物，那就是牡蛎了，它们提供的锌，比其他任何食物高9倍。如果你喜欢牡蛎，全麦饼干加上罐头烟熏牡蛎，是一个美味又营养的零食。龙虾和阿拉斯加王蟹也是增加锌的美味。一般来说，高蛋白质的食物富含锌，红肉（最好是草料饲养的家畜肉）是这种矿物质的一个很好的来源。在非肉类来源中，强化早餐麦片、豆类和豆科蔬菜（如鹰嘴豆和豌豆）、坚果和奶制品中含锌量比较高。

嘿！炎症，降降火吧

如果你是快乐的，你的免疫系统可能是健康的。一些科学研究有助于证明这个简单但非常重要的观点。

消极思想越多，自然杀伤细胞越少　丹麦研究者们研究了510人，他们发现那些消极思想（或者心理学家们称之为反刍）最多的人，自然杀伤细胞和T细胞的水平较低。

快乐越多，免疫过激反应越少　检测免疫系统状态的一个方式，是用有毒物质去"挑战"皮肤，并测量炎症的结果，这就是所谓的过敏测试。肯塔基大学的研究者们测试了124人，他们发现，那些"积极情感"最多的人，即那些最快乐的人，过敏反应最少。

越是乐观，辅助性T细胞越多　加州大学洛杉矶分校的心理学家们在一项研究中发现，那些最乐观并且心情更好的人，有更高水平的辅助性T细胞，而且他们的自然杀伤细胞能更有效地杀死抗原。

越不友好，炎症越多　加州大学洛杉矶分校的研究者们，研究了有过被别人伤害经历的124人的免疫反应。这项试验的一部分，参与者在观众面前做一个即兴演说，而观众没有表现出任何正面的回馈。试验的另一部分，参与者被一个"明显愤怒的测试者"要求按照7和13倒数数字。研究报告发表在《美国科学院院刊》上。关于炎症的两种免疫标识分别在这些艰难的遭遇前后进行测量，这两种标识的数据在遭遇之后明显更高。报告说："尖锐的社会压力，可引起炎症性反应。"

压力越小，感冒越少　位于宾夕法尼亚州匹茨堡的卡内基梅隆大学心理学系的研究者们研究了接近400名健康的人，用一种感冒病毒去感染他们。与压力较小的人相比，那些生活中有心理压力的人患感冒的百分比高得多。"心理压力……提高急性感染性呼吸道疾病的风险。"这项研究的结论发表在《新英格兰医学杂志》上。在第二个研究中，心理学家们发现，长期的压力，比如失业或者与家人、朋友关系不和，能引起更高比例的感冒。

压抑愤怒，等于压抑免疫系统　迈阿密大学心理学系的研究者们研究了61位男性，包括经常表达他们的怒气的人，和通常把怒气藏起的人。那些表达怒气的人，自然杀伤细胞能够更有效地杀死抗原。

抑郁症抑制免疫力　在对112例患有卵巢癌的女性的研究中，那些抑郁最严重的人，炎症的生化标识水平也最高。

这些研究的寓意很明确：你能通过你的思想、感觉和态度，来强化或者削弱你的免疫系统。

"我的危险迫在眉睫吗？"

由于身体健康与心理状态如此紧密相连，对于一个过度活跃的免疫系统来说，一个关键的行动，就是找到一种方式，来平息"发炎"的情绪，如焦虑、担忧和各种心烦。下面是我教导病人的一个技巧，他们发现这法子特别有效：

每当你焦虑、不安或担忧的时候，问你这样一个问题："危险迫在眉睫吗？"不要问自己"我今天下午、明天、下星期或者下个月会有危险吗？"而是要问你自己："我现在就在危险中吗？"

除非你正处在真正的威胁状况下，比如在你的社区有森林火灾或者你的家里有个窃贼，否则，你的答案会是"不，我的危险并不是迫在眉睫"。

这个简单的领悟和断言，会告诉你的免疫系统的士兵们解除戒备状态。

写作减压

许多研究表明，把过去或现在的心理创伤写下来，即心理学家们称之为表达式写作，能够强化你的免疫系统。

在一项研究中，哈佛大学医学院精神病学系的研究者们研究了患有艾滋病的人们，要求他们用20分钟的时间，"描述他们对重大生活事件的想法和感觉"。那些写得最开诚布公的人，对事件的细节描述更详细，对他们的心情以及如何处理压力的描述更全面，这些人的自然杀伤细胞数量最多。换句话说，研究者们说，通过写作表达和处理你的情绪，能够增强你的免疫系统。"对心理创伤更高层次的情绪表达和处理，可能带来健康和免疫学的益处。"他们的研究成果发表在《英国健康心理学杂志》上。

在一项副标题为"两分钟奇迹"的关于书面表达的科学研究中，研究者们发现，每天用2分钟的时间（每天进行，持续4个月）记录一件个人创伤或者积极的生活体验，跟那些不经常做书面记录的人相比，有记录的人对健康问题的抱怨更少。

下面是专门从事写作疗法的心理学家们关于表达式写作的一些指导：

"我希望你把内心最深处的想法和感觉写出来，那些关于你整个人生中最痛

提高免疫力的六个心理特质

　　加州大学洛杉矶分校心理学和行为学教授、已故精神病学家乔治·所罗门博士，是被他最初称为心理神经免疫学的学科奠基者之一。心理神经免疫学，是研究人类情绪、思想和态度，与免疫系统之间的关系的科学。作为他的研究的一部分，所罗门博士的研究专注于艾滋病患者，也就是那些死活取决于他们的免疫系统强度的人。他发现那些存活最久的人，往往有相似的人格特质。关于所罗门博士发现的这些特质，我们访问了身心医学的先驱、畅销书《爱、医药和奇迹》的作者、《愈合冥想：增强你的免疫系统，找到通往健康之钥》CD的制作人伯尔尼·西格尔医生。

　　存活时间最久的艾滋病人的心理特质包括：

　　工作和日常活动中感受到有意义　"如果你的工作让你感觉毫无意义，只是一个无用但必需的负担，那会对你的免疫系统不利。"西格尔医生介绍说。

　　以适当的方式表达愤怒　如果你压抑你的怒气，你等于是在压抑你的免疫系统，西格尔医生告诉我们说。"但是，表达愤怒，并不是发泄不满和仇恨，它是当你不被尊重的时候为自己辩护。"

　　当你需要的时候，请求家人和朋友的帮助　"当你的家人、朋友和同事们说：'有什么我可以帮忙的吗？'而你一直说不的时候，你会伤害你的免疫系统。"西格尔医生说。

　　学会说"不"　"当你对每个人的要求说'是'的时候，你是在对你自己说'不'。"西格尔医生说，"最终，你的免疫系统会衰弱下来，所以，你不必去做那些你不想做的事儿。"

　　不把自己固定在一个单一的角色　"如果你把自己固定在一个角色上，比如妈妈或爸爸、丈夫或妻子、老师或水管工，那么，当你无法完成这个角色的任务的时候会发生什么呢？"西格尔医生问道，"你可能会觉得自己没有值得活着的理由，而你的免疫系统真的会同意你的想法！"

　　允许自己玩儿　"玩儿是一个有趣的活动，而且有助于你忘记时间。"西格尔医生告诉我们说，"这种忘记时间的状态，具有独特的健康功效。"

苦的经历或影响了你和你的人生的一个极其重要的感情问题的想法和感觉。在你的写作中，我希望你真正地放松并仔细查看你内心最深处的情感和想法。你可以把话题放在你与他人，包括父母、爱人、朋友或亲戚之间的关系上面，也可以放在你的过去、你的现在和你的将来上面，或者放在你以前是怎样的人、将来想成为怎样的人、现在是怎样的人上面。你可以在所有写作的日子都写同样的问题或体验，或者每天写不同的话题。你所有的写作都是完全保密的，不要担心拼写、语法或者句子结构。唯一的规则是一旦你开始写，你要一直写下去，直到写作时间结束。"

你可以在本书叙述"幸福缺失"部分找到获得情感平衡和自然幸福的许多其他技巧。

急性和慢性炎症的便捷疗法

针对炎症状况的真正良方法则在后面几章中会多次讲到，但是在这一章里，我想提供几个有效、易于实现并且安全的方法，来减轻急性和慢性炎症（以及伴随的疼痛），而避免使用致命的抗炎药物。你可能已经读过本书前面的"处方药滥用"部分，已经了解到阿司匹林、布洛芬和萘普生等非甾体抗炎药物引起的肠道侵蚀的不良反应，每年导致1.65万人死亡以及数十万人入院治疗。

扭伤、拉伤和其他轻伤

要治疗一个轻伤的疼痛和肿胀（即炎症），传统的疗法——休息、冰敷、压迫、抬高——效果很好，一些其他的自然疗法也不错。

休息 这一步是显而易见的，不要使用你受伤的部位或让受伤部位负重，特别是在使用或负重时有痛感的情况下。

冰敷 通过降低流向受伤部位的血流，冰敷也可以减轻肿胀。用来冰敷的材料可以有许多种选择，从专门设计的冰袋到一袋冰冻豌豆都可以。冰敷20分钟、每天四五次（脂肪很少的部位，如手指和脚趾，冰敷10分钟）。冰敷时要保护皮肤，可以把冰敷物用一个薄薄的毛巾包裹。受伤后24～36小时内用冰敷疗法，之后改用热敷。

压迫 直接压迫受伤部位也可以减轻肿胀。用弹性绷带轻轻缠绕受伤部位（如果受伤部位开始抽痛或刺痛，说明绷带太紧了。如果感觉太紧了也同样说明是太紧了，重新松一些缠绕绷带）。每隔4小时松开并重新缠绷带。

抬高 这也可以减轻肿胀。如果可以，把受伤部位抬至高于心脏约30厘米的高度。扭伤脚踝了？躺在床上，用几个枕头把脚部垫高。

受伤后采用这样的疗法一两天，如果受伤部位还在发炎，就去看医生。

酶 奇怪的是，一种本来是为了帮助消化的补充剂，也可以有助于减轻炎症和疼痛。消化酶不仅仅消化食物，它们也"消化"发炎的免疫因子。

我喜欢用动物性的酶制品治疗炎症，用植物性的酶制品治疗消化不良。两餐之间服用酶补充剂，以便你的身体利用它来镇静炎症而不是用来消化食物。

对于急性疼痛，服用这些补充剂几天时间。对于慢性炎症和疼痛（下面有更充分的讨论），每天3次，每次2～3粒，两餐之间服用，连续使用6～12个星期。如果这么长时间没有效果的话，停止使用。如果对你有帮助，并且疼痛和炎症消失了，那么根据需要每天使用。

外用消炎膏　含有顺势治疗药物山金车等草药的外用消炎膏，可以非常有效地减轻急性损伤的炎症，这对你的药柜是一个极好的补充。例如可以在美国大部分健康食品店买到的消炎速效愈合膏。

局部皮肤感染

如果你有脓肿（痈）或其他种类的局部皮肤感染和炎症，治疗的最好方法之一是热敷，每天3~4次、每次热敷20分钟。这样可以"吸引"炎症，把它收集在一个区域，而不是通过组织扩散，以便让脓肿自己引流或者让你的医生更容易将其引流到体外。

急性炎症

姜黄素是在香料姜黄中发现的一种化合物，以其抗炎功效而著称。对美国国家卫生研究院数据库的搜索，可以找到超过350项关于姜黄素和炎症的研究，和超过3000项关于姜黄素的许多治疗效果的研究。

下面举例说明这种化合物已被证明的抗炎、增强免疫力的功能：

- 阻止炎性因子的产生
- 减轻实验动物的过敏性炎症
- 帮助白细胞移动得更快
- 强化细胞对细菌的抵抗力

但是，姜黄素很难被吸收。现在，这问题解决了！新型的含有姜黄素的营养补充剂比95%的纯姜黄素制剂的吸收率高7倍。黑胡椒提取物胡椒碱曾被用来提高姜黄素的吸收，但它会与处方药产生交互作用，所以我不建议使用胡椒碱产品。

慢性炎症

在美国，市面上所有用来缓解慢性炎症的自然疗法产品很多，如抗炎草药齿叶乳香（也叫作乳香）类补充剂，其有效的抗炎成分为乙酰基11酮β乳香酸。我发现它对于镇静结肠炎（炎性肠病）和哮喘的炎症特别有效。

我们已讨论了姜黄素（姜黄）作为一种卓越的抗炎草药的功效。现在，让我们仔细看看齿叶乳香、柳树皮和樱桃这三种有效缓解炎症的草药吧。

齿叶乳香　在古印度人的自然疗法系统阿育吠陀中，齿叶乳香就是用来治疗炎性疾病的草药。最近的许多研究和科学论文，证实了齿叶乳香作为抗炎药的有效性。例如，在《植物药学杂志》上发表的德国科学家的论文，指出这种草药中的"乳香酸"能够：

- 促进白细胞的生成
- 强化免疫系统产生抗体的功能

- 强化巨噬细胞吞噬抗原的能力
- 限制多种促炎细胞因子的产生
- 稳定肥大细胞（这种细胞释放导致过敏反应的组胺）
- 减少白三烯的产生，白三烯是免疫系统产生的又一种炎性化合物

研究者们总结道，齿叶乳香在治疗"一些慢性炎性疾病，包括类风湿性关节炎、支气管哮喘、骨关节炎、溃疡性结肠炎和克罗恩病"方面具有"积极的效果"。

柳树皮 阿司匹林（水杨酸）是从柳树皮提取的。但是，柳树皮毒性更小、更有效，它提供了一个温和的抗炎化合物组合，而不是浓缩剂量的单一成分。

樱桃 樱桃是炎性疾病，如关节炎和痛风的一个经典的补救疗法药物。密歇根大学最近的一项动物研究表明，添加了樱桃的饮食，使四种炎症免疫因子（细胞因子）减少了50%。研究者们在《药用食物杂志》上发表的结论说：樱桃"减少了局部和系统性炎症"。

我推荐给慢性炎症和疼痛，如关节炎病人的配方之一，组合了这三种自然疗法：酶治疗公司出品的痛立止（End Pain），它可以防治炎症，并对缓解多种疼痛有强效。每天3次，每次2片，直到你的疼痛最大限度地消退，通常需要2~6个星期的时间。然后降低服用剂量，每天3次，每次1片，或者根据需要服用。

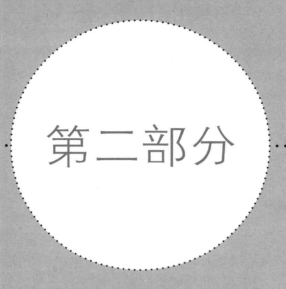

第二部分

The Real Cures
真正的良方

痤疮、湿疹、银屑病
及其他皮肤疾病

真实的病因

内分泌失调　内分泌失调发生在青春期或青春期以后，诱发皮脂的分泌、阻塞毛孔，从而导致痤疮发作。

营养不良　日常饮食中过多的糖分和精制碳水化合物，以及与此相伴的锌和维生素A缺乏，使得内分泌失调的问题更加恶化。

慢性炎症　堵塞了的毛孔感染和发炎。

大家都知道，痤疮是青少年心头的疙瘩：85%的人每天或者时不时地感觉被自己的镜子背叛了。然而多数人不知道的是，痤疮也影响到了40%～54%的25岁以上的美国人，其中包括12%的中年女性和3%的中年男性。

造成这种现象一个可能的原因：富含精制碳水化合物的日常饮食引起血糖升高，从而诱发了相关激素水平上升，而导致痤疮的爆发。

不过，在讨论日常饮食和皮肤病的细节之前，让我们先暂停一下，从字面上挤破脸上的疙瘩来看个究竟。（别在你的脸上这么做，因为疙瘩一旦破裂，很容易发炎并让情况更糟。所以，先别着急，放松点儿，别去折腾脸上的疙瘩，哪怕疙瘩在折腾你！）

毛囊是产生油脂的腺体（文绉绉一点叫作皮脂腺）细小的排泄管道，当毛囊壁上未排出的细胞屑、过多的皮脂，跟周围的其他物质混合粘在一起，形成阻塞毛孔的皮脂栓时，疙瘩就会爆发。

当皮脂栓顶端开放的时候，其中的黑色素因为跟空气接触而氧化，呈现出黑色，疙瘩就是黑头的。反之，当皮脂栓顶端是封闭的时候，疙瘩就是白头的。

在这个阶段，这些疙瘩在专业上叫作粉刺。如果这个皮脂栓继续存在，人的免疫系统就开始警觉了，粉刺周围变成红色并发炎，皮脂栓就变成了丘疹。如果丘疹因皮肤上的细菌而感染，就会成为脓包。

痤疮主要是一个内分泌事件：青春期时性激素（比如雌激素、睾酮和脱氢表雄酮）分泌高涨，堵塞毛孔的皮脂的分泌也同样猛涨，导致痤疮爆发。

真正的良方

有一个已经证实的营养现实，却被绝大多数皮肤科医生们持续拒绝或忽视：充斥着糖分和其他精制碳水化合物的日常饮食会迅速提高血糖（葡萄糖）水平，刺激那些诱发痤疮或使痤疮恶化（甚至引起发炎）的性激素水平升高。奶制品有同样的作用，锌和维生素A缺乏也会导致同样的结果。

这表明通过日常饮食控制可以预防、减轻甚至消灭痤疮。

最新的科学文献明确揭示了日常饮食在痤疮形成中扮演的角色。乔治·华盛顿大学医疗中心内科的一位医生和责任医疗医师协会的一名注册营养师，审查了27份关于日常饮食和痤疮关系的研究报告，在《皮肤治疗信》杂志上发表了题为《日常饮食真的影响痤疮吗》的论文，称"有确定的数据表明，奶制品和高升糖指数食物影响内分泌和炎性因子，能提高痤疮的发病率和严重性"。

升糖指数是一个用来测量食物转化成葡萄糖速度的指标。指数越高，转化速度越快，血糖水平上升速度就越快，发生痤疮的风险也越大。精白面粉的升糖指数是100，紧随其后的是其他精制碳水化合物，如苏打水、冰淇淋和玉米片。

事实上，一组德国医生已经给这种情况起了个绰号："痤疮养料"，痤疮是因食而起，精制碳水化合物和奶制品更是罪责难逃，并说"饮食干扰"是解决皮肤病的最佳途径。

下面是相关科研成果的一小部分：

澳大利亚研究人员研究了43例患有痤疮的青少年和青年男性，分别给他们吃高蛋白质低碳水化合物的饮食和不限制碳水化合物的饮食（或者说，典型的西方饮食）。3个月后，食用高蛋白质低碳水化合物饮食的那一组，痤疮的发病率降低了49%。"低升糖指数饮食后痤疮状况改善，提示与营养相关的生活方式因素，可以在痤疮的发病机理上发挥作用。"他们的研究成果发表在《美国临床营养学杂志》上。

来自澳大利亚的另一项研究中，医生们对12名男性青少年（平均年龄17岁）进行了一个星期的饮食试验，其中7名男孩采用高蛋白质低碳水化合物的饮食（25%蛋白质、45%碳水化合物），另外5名男孩采用低蛋白质高碳水化合物的饮食（15%蛋白质、55%碳水化合物）。饮食试验前后分别测量体内促进皮脂分泌的激素及新陈代谢变化因子，发现在那些采用低蛋白质高碳水化合物饮食的男孩中，所有那些促进皮质分泌的因子都上升了。他们认为："日常饮食中高升糖指数食物的增加，可以增强性激素和胰岛素样生长因子–1的生物活性，表明日常饮食可以强化影响痤疮生长的潜力因子。"

哈佛大学公共卫生学院营养学系的研究人员，对4 273名男孩4年中的健康和饮食数据进行了分析，发现那些饮用脱脂牛奶最多的男孩中，发生痤疮的风险上升19%。这些研究成果发表在《美国皮肤病学会杂志》上。

基于这些研究成果，我给我的病人们推荐应对痤疮的真正的良方法则——饮食解决方案：

避免糖分和高碳水化合物食物

你刚刚已经读到了，这样的饮食可以让你3个月以后的痤疮风险减半。

避免牛奶和芝士

我建议6个星期内完全回避这类食物。如果这样的日常饮食准则对你有用，那么就应该在日常饮食中永久性地降低奶制品的摄入量，甚至完全排除奶制品。

服用正确的保健品

以下三种营养素已经被证实可以对付痤疮。注意：你可以选择从一些优质的复合维生素制剂中补充这些营养素，比如我在第一部分讲到营养不良时提到的"能源再生系统"复合营养粉。

维生素A　每天2 000～4 000国际单位。维生素A可以帮助容易生痤疮的油性皮肤保持干爽。警告：长期服用维生素A，每天超过4 000国际单位会阻碍骨质生长；每天超过8 000国际单位能导致出生缺陷；每天超过2.5万国际单位会导致肝脏问题。所以，要在有资质的健康专家，如全科医生或营养师的监督和指导下，

防止痤疮的最佳洗脸原则

你可能会以为像洗脸和痤疮这样基本的常识，皮肤科医生们应该已经知道了最好的方法，但是他们并没有。

"尽管通常建议那些有痤疮的人每天用温和的洗面奶洗脸两次，但是很少有公开发表的证据支持这种观点。"哈佛医学院的一组研究人员写道。

为此，这些研究人员做了一项简单的研究，一些患有轻至中度痤疮的人，在两个星期的时间里，每天用"标准的温和洗面奶"洗脸1～4次。

结果如何呢？

那些每天洗脸两次的人"在开放性粉刺和非炎性病变方面的症状都有显著改善"。同时，"每天洗脸一次的人则痤疮恶化"，这些人有了更多的皮肤发红、丘疹以及炎症性痤疮和皮损。

终极建议：每天用温和洗面奶洗脸两次。（研究结果显示，过多的洗脸并不像原先以为的那样糟糕。）

才能大剂量服用。β–胡萝卜素水平高不是问题，但是对消除痤疮没有帮助。

锌　每天15～30毫克。这种矿物质能增强维生素A的作用，并加速皮肤愈合。锌主要存在于高蛋白质的食物中，这也是为什么高蛋白低碳水化合物的饮食能够帮助消除痤疮的原因之一。

铬　每天200～400微克。血糖失衡导致痤疮，这种矿物质能够帮助调节血糖失衡。

增加纤维素

每天少于一次排便就是便秘，而便秘能够产生毒素，并折腾一下你的皮肤，激发皮肤炎症。我建议早餐吃低糖、高纤维的全谷物麦片，同时多吃蔬菜。

涂抹护肤品

除了饮食以外，你还可以从这些护肤霜上得到安慰：

外用维生素A软膏　可以帮助保持油性皮肤干爽。

过氧化苯甲酰　这是一种非处方药的抗菌剂，也有助于控制痤疮的发生。

外用抗生素　如克林霉素和甲硝唑，是处方药，也是控制痤疮的一个非常合理的方法。也可以请你的皮肤科医生开一种同时含有高剂量过氧化苯甲酰和外用抗生素的药。

为了短期内控制严重的痤疮，有时候需要口服抗生素，但是长期使用可不是好主意，因为抗生素会造成菌群失调，也是我们在"消化困难"中讨论过的一个问题。

其他皮肤问题的营养疗法

营养不良在很多其他皮肤问题中扮演着关键角色，遇到这些麻烦时，试试营养疗法吧。

湿疹

湿疹——参差不齐的红色皮疹、瘙痒、干燥、皲裂——是美国人看皮肤科医生的头号原因，困扰着2 000万成年人和1 000万儿童。

抓住ω-3　《英国皮肤病学杂志》刊登了德国研究人员的研究成果。研究人员把53例湿疹患者分成两组，一组每天服用5.4克具有抗炎症作用的ω–3脂肪酸DHA（DHA为二十二碳六烯酸，必需脂肪酸之一——译注），另一组没有服用。两个月以后，服用DHA的那一组症状改善了23%，而另一组只有6%的症状减轻。

涂擦维生素B$_{12}$　德国研究人员在《英国皮肤病学杂志》上报告，使用含有维生素B$_{12}$的药膏对瘙痒和红肿的湿疹症状改善比安慰剂组高48%。发表在《替代与补充医学杂志》的另一项研究报告称，维生素B$_{12}$药膏缓解了21例儿童的湿疹症状，其效果比安慰剂"更显著"。这种药膏能够减少一氧化氮化合物的产生，而后者为炎症输送养料。

研究中使用的这种药膏，是当地的一家药房配制的。配制药方承蒙研究的领导者、骨科医生罗纳德·亚努克夫斯基提供，可以免费提供给任何愿意配制这种药膏的药房。维生素B$_{12}$湿疹膏的配方：0.07%氰钴胺和赋形剂：鳄梨油，蒸馏水，甲基葡萄糖半硬脂酸酯，山梨酸钾和柠檬酸180毫升，每天2次涂擦患处。

银屑病

银屑病是一种表现为皮肤发红、脱屑、鳞片状皮损的皮肤病，可伴有出血和疼痛。

服用更多维生素E　来自俄罗斯的研究报告称，含有50毫克维生素E（以及辅酶Q10和硒）的抗氧化补充剂，能够减轻重度银屑病的症状。

芦荟的功效　研究表明外用芦荟（0.5%水基芦荟，每天涂擦皮损处3次，使用1个月）治愈了83%的银屑病患者，而使用安慰剂（与药物外形相同但不具治疗作用的替代物）组的治愈率只有6%。对此我并不感到惊讶，在我居住的夏威夷，芦荟是一个备受尊崇的皮肤病天然良药。我自己肌腱手术之后皮肤迟迟不愈的经历，使我成了芦荟魔力的信徒。当时我以为自己需要植皮，然而，在连续2天、每天饮用约226.7克（8盎司）芦荟汁以后，手术切口就愈合了。我真是惊呆了！而且我并不是喝某种特别的芦荟汁——我只不过是买了在沃尔玛超市或者西夫威药店都有售的一种廉价的无糖芦荟汁。

酒糟鼻

1 400万美国人有酒糟鼻，这是一种表现为痤疮、红肿、血管破裂的皮肤病，患者为干性、油性或混合性敏感肌肤。

锌来救援　《国际皮肤病学杂志》上发表了一项涉及19人的酒糟鼻研究，那些每天3次、每次服用100毫克锌的人，症状明显减轻，"研究发现硫酸锌对酒糟鼻有良好疗效"。

查查你的胃酸　我发现我的那些酒糟鼻病人，常常会有胃酸不足的问题，哪怕他们的症状看起来像是胃酸过多。更多治疗信息，详见本书"胃灼热和消化不良"部分内容。

皱纹

氧化这种老化的警示性标记是引起皱纹，这个过程并不是完全不能避免的。

鱼油除皱　《皮肤病治疗杂志》报告了来自德国的研究成果。40～60岁的女性，每天服用鱼油补充剂，连续3个月，皮肤弹性（年轻肌肤的标志哦！）会增加10%。想要在日常饮食中摄入更多的鱼油，每个星期食用3～4份三文鱼或者金枪鱼。我现在也向病人推荐服用鱼油补充剂。

试试抗氧化剂　德国研究人员发现，连续3个月每天服用含有4.8毫克β–胡萝卜素的抗氧化剂的健康女性，皮肤会变得更加有弹性、滋润、平滑。

肾上腺衰竭

真实的病因

营养不良　营养素缺乏，特别是维生素C和维生素B₆（泛酸）的缺乏，致使肾上腺恢复不良。

幸福缺失　长期压力导致肾上腺筋疲力尽。

内分泌失调　营养不良诱发内分泌系统的失调。

让我们回顾一下，你的肾上腺是如何让你知道它们疲惫不堪的。下面这些描述，有任何一项符合你的情况吗？

● 早上醒来你的第一感觉就是疲劳，并感到很难挣扎起床

● 你总是感到累，当面对压力的时候，你感到更累

● 你喜欢处理危机时的感觉，因为那是你仅有的感觉充满能量的时刻

● 当你饿了的时候，你感觉很烦躁。"现在就满足我，否则我杀了你！"可能是你正在想的

● 你反复感染，如咽喉痛和感冒，并且感染要很长时间才能好

● 有时当你站起来的时候感觉头晕

你可以在本书"内分泌失调"部分，找到这种常见疾病的完整症状清单（这种病影响到数百万人，其中大多数是女性）。在那里，你会发现你的肾上腺都做些什么，它们为什么会衰竭，肾上腺衰竭带来的许多健康问题，以及你如何知道自己是否有这个问题。

但是，在那一章里找不到的内容，你可以在这里找到，而且是对你更好的：解决肾上腺衰竭（我称之为肾上腺倦怠）问题的真正良方法则。正如我所有的真正良方法则一样，它很容易实现，而且（如果成千上万的病人的经历可以作为参考的话）可能是非常有效的。

准备好再一次感到精力充沛了吗？

真正的良方

这个养生法则包括3个部分，目的是解决肾上腺衰竭的真实病因：（1）使低血糖（葡萄糖）正常化的日常饮食，低血糖是肾上腺衰竭的一个主要特征；（2）有助于强化和复原你的肾上腺的营养补充；（3）有助于减轻导致肾上腺衰

竭的压力的心理和情绪态度。

强化肾上腺的饮食

这种饮食的第一部分是确定你该不该吃的食物，因为某些食物使你的肾上腺疲劳。

戒掉甜食　是的，糖果和其他类型的满是糖分的甜食可以帮你提神，但只是一小会儿。在这之后，你会更低落。含糖的甜食首先给你的血糖水平打气，随后再放气，而这迅速而反复的血糖升降，使你的肾上腺疲惫不堪。

当血糖水平偏低，你感觉特别累和烦躁的时候，试着吃一点点糖，帮助你的血糖水平正常化：比如半茶匙糖，差不多是4颗清凉糖的量。把糖含在舌下，以利于快速吸收。你会发现仅仅是这么一点点，就足以提高血糖水平，并快速消除焦虑和烦躁，却没有像过山车一样的葡萄糖水平的剧烈波动。至于甜味，可以使用天然不含糖的甜味剂，比如甜菊糖，或者甜叶菊结合赤藓糖醇。

削减咖啡因　像糖一样，咖啡因迫使肾上腺开始行动，最终导致衰竭。把你的咖啡饮用量限制在早上一杯咖啡、一天中的其他时间喝不含咖啡因的咖啡。更好的办法是，换成对你有益的绿茶（作为一个额外的好处，绿茶含有茶氨酚，一种能够镇静和提高注意力的化合物）。

多吃蛋白质　我不是想建议你吃得过饱，但是我鼓励你欢欢喜喜地多吃点儿高蛋白质的食物，比如肉类、家禽、鱼、鸡蛋、奶酪、豆类和坚果。这些有助于稳定血糖水平。

且慢，我刚刚在建议你吃更多鸡蛋，那个胆固醇罪犯吗？这里是一条关于鸡蛋的最新新闻：最近的一项研究表明，每天吃6个鸡蛋，没有提高胆固醇水平。而过去40年中的其他6项研究都得出了同样的结果。在大自然的菜单上，鸡蛋提供了最均衡的蛋白质。享用它们吧！

说到平衡，记得在高蛋白饮食的同时，加入足够的蔬菜（特别是营养丰富的绿叶蔬菜）。

少吃多餐　对于有肾上腺衰竭的人来说，固定的一日三餐不是一个维持葡萄糖水平稳定的美食方法。相反地，每天吃5顿饭（甚至6顿饭）、每餐量少一些高蛋白、低糖的饮食，这是一种称为牧民的饮食风格。但要注意不要增加每天摄入的总热量。

多喝水，多吃盐　原因是这样的，你的肾上腺不仅仅负责保持血糖水平，还负责调节血容量和血压，这些任务要求有足够的水和盐。但是，如果你的肾上腺已经是虚弱的，那么你的身体无法保持适量的水或盐。事实上，肾上腺衰竭的两个标记是：感觉口渴却小便更多；特别想吃盐。

一个简单的解决方案：为了帮助你衰弱的肾上腺，你需要喝更多的水和吃更多的盐。

到了这个时候，你可能会问自己："嗯，盐不是像鸡蛋一样吗？"确实如此，哪怕几乎每一个人都在说它不好，但它却对你没有害处。这里有一条惊天动地的消息：一些研究表明，吃盐多的人更长寿。例外是：如果你有高血压或心脏病，别在没有医生同意的情况下增加你的盐摄入量。

到底要多少水和盐才是更多水更多盐呢？我不是那个让你抓狂的人，试图让你对每餐饭吃了多少克、多少份食物都保持完美的精确记录，这种方式是学者们和政府官员们所钟爱的方法。只要增加的摄入量能让你感觉良好就行。如果你渴了，就喝水；如果你特别想吃盐，就在你的食物中加一点点。让你的身体告诉你什么是对你有好处的。

支持肾上腺的补充剂

真正良方法则中的补充剂有三个目的：它们提供你那衰弱的肾上腺不能提供的健康支持因素；它们有助于血糖水平正常化；它们帮助你那累得像狗一样的腺体重新摇起激素尾巴。

我想你会发现，服用这些补充剂能够提高你的能量水平，并且有助于你抵抗咽喉痛、感冒和其他常见的感染性疾病。一旦你的肾上腺痊愈了，你会发现自己不那么经常生病了。它们还能让你情绪稳定。

肾上腺提取物　每天200～500毫克。肾上腺提取物或"腺体型"补充剂，是牛或猪的肾上腺中一部分营养丰富的组织。在我与患者的经验中，服用肾上腺提取物，是为衰弱的腺体提供它们恢复和改善所需的原材料的最快捷方法之一。这就好像你的肾上腺在忍饥挨饿，而你终于决定要给它们喂食一样，直到它们足够强壮，重新开始制造充足的有助于平衡葡萄糖、给予能量的激素。

甘草　每天200～400毫克。这种草药通过减缓身体分解肾上腺激素如肾上腺皮质激素的速度，来帮助肾上腺。这样的结果是，已经疲惫不堪的肾上腺就不需要制造那么多激素了。

铬　每天200微克。这种矿物质有助于恢复正常的血糖水平，特别是那些压力大的人，而肾上腺衰弱的人感觉自己总是在压力之下。

维生素C　每天300～1 000毫克。在找寻比其他任何部位含有维生素C更多的身体部位吗？查看一下你的肾上腺（你的大脑里也有许多）。肾上腺中的维生素C，在制造肾上腺皮质激素和其他肾上腺激素方面至关重要，多一点维生素C会有帮助。

泛酸　每天100～300毫克。这种B族维生素也有助于提高肾上腺皮质激素的分泌，事实上，饮食中缺乏泛酸可导致你的肾上腺萎缩！

酪氨酸　每天500～1 000毫克。你的身体用这种氨基酸来制造去甲肾上腺素。

帮助肾上腺的饮食计划

帮助改善肾上腺的一天饮食看起来应该像这样的：

早餐　肾上腺虚弱人士的福音：鸡蛋、肉和奶酪，做成一盘美食，比如火腿奶酪煎蛋卷，是开始一天的一个很好的方式。适量的牛奶、酸奶和其他奶制品等食物也是如此，但应避免高碳水化合物的食物，如煎饼、土豆和白面包。一片全麦面包也是可以的。

上午加餐　一小块奶酪、一把混合坚果、一个白水煮鸡蛋，你看到了高蛋白的图像。

午餐　肉又出现在了菜单上，鱼、鸡或者一个汉堡（不要面包），加上一个蔬菜色拉，或者更好的是，点一份绿叶蔬菜色拉，加上金枪鱼或鸡肉。

下午加餐　把这次加餐放在午餐后2～3小时、下午3点左右，用你上午加餐时吃过的同一类的高蛋白食物。事实上，应该把这些食物放在随手可以拿到的地方。

晚餐　肉食第三餐，加上足够的蔬菜，或者来一盘豆类。新鲜水果是一个美妙的甜点。

睡前加餐　睡前一杯高蛋白质的温热牛奶，令人放松并促进睡眠，再加上一个鸡蛋、一点儿奶酪或者30～50克的坚果。睡个好觉，有个好的身体！

生物同质性肾上腺素

正如你在"内分泌失调"一章中读到的，我是用生物同质性激素来纠正内分泌失调这种疗法的信徒。生物同质性激素是你自身激素的化学结构的天然而精确的复制品。

如果针对肾上腺衰竭的真正良方法则中的饮食和补充剂不能解决你的问题，如果你仍然总是感觉疲劳而且压力使你不堪重负，并且你的血糖水平偏低，同时伴有嗜糖，那么是时候坐下来，跟一位整体医学医生聊聊，考虑服用生物同质性肾上腺素了。这里有两种：

皮质醇　这种肾上腺激素需要处方才能得到：在美国的定制药店（现场制作定制药品的药店）的氢化可的松，或者从一个标准药房拿到的氢化可的松。当我根据需要为病人进行补充时，我建议每天5～20毫克的氢化可的松。超过这个剂量可能会有毒。

我发现这样的剂量对我的病人是相当安全的，然而，长期大剂量使用是非常危险的：它们可抑制肾上腺（补充太多的皮质醇，肾上腺会停止工作），引起糖尿病、高血压或骨质疏松症。

脱氢表雄酮（DHEA） 科学家们不知道这种肾上腺激素究竟做什么，但是他们知道肾上腺制造的这种激素比任何激素都多，并且其优化水平与能量、青春和身体健康有关。

DHEA是不需要处方的，但是我建议你在一个整体医学医生的指导和监督下使用。医生可以测试你血液中的（脱氧表雄酮硫酸酯DHEA-S，DHEA的一种形态）水平，有助于指导用药剂量。

使用这种测试结果来确定用药剂量时，一般的原则是：

DHEA 5~50毫克，每天1次，口服（如果出现痤疮或者女性面部毛发颜色加深的现象，请减少剂量）			DHEA-S（微克/分升）（X = 0.2714微摩尔/升）		
男性			女性		
DHEA-S化验结果		剂量（毫克/天）	DHEA-S化验结果		剂量（毫克/天）
微摩尔/升	微克/分升		微摩尔/升	微克/分升	
0~2.7	0~100	50	0~0.8	0~30	25
2.8~5.4	101~200	40	0.9~2.2	31~80	20
5.5~7.6	201~280	25	2.3~3.0	81~110	10
7.7~8.7	281~320	10	3.1~3.8	111~114	5

在我的病人身上，我发现最佳的剂量通常是女性5~10毫克/天和男性25~50毫克/天。

在使用DHEA补充剂的时候，有几个注意事项。服用剂量过高时，可导致痤疮或者面部毛发颜色加深。如果你患有对激素敏感的癌症，比如前列腺癌或者乳腺癌，请在医生指导下使用。同时，未满18岁的人请勿服用DHEA产品。

阿尔茨海默病

真实的病因

慢性炎症　低度慢性炎症导致有毒的蛋白质团块和缠结的堆积（淀粉样蛋白和微管相关蛋白），是本病的标志性特点。

营养不良　淀粉样蛋白和微管相关蛋白过度堆积带来的诸多影响，比如记忆力减退和定向障碍，可以通过优化营养来避免或减轻。

内分泌失调　治疗内分泌失调，特别是低睾酮和甲状腺素，可以帮助预防和治疗阿尔茨海默病。

处方药滥用　对于许多老年人来说，同时使用多种药物可导致意识模糊，被诊断为阿尔茨海默病的人，常常并不是真的患有这种病，而且停止服用那些药物后，阿尔茨海默病的症状会消失。

幸福缺失　当认知功能下降时，一个人可能会变得抑郁，导致痴呆症恶化。

缺乏运动　研究表明经常运动可帮助预防阿尔茨海默病，而缺乏运动可使这种病恶化。

许多美国人患有老年痴呆症，一种记忆力以及其他认知功能逐渐丧失直至失去自理能力的疾病。大约有350万人患有因大脑血液循环不佳和脑卒中引起的血管性痴呆，大约240万人患有阿尔茨海默病（老年痴呆症的一种常见类型），并且此病的比例一直在增加。在过去的几十年中，阿尔茨海默病的发病率，在65岁及以上的人中提高了10倍，而在65岁以下的人中提高了24倍。

但是，这里有一个非常令人惊讶的事实：许多（如果不是大多数）被诊断为阿尔茨海默病的人其实没有病。诊断阿尔茨海默病的唯一确定的"检测"方式是对尸体的大脑进行切片检查，以检测作为这种病的标志的有毒蛋白质团块和缠结（淀粉样蛋白和微管相关蛋白）。而用来诊断阿尔茨海默病的严重记忆丧失和慢性混乱，虽然是这种病的一个特征，却并不总是由阿尔茨海默病引起的。

认知功能下降，也可由营养不良引起，比如维生素B_{12}水平过低，还可能由药物的不良反应、抑郁及其他可治愈的疾病而引起。事实上，在《阿尔茨海默病的神话：你所不知道的当今最可怕的诊断》一书中，作者彼得·J·怀特豪斯博士说，阿尔茨海默病的诊断，只有在所有其他病因被排除之后才能确定。这些其他病因包括：

- 甲状腺功能减退症和其他新陈代谢的原因
- 血管问题，比如脑卒中
- 维生素缺乏，包括维生素B$_{12}$
- 高钙血症（钙水平过高）
- 正常压力脑积水（脑脊液过量）
- 精神性疾病，如抑郁症和精神分裂症
- 头部外伤
- 结构性脑损伤，如脑瘤、受伤、血凝块
- 其他神经退行性病变，如帕金森病
- 脱水和其他引起精神错乱的原因
- 脑部感染，如人类免疫缺陷病毒、脑炎、脑膜炎和梅毒
- 各种毒品的慢性影响，包括药物和酒精

要对阿尔茨海默病背后的这些通常能够治愈的真实病因进行恰当的检测，需要30~60分钟的时间，而这是医生们无法给你的，因为医疗照顾保险对于看病时间在5分钟以上的医疗项目付款很差劲。这就是为什么，当老人们有了认知功能减退的症状时，他们就会自动地被诊断为阿尔茨海默病，并且同样是自动地得到一份多奈哌齐（安理申）的处方，这是用来治疗阿尔茨海默病的处方，却在延缓病情发展、缓解病情方面作用非常有限。

真正的良方

根据我和病人的经历，对有认知功能减退的老人进行的更深入检测，常常发现他们并没有阿尔茨海默病，即便一些人有阿尔茨海默病，自然疗法也往往能够极大地提高他们的记忆力、心理状态和日常功能。这一章中介绍的疗法，也可以提高大多数人与年龄相关的记忆力减退或轻度认知功能障碍，这些症状往往出现在阿尔茨海默病之前。下面的这些疗法，针对的是阿尔茨海默病背后的真实病因，如果你或者你的家人已经被确诊患有阿尔茨海默病或者血管性痴呆症，这些疗法值得考虑。

注射维生素B$_{12}$

确保你的医生为你检查血液中维生素B$_{12}$的水平，最佳的维生素B$_{12}$血液水平对于健康的大脑来说是必需的。这是因为维生素B$_{12}$能强化髓鞘，即包裹在神经细胞轴突外面的一层保护膜，神经细胞轴突是脑细胞的线状延伸，用来在脑细胞

之间传递信息。

维生素B$_{12}$高于209皮克/分升（1皮=10^{-12}克——译注）的任何读数，都被大部分的实验室定义为"正常"，但却不见得是一个健康的水平。我的建议是：如果你的维生素B$_{12}$低于540皮克/分升，你就应该在3个月内接受至少15次维生素B$_{12}$注射。维生素B$_{12}$注射至少需要3个月才能完全发挥作用，并恢复记忆和认知功能。要确保每次注射剂量达到1 000~5 000微克的维生素B$_{12}$。如果你的维生素B$_{12}$低于340皮克/分升，那么你应该在你的余生继续每个月注射维生素B$_{12}$。

你也可以在每一餐的某一种食物（例如色拉酱）中加入一汤匙苹果醋。低维生素B$_{12}$常常由胃酸偏低引起，加入苹果醋是一个简单的方法，帮助解决胃酸偏低的问题。

荷兰科学家们最近研究了超过1 000例未患有阿尔茨海默病的老人，发现那些维生素B$_{12}$水平偏低（仍然在完全"正常"的范围内）的老人，神经细胞轴突（白质）的功能减弱。"维生素B$_{12}$在正常范围之内，与白质病变的严重程度有关。"他们的研究结论发表在《神经病学、神经外科和精神病学杂志》上。

这是又一个表明我们所谓的血液检查的正常范围与良好的健康毫无关系的研究，而这个正常范围，本来应该是有助于你的身体处于最佳功能状态的范围。

有数十种其他的营养素也有助于改善心理机能，这些营养素（同时含有500微克维生素B$_{12}$）可以在复合维生素补充剂能量再生系统多种营养素能量粉中找到。这样的每日剂量，通常有助于解决维生素B$_{12}$偏低的问题，即便你的医生不同意给你注射维生素B$_{12}$。你可以在美国大多数的健康食品店或者相应的网站上买到这种补充剂。

多吃鱼油

脑细胞的细胞膜（外层保护膜）由二十二碳六烯酸（DHA）组成，DHA是主要存在于鱼油中的ω–3必需脂肪酸之一。没有足够的DHA，你的大脑就不能正常工作。

我建议每个星期食用3~4份富含脂肪的鱼类，如三文鱼、金枪鱼、鲱鱼或沙丁鱼，或者服用ω–3脂肪酸补充剂。一种叫作维克特（Vect）欧米茄的新型鱼油，其化学结构与三文鱼中的鱼油完全相同，能够极大地提高吸收率，每天服用1~2粒就足以取代通常的8~16粒鱼油药丸。

在最近的一项研究中，含有1.7克DHA和0.6克二十碳五烯酸（EPA）的补充剂，改善了轻度到中度阿尔茨海默病病人的胃口，并有助于他们增加体重。瑞典研究者们的这项研究报告，发表在《美国老年病学会杂志》上。在另一项研究中，西班牙研究者们发现，大脑中一种叫作神经保护元D$_1$（NPD$_1$）的DHA形态，能够保护脑细胞免受许多生化压力源包括β–淀粉样蛋白的侵袭。"我们展望

NPD$_1$作为一个哨兵，在神经退行性病变的早期发展和阿尔茨海默病中，提供保护作用。"他们的结论发表在《分子神经生物学杂志》上。

尝试姜黄素和银杏

许多研究表明，阿尔茨海默病在印度远不如在美国那么常见，饮食因素可能是这种差别的原因。这种饮食因素就是姜黄，让咖喱呈现黄色的那种香料。姜黄中的活性成分是姜黄素。许多研究表明，姜黄素能够溶解淀粉样蛋白斑，而淀粉样蛋白斑是阿尔茨海默病的一个标志。

不幸的是，你不得不像印度人那样吃那么多咖喱，才能吸收足够的姜黄素，以达到保护作用。另一个选择是姜黄素补充剂。对于许多有记忆力减退的人来说，我建议服用这种补充剂。也可以尝试草药银杏叶补充剂，银杏叶能够改善大脑的血液循环，连续服用6个星期，看看是否对你有用。

治疗内分泌失调

如果你被诊断患有阿尔茨海默病，我会考虑治疗内分泌失调，哪怕你的血液检测显示那些激素水平都是"正常"的。你需要跟一个整体医学医生或者一个定制药店合作，得到这些治疗。

尝试处方脱水甲状腺　对于大多数不明原因的慢性混乱和记忆力减退，我建议做一个3个月的试验，尝试这种天然的甲状腺素，看看效果如何。如果你属于心脏病的高风险人群，比如低密度脂蛋白胆固醇过高、高血压等，你的医生应该让你从低剂量开始，然后缓慢地增加剂量。

最近在《英国医学委员会公共卫生》杂志上发表的一项巴西研究者们的研究发现，有亚临床甲状腺功能减退症（依然被认为"正常"水平的甲状腺素水平过低）的男性，患阿尔茨海默病的风险较同龄人高8倍。在另一项由哈佛大学医学院和波士顿大学医学院进行的研究中，甲状腺素水平正常偏低的女性，患阿尔茨海默病的风险较同龄人高2.4倍，这项成果发表在《内科学档案》上。这项研究的领导人扎尔地·S.谭医学博士写道："这项研究成果中最重要的部分，在于我们现在普遍接受的甲状腺素水平的正常范围标准是否过于宽泛的问题。"

男性可尝试使用睾酮　如果总睾酮水平低于400毫克/升，我建议采用天然睾酮乳霜，把睾酮水平提高到600～800毫克/升。每天25～50毫克的剂量，对心理机能减退的老年男性已经是足够了，剂量过大，会激活一种隐藏的心脏疾病，可能导致心肌梗死或脑卒中发作。

女性可采用生物同质性雌激素/孕激素　人工合成雌激素/孕激素（倍美力和黄体酮）不能改善大脑功能，而且增加乳腺癌、心脏病和脑卒中的风险。然而，雌激素会影响记忆力（大脑中充满了雌激素受体），所以我认为，有认知功能减退的女性，尝试6个月的生物同质性雌激素/孕激素治疗是很值得的。

每天服用小剂量的阿司匹林

你在本章前面的内容中已经读到了，因脑卒中和脑部血液循环不佳导致的血管性痴呆症的患病率比阿尔茨海默病高得多。事实上，通常被初级保健医生认定为阿尔茨海默病的病例实际上是血管性痴呆症，由一系列的小卒中（短暂性脑缺血发作）引起。一系列小卒中引起血管性痴呆症的通常表现是，心理机能减退非连续性发作，即稳定数周的时间，然后突然急速下降，而不是逐渐发展。

每天服用一粒小剂量阿司匹林能够改善血液循环，降低进一步发生脑卒中的风险，并能改善脑功能。注意使用肠溶阿司匹林以保护你的胃，如果这样的阿司匹林仍然让你的胃不舒服，尝试一下每天120毫克柳树皮制剂（水杨苷），这是阿司匹林中的活性成分。

睡足8小时

睡眠能够保护并恢复脑功能。在一项长达10年的研究中，研究对象是1 225例有睡眠障碍的英国男性，尤其是因为睡眠糟糕引起白天嗜睡的人，患血管性痴呆症的风险增高4.4倍。

对于那些已经被诊断出阿尔茨海默病的人，我建议睡前服用3～5毫克的褪黑素，这是诱导睡眠的激素。修复睡眠配方（Revitalizing Sleep Formula）等草药复合制剂也对诱导睡眠有帮助。

同时，也应该治疗睡眠呼吸暂停综合征和不宁腿综合征，这两种睡眠障碍也可导致失眠并增加痴呆症的风险。在睡眠呼吸暂停综合征中，喉咙处多余的组织切断睡眠时的呼吸，导致反复醒来到一种半醒的状态，其主要症状是打鼾和白天嗜睡。在不宁腿综合征中，你的腿部有强烈的不适感，以至于你不得不移动腿部以得到缓解，尤其是在你试图入睡的时候，你的腿甚至会在睡眠中突然抽动。优化血液中含铁量通常能够起到缓解或解决这个问题的作用。更多的建议，参见"营养不良"。

检查你服用的药物

令人吃惊的是，有那么多的阿尔茨海默病患者，在戒掉不必要的药物之后，恢复了正常的心理机能。

问问你的医生，是否愿意与你合作，找出是否有某种或者多种你正在服用的药物，造成了心智混乱。如果安全的话，最好的方法是，医生逐渐减少你所服用的药物，缓慢地降低药物剂量，看看低剂量的药物是否能够减轻记忆力减退和其

阿尔茨海默病的处方药选项

安理申（盐酸多奈哌齐）是一种治疗阿尔茨海默病的处方药，通过提高神经递质乙酰胆碱的水平发挥作用，但实际上疗效甚微。其实，我认为它的主要作用是提高制药公司的利润。研究人员对13项关于安理申和阿尔茨海默病的研究进行了分析，他们发现，在一个70点的量表上，这种药对认知功能的提高平均不足3点。此外，最常见的恶心、呕吐和腹泻等不良反应，还导致了近1/3的人不得不停止使用该药物。

不过，如果你的保险可以支付处方药的费用，我还是会把安理申包含在你的真正良方法则中，最佳剂量是5毫克/天，而不是标准的10毫克/天，这样你既可以省钱，又可以帮助避免该药的不良反应。

我提出的针对阿尔茨海默病的真正良方法则中的其他疗法，很可能要比安理申有效得多，但是即便是为了一点儿小小的健康益处，也还是值得把这种药包含在你的治疗方案中的。

研究表明，一种老派的天然产品，在缓解阿尔茨海默病方面，疗效是安理申的两倍。这种天然产品有望在不久的将来作为处方药问世，以蓝博（Rember）的药品名称做市场营销。不像安理申在12个月内对阿尔茨海默病的发展略有减缓的作用，蓝博则是能够完全停止此病的发展。连续使用18个月之后的随访显示，这种补充剂仍然起到阻止病情恶化的作用。

蓝博的主要成分是亚甲基蓝，一种天然的蓝色染料，这种化合物能够促进身体产生血红蛋白，即携带氧气穿梭全身的分子。这种药物还不是一种处方药，但你的医生可以从定制药房（配制或现场定制药物的药房）为你订购这种药。最佳的剂量是每天3次、每次60毫克。服用剂量更高不见得就更好。这种药会让尿液变成蓝色，这是正常的。

他心理机能障碍的症状。对于至关重要的药物（如治疗心脏病的药物），你的医生可以给你停药2～3天来看看你是否头脑更清楚。

这听起来像是一个很极端的做法吗？我不这样认为。我认为许多老年人离开了正在服用的许多药物（如果不是大多数药物的话）是不会有事儿的。比如，美国国家卫生院最近的一项研究表明，在连续使用几个月以后，关节炎药物塞来昔布（西乐葆）并不比一个安慰剂（与药物外形相同但不具治疗作用的替代物）更有效。这样的话，为什么还要继续服用这种药呢？这是一个可悲的事实，让医生添加一种药物总是很容易，只需要一分钟就可以写一份处方并跟病人说明如何服用，但是要停止使用一个处方药却很难，这要求彻底地审查为什么开始服用这种药，由此而给医生带来一定程度的风险。

不要忘记其他的疾病

许多健康问题会促进认知功能减退，比如抑郁症、肝病、贫血、心脏病、慢性炎症及其他。让你的医生为你检查一下，是否其他的疾病才是认知功能减退背后的真正病因。

营养预防阿尔茨海默病

有没有一种饮食可以降低你患上阿尔茨海默病的风险呢?

"有的，"哥伦比亚大学托布阿尔茨海默病与脑部老化疾病研究所的研究人员说，他们的研究成果发表在《神经学档案》。他们跟踪研究了2 148名65岁以上的老人，发现那些饮食规律，而且偏重于蔬菜和水果并限制红肉和奶制品摄入量的人，诊断出阿尔茨海默病的比例比其他人低48%。可以预防阿尔茨海默病的饮食规律如下:

多吃　深绿色绿叶蔬菜（比如菠菜和羽衣甘蓝）、十字花科蔬菜（如西蓝花和卷心菜）、西红柿、水果、坚果、鱼。

少吃　高脂肪奶制品、红肉、动物内脏、奶油。

最近的几项研究也表明，一些特别的营养素（许多是存在于全食物，如绿叶蔬菜中的）有助于预防或治疗阿尔茨海默病。

烟酸　在一个针对3 700人的长达5年的研究中，美国疾病控制与预防中心发现，人们摄入的烟酸越多，罹患认知功能减退和阿尔茨海默病的风险越低，每日摄入45毫克烟酸提供的保护作用最大。烟酸的每日推荐摄入量是男性16毫克、女性14毫克。那些研究者说:"烟酸可保护人们避免阿尔茨海默病和与老化相关的认知功能减退。"

叶酸　加州大学欧文分校神经病学系的研究者们，对几种营养素和阿尔茨海默病的发展之间的关系进行了分析，他们发现，叶酸摄入量达到或高于每日推荐摄入量时，能够提供最佳的保护，使患这些疾病的风险降低55%。"那些叶酸摄入量达到每日推荐摄入量的400微克或以上的人，罹患阿尔茨海默病的风险降低55%。但是，大多数人是通过服用叶酸补充剂的方式达到这样的摄入量的。这显示许多人不能从他们的日常饮食中获取推荐摄入量的叶酸。"

维生素K　根据《美国饮食协会杂志》上发表的研究报告，患有早期阿尔茨海默病的人，维生素K的摄入量，比同样年纪但没有阿尔茨海默病的人要低55%。

阿尔茨海默病和记忆力减退的早期预防

记忆力减退的进展呈阶段性：从与老化有关的记忆力减退到轻度认知功能减退，再到阿尔茨海默病。最近的多项研究表明，许多营养素具有预防老化引起的记忆力减退的功效。

维生素E保护记忆力 在一项被称为凯奇县记忆健康与老化研究的研究项目中，犹他州立大学的研究者针对65岁及以上的人群进行了长期研究。他们发现那些血液中维生素E和维生素C含量最高的人，在改良的简易精神状态检查中的得分也最高，这项检查用来检测人的记忆力和记忆力减退的情况。这些研究者还发现，那些服用含有维生素E的抗氧化剂补充剂的人，发生阿尔茨海默病的风险减低36%。在一项类似的涉及一千多名老年人的研究中，意大利研究者们发现，那些血液中维生素E含量最低的人，患阿尔茨海默病的风险高2.6倍。

β-胡萝卜素促进记忆和认知功能 哈佛大学医学院的研究者们，研究了近6 000名65岁以上的男性，其中半数每天服用50毫克的β-胡萝卜素。那些服用补充剂的人，在记忆力和一般性心理能力方面的测试分数"显著高于"其他人。这项研究成果发表在《内科学档案》上。另外，由加州大学洛杉矶分校医学院的研究者们进行的另一项研究发现，血液中β-胡萝卜素含量高，可以降低记忆力减退的风险，在有阿尔茨海默病遗传风险的人中，这个降低幅度达到89%，而在那些没有阿尔茨海默病遗传风险的人中，降低幅度为11%。

维生素B12有助于建立更大更健康的大脑 当伊利诺大学心理学系的研究者们，对比维生素B12摄入量和大脑中不同部位的灰质时（灰质处理信息）发现，那些摄入维生素B12最多的人，脑部灰质最多。"这些影响，是由于补充剂而带来的。"他们在《大脑研究杂志》上写道。换句话说，是维生素补充剂，而不是食物中含有的维生素B12，使大脑容量更大、更健康。

在其他关于维生素B12和脑力的研究中发现：

威尔士研究者们在《美国临床营养学杂志》上发表的研究报告说，在84位没有阿尔茨海默病的69岁及以上人士中，血液中维生素B12含量低，与较差的记忆力与心理测试表现相关。

荷兰研究者们报告说，血液中维生素B12含量低的老年人，接受5个月的维生素B12注射治疗后，在记忆与心理测试中的得分显著提高。

在一项持续5年的研究中，哈佛大学医学院的研究者们发现，在饮食中补充维生素B12、维生素B6和叶酸，能帮助饮食中B族维生素摄入量偏低的40岁以上女性保护记忆力和心理能力。

叶酸改善记忆和心理表现 荷兰研究者们测试了叶酸对818名50～75岁老人的记忆和心理表现的促进作用后，在医学杂志《柳叶刀》上发表的论文说："叶酸水平低，以及同性半胱氨酸血液浓度高，可引起认知能力表现较差（这种说法的意思是记忆力差、接受和理解信息的能力差、反应能力慢）。"在三年的研究中，半数研究对象每天服用800微克叶酸，另一半服用安慰剂（与药物外形相同但不具治疗作用的替代物）。三年后，服用叶酸的人叶酸的血液浓度提高了5倍，同性半胱氨酸的浓度降低了26%，并且"老化引起的认知功能减退状况得到显著改善"。而那些服用安慰剂的研究对象则没有这些改善。实际上，在记忆力测试中，那些服用补充剂的人，测试得分可以与年轻5.5岁的人相比；在心理方面的测试上，服用叶酸的人，与比之年轻1.9岁的人的表现一样好。阿尔茨海默病协会科学顾问委员会的主席、约翰·霍普金斯大学的神经科学家玛丽莲·阿尔伯特博士说："这是显著的脑保护作用，而这种补充剂的安全性已经是众所周知。"

锌改善记忆　英国研究者们研究了387位年龄在55～87岁的老人，给其中一半人补充每天15～30毫克的锌。3个月后，那些服用锌补充剂的人，在记忆力测试中表现明显更好。这项研究成果发表在《英国营养学杂志》上。

焦虑症

真实的病因

营养不良 营养素含量低，特别是镁和B族维生素缺乏时，可引起焦虑症。

内分泌失调 肾上腺素或者甲状腺素失调可导致焦虑症。

幸福缺失 在一段相对平静的时间里（比如看电视的时候），埋藏在内心深处的感受和忧虑会浮出表面，引发恐慌症发作。

你几乎是时时刻刻在担心，并且因为你不断地担心，你会烦躁、会不耐烦、会不安而好动，还不容易入睡。无休止的担心还有损于你的健康，导致头痛、紧张、肌肉疼痛和消化道不适。你的人际关系也会受到不利影响，因为你的家人和朋友已经厌倦了不断地听到你担心忧虑。

上面这一段是关于广泛性焦虑症的描述。其他的焦虑症包括创伤后应激障碍、恐慌症、严重的羞怯（即社交焦虑症）和强迫症。

在花了30年的时间为那些可导致残疾的疾病如慢性疲劳综合征、纤维肌痛和慢性疼痛（这些都是应激性疾病，可引发焦虑症）患者提供有效治疗的经历之后，我很了解焦虑症的毁灭性。

不幸的是，大多数医生所能提供给占人口比例10%的焦虑症患者的，只不过是诸如安定和抗抑郁药物。这些药物通常不仅没什么效果，还充斥着不良反应，并且往往导致上瘾。

真正的良方

作为一个从业医生和研究者，我的工作是找到最佳的自然和药物疗法组合，来帮助那些没法从"现代"医疗中得到帮助的病人。我要向大家介绍一种新型的抗焦虑产品，一种由天然化合物组成的独特的配方。

这种产品叫作舒平（Calming Balance），这种产品针对的是引起你的焦虑的真实病因的核心，特别是营养不良和内分泌失调的问题。它能在30分钟内产生抗焦虑的效果，还能在连续使用两个星期的过程中不断地加强疗效，到时候，你的焦虑应该已经在控制之中。一旦焦虑状态得到控制，降低服用这种产品的剂量，或者只在需要的时候服用。

让我们来看一下这种补充剂的各个成分。

硫胺素（维生素B$_1$）　500毫克。维生素B$_1$是正常的脑功能、心理清晰度和能量生产以及防止产生过量乳酸的关键。许多研究表明，对过量乳酸的敏感，可导致易感人群的焦虑症发作。

许多年前，已故的珍妮特·特拉维尔博士在其93岁的生日派对上告诉我，有一种仅有极少数医生知道的治疗焦虑症的自然疗法。作为乔治·华盛顿大学医学院的一位医学教授，特拉维尔博士是肯尼迪总统和约翰逊总统的白宫医师，也是疼痛管理方面的世界级权威专家。在那次的生日派对上，她告诉我说每天3次、每次500毫克的维生素B$_1$，在治疗焦虑症方面非常有效。

我开始在自己的医疗实践中使用这种疗法，并为这种简单又安全的疗法的有效性而感到震惊。跟其他抗焦虑症药品通过使你麻木而减轻焦虑的症状不同的是，维生素B$_1$减轻焦虑症状并改善心理清晰度，是通过克服新陈代谢问题并帮助你的身体更有效地工作。

烟酸　20毫克。烟酸是一种天然镇静剂。在大鼠实验研究中，烟酸在影响几种神经递质的水平方面，与药品安定的效果类似，但不会像安定那样使人上瘾。这几种被影响的神经递质，包括血清素、去甲肾上腺素、多巴胺和γ-氨基丁酸，这些神经递质可能引起焦虑症。实际上，一些专家把烟酸称为"大自然的安定片"。烟酸还有助于降低过高的乳酸水平，并减少可导致焦虑发作的由肾上腺衰竭带来的低血糖。

维生素B$_6$（吡哆醇）　10毫克。维生素B$_6$缺乏在美国人中很常见，而维生素B$_6$水平偏低可导致焦虑，因为这种维生素在可防止焦虑的两种大脑化学物质γ-氨基丁酸和血清素的产生中至关重要。

维生素B$_{12}$　600毫克。维生素B$_{12}$的血液浓度低可引起焦虑。研究表明，许多人需要超高剂量的维生素B$_{12}$，才能保证大脑中有合适的浓度。

泛酸　40毫克。泛酸是又一种B族维生素，在治疗肾上腺衰竭方面至关重要，而肾上腺衰竭是低血糖引发焦虑症的一个非常常见的诱发因素。如果你嗜糖、饥饿时烦躁不安、容易被压力压垮、低血糖时有站立头晕，那么你很可能有肾上腺衰竭的问题。关于这个问题的更多信息，参见"内分泌失调"和"肾上腺衰竭"。

镁　100毫克。这种重要的矿物质在食品加工中损失了，而且多数美国人缺乏这种营养素。为了让你对这个问题的严重性有个概念，可以看看这样的一个例子：中国人的饮食中平均每天摄入650毫克的镁，而美国人饮食中平均每天的镁摄入量仅仅是250毫克。实际上，我认为镁缺乏是美国最重要的一种营养素缺乏，因为这种营养素是人体内超过300种生化反应的关键因素。

在其众多的功能中，镁被称为抗压力矿物质，它能放松肌肉、有助于睡眠并舒缓紧张情绪。镁的水平过低甚至能诱发恐慌症发作，这可以通过补充镁疗法得到即时缓解。

不幸的是，最便宜而在镁补充剂中最常见的是氧化镁和氢氧化镁这两种镁化合物，而其中的镁是很难吸收的，因此这样的补充剂效果不佳。舒平中采用的是柠檬酸镁，一种高吸收率的镁化合物。另一种容易吸收的镁化合物是甘氨酸镁。

茶氨酸　每天100毫克。茶氨酸，绿茶中的一种化合物，是另一种突出的焦虑症辅助物质，它能有助于提神醒脑，或者说，它能起到平静作用，而不是镇静作用。

茶氨酸效果最好的剂量在50～200毫克之间，服用后30分钟内就可以感受到效果，而且效果可持续8～10个小时。舒平含有天然的阳光茶氨酸产品，这是从绿茶提取的，比人工合成的形态有效得多。

研究表明，茶氨酸通过三种机制发挥作用：（1）刺激 α –脑波的产生，创造一个深层的放松和类似于冥想的心理警觉状态；（2）有助于镇静神经递质 γ –氨基丁酸的产生；（3）自然地刺激血清素和多巴胺的释放。

西番莲提取物　每天200毫克。这是治疗焦虑症最知名的草药之一。西番莲最早是由土著美洲人培育的，然后西班牙征服者们，从墨西哥的阿兹特克人那里学会了用西番莲来作为镇静剂治疗神经质和失眠。这种植物被带回了欧洲，在那里广泛培育，并被引入欧洲的医药。

厚朴提取物　每天90毫克。厚朴在传统中医中作为缓解焦虑症的配方已经有很长的历史了。从木兰树皮提取的厚朴提取物富含两种生物化学物质：（1）和厚朴酚，发挥抗焦虑的作用；（2）厚朴酚，作为抗抑郁药物使用。数十种动物实验证明，厚朴提取物是不会上瘾的，而且即便是在低剂量的情况下，也是一个非镇静剂的压力克星。合适的剂量是每天3次，每次30毫克。

除了营养补充剂以外，还有一些其他天然的、安全的、非药物的方式来平静你的精神困境。

在阳光下散步　这是一个很好的缓解担忧和压力的方式。

使用放松技术　最近一个对27项关于放松技术和焦虑症的研究的分析表明，"放松训练对减少焦虑有持续显著的效果"。

对那些放松技术的初学者们，我推荐一本经典的书《放松反应》。这本书的作者是哈佛大学医学院副教授、马萨诸塞总医院本森–亨利身心医学研究所名誉主任赫伯特·本森医学博士。我们采访了本森博士，他重申了这本书中于1975年第一次向公众介绍的技术的简单有效性。

- 选择一个牢牢扎根在你的信念系统中的重点词，或者短语
- 静静地坐在一个舒适的位置
- 闭上眼睛

急性焦虑症和情绪压制

急性焦虑症（惊恐障碍）和换气过度是两种常见的医疗问题。虽然你可能对急性焦虑症是什么样的有一些了解，换气过度可能包含许多其他的感受、感觉和症状。换气过度包括这样的一种感受：即使在进行完整的深呼吸的时候，却还是感觉自己的呼吸不够深（换气过度的标准症状）；头晕目眩，一种古怪的灵魂出窍的感觉，胸痛，手指特别是口唇周围的麻木和刺痛等感觉。此外，当这种发作特别强烈的时候，还会有一种死亡即将来临的感觉。

我还记得第一次见到一个换气过度全面发作患者的情形。我当时在医院里，随身带着"蓝码"（蓝码是医院里用来表示某个病人的心脏即将停跳或者已经停止跳动时的信号）蜂鸣器。那个蓝码蜂鸣器响起的时候，我匆匆赶到急诊室。那位病人的心率达到每分钟200次以上，她看起来好像就要死去了。我们准备为她做心脏复苏，但是她的动脉血气检查（一种肺功能测试）结果表明她只不过是换气过度。

尽管急性焦虑症和换气过度有潜在的生理原因（包括镁和其他营养素缺乏，以及甲状腺、肾上腺和其他内分泌失调），我相信二者有一个共同的心理因素：情绪压制。

大多数人发现，这样的发作，并不是在面对压力的时期，而是当他们终于有机会放松的时候，比如发生在他们开车或者看电视的时候。他们那些被压抑的感觉，终于有机会浮出水面，诱发急性焦虑症和换气过度的发作。

你可以缩短这种发作的生化过程，方法是用一个袋子，向袋子里吸气和呼气，以提高血液中二氧化碳的含量，或者做腹式呼吸（吸气时腹部向外鼓起，让你可以呼吸的气容量更大）。但是，最重要的长期解决办法，还是简单地无抗拒地感受你的感觉。详情参见"幸福缺失"。

- 从你的脚到小腿、大腿、腹部、肩部、颈部、头颅，逐渐地放松肌肉
- 缓慢而自然地呼吸，呼气时默默地说出你的重点词、声音或者短语
- 呈现一个不抵抗的态度，不要担心你做得好不好。当其他的杂念出现在脑海中的时候，轻轻地对自己说："哦，好吧"，然后继续重复
- 持续10~20分钟
- 当你结束的时候，不要立即站起来，继续静静地坐1分钟，允许其他的思绪返回，然后睁开眼睛，再坐1分钟，然后起身
- 每天1~2次做这样的练习，早餐和晚餐之前都是做这个练习的好时机

避免糖和咖啡因　糖和咖啡因可导致血糖不平衡，使你神经紧张，并增加焦

虑。含有茶氨酸的绿茶没有问题。

表达你的愤怒　焦虑往往是被压抑的愤怒的症状，这些感觉需要表达、需要承认，才能被释放（以不伤害他人的方式）。如果适当地表达愤怒让你感觉良好，你就知道这个时候的愤怒是健康的。当这种感觉开始变得不好时，释放它。关于感受你的感觉的疗伤威力，参见本书"幸福缺失"部分。

治疗内分泌失调　焦虑可由甲状腺过于活跃而引起，在女性中也可由于雌激素和孕激素偏低引起，男性中可由于低睾酮水平而引起，也可由于肾上腺衰竭而引起。检查一下你的激素水平，必要的时候，请医生来帮你调整激素水平。详细信息请参见本书第一部分的"内分泌失调"。

关节炎

真实的病因

慢性炎症　关节炎是关节和周围的肌肉、肌腱和韧带的一种慢性炎症，可能是年复一年的磨损（骨关节炎）造成的，也可能是自身免疫疾病（风湿性关节炎）引起的。

缺乏运动　研究表明，经常参加体育活动，比如快走，能够降低关节炎的风险。

营养不良　许多美国人体内具有抗炎效果的 ω-3脂肪酸含量偏低，缺乏这种存在于鱼油里的脂肪酸，也可造成这种炎症性疾病。

在美国，关节炎是造成慢性疼痛和残疾的头号病因，2 700万美国人（65岁以上人口的65%），患有因磨损导致的骨关节炎而遭受关节疼痛和僵硬的痛苦，另外有250万人（其中大多数是女性）因风湿性关节炎（一种攻击关节的自身免疫疾病）而遭受关节发红、发热、肿胀和疼痛。

我为关节炎设计的真正良方法则，针对骨关节炎或风湿性关节炎患者，能够显著缓解疼痛和改善日常功能，并且往往是用很少的或者根本不用药品。

真正的良方

治疗关节炎，我更喜欢用自然疗法，而不是用处方药。在缓解关节炎带来的疼痛方面最常用的一类处方药，即非甾体抗炎药。据估计，这类药物每年导致1.65万美国人死于出血性溃疡。比那些令人难以置信的伤害更尴尬的是，这种药物不能减缓病情的进展，甚至导致病情加速恶化！关于非甾体抗炎药的不良反应的信息，参见"处方药滥用"一章。

我推荐的自然疗法能够减轻疼痛、缓解炎症，并帮助修复关节。这种疗法主要由4个部分组成：

- 修复
- 逆转炎症
- 恢复功能
- 如果需要的话，排除并消灭食物过敏，同时治疗感染

修　复

软骨覆盖并保护骨骼末端使其免受摩擦。在骨关节炎中，软骨变薄或消失，

159

骨骼之间相互摩擦并引起损伤。在风湿性关节炎中，软骨和骨骼被自身免疫系统错误地攻击。

但是，你可以用两种构建软骨的营养素的组合来修复软骨，这两种营养素是硫酸葡糖胺（每天2次，每次750毫克，至少服用6个星期）和甲基磺酰甲烷（每天2 000毫克）。如果你的关节炎很严重，你可以添加另一种修复软骨的营养素：软骨素（每天3次，每次400毫克）。

让我们来逐一审视一下有助于修复软骨的成分：

硫酸葡糖胺 这种化合物是软骨的一个组成部分，它能够减轻关节炎的确切的作用机制，还不完全为人所知。但是，研究表明，当你口服硫酸葡糖胺时，它能够被纳入构成软骨的分子，从而减轻疼痛，跟非甾体抗炎药一样有效，并能稳定和治愈关节炎。

我推荐使用硫酸盐的形式，而不是氨基葡萄糖盐酸盐的形式，因为硫酸盐也可以帮助关节愈合。最近的一项动物实验研究表明，氨基葡萄糖和非甾体抗炎药可以协同工作，两种药物同时服用要比单独服用任何一种都更有效果。这意味着氨基葡萄糖能够帮助你停止服用非甾体抗炎药（如果减轻疼痛的效果足够显著的话），或者减少每天需要的非甾体抗炎药的剂量，显著提高这种药物的安全性，并降低用药成本。氨基葡萄糖也可能让你避免昂贵的膝关节置换术。

在一个对275例膝关节骨关节炎患者的5年追踪研究中，那些服用硫酸葡糖胺的人，需要进行膝关节置换术的比例降低了57%，这是因为这种营养补充修复了关节。

低于每天1 000毫克的剂量不能改善关节炎的症状，标准剂量是每天2次，每次750毫克。你可以在进餐时或者空腹时服用，它是很安全的。服用3～6个月之后，你通常可以停止使用，然后只是在疼痛时使用。这种疼痛缓解的目的达到后即停止用药，以及只在需要的时候使用药物的策略，对许多关节炎疗法来说都是最佳的策略。

硫酸软骨素 这种化合物也起着创建、维护和修复软骨的作用，它有时候被加入到氨基葡萄糖中或者单独服用。不过，它的作用相对来说是很温和的，因为只有不到10%被吸收，而硫酸葡糖胺的吸收率是90%。

为了提高吸收率，我建议使用那些"低分子量"形态的软骨素之一，你可以在补充剂标签上找这个形容词。这种形态的软骨素，有助于减缓关节炎的进展，如果你从其他疗法中得不到有效的症状缓解效果，那么这种软骨素就尤其值得加入到你的治疗方案中。试一下每天一次1 200毫克的剂量，或者每天3次，每次400毫克，两种方式同样有效。

甲基磺酰甲烷 研究表明甲基磺酰甲烷有助于改善关节炎的症状。在一项研究中，那些连续6个星期服用这种补充剂（早晨1 500毫克、午餐时750毫克）的

缓解疼痛的紫果胶

果胶是存在于水果中的一种纤维，许多人发现，服用果胶补充剂是减轻关节炎疼痛的一个安全而又廉价的方式。如果你想要尝试一下，可以购买Certo果胶，它是一种用于制作果酱和果冻的含有果胶的增稠剂，在美国各地的杂货店或超市的罐头食品部可以买到。每天1～2次、每次1～3汤匙，跟250毫升葡萄汁一起喝。

如果果胶对你有帮助，你可能会在1～2个星期之内看到效果。当疼痛减轻后，你可以把服用剂量降低到每天1～2次、每次1茶匙。

另一个值得考虑的民间偏方是：铜手镯。有一项研究表明，铜手镯有助于缓解关节炎带来的疼痛和僵硬，而且我也看到许多病人在开始佩戴铜手镯之后症状得到改善。

人，疼痛减轻了80%。

研究还表明，甲基磺酰甲烷能够与氨基葡萄糖共同作用，减轻疼痛和肿胀。在一项研究中，118例轻度到中度骨关节炎患者，每天3次采用下述4种治疗方案中的一种：（1）500毫克氨基葡萄糖；（2）500毫克甲基磺酰甲烷；（3）氨基葡萄糖和甲基磺酰甲烷的组合剂；（4）每天3次安慰剂。在12个星期后，使用组合剂的那一组，疼痛和炎症减轻最明显、症状缓解速度最快。最近的另一项研究帮助解释了甲基磺酰甲烷的作用机制：它能降低导致关节炎疼痛的炎性化学物质（细胞因子）的水平。

其他营养支持　刚才讨论的每一种化合物都至关重要，但是总体营养支持同样是关节炎修复的关键。例如，维生素D摄入量过低和血液浓度过低，已被证实有导致膝关节骨关节炎恶化的风险。最近发表在《国际风湿病学杂志》上的一项研究表明，患有最严重的风湿性关节炎的病人，即疼痛最严重、日常功能最差的病人，同时也是维生素D血液浓度最低的人。

另一种化合物S-腺苷甲硫氨酸（SAMe），在体内的化学反应中起到数十种基本的作用，它能够像非甾体抗炎药一样有效地帮助减轻骨关节炎的疼痛。

最近的一项研究表明，强大的抗氧化剂和循环促进剂碧萝芷，对关节炎也有帮助。在服用3个月以后，这种补充剂能够使疼痛降低43%、僵硬缓解35%，并改善生理机能49%。

数十种其他的营养素（比如B族维生素、维生素C、维生素E、硼、锶、硒和锌）也对关节炎有帮助，这些营养素在能量再生系统中都可以找到。

逆转炎症

非甾体抗炎药品如布洛芬，是对付关节炎疼痛的标准推荐药物。但是，有许多天然的抗炎化合物有相同的疗效，却没有非甾体抗炎药致命的不良反应。

要治疗关节炎，我建议使用几种天然抗炎化合物的组合制剂，包括齿叶乳香（也称为乳香）、柳树皮（用来制造阿司匹林）和樱桃提取物。

让我们逐个看看这些天然抗炎化合物吧。你也可以回头去看"慢性炎症"一章中相关内容。

柳树皮 柳树皮含有水杨苷，是阿司匹林的天然水杨酸来源。在作为一种草药提取物使用时，柳树皮在有效地减轻炎症和缓解疼痛的同时，比阿司匹林要安全得多。

在一项研究中，那些髋关节或膝关节骨关节炎患者，每日服用柳树皮提取物，即标准化水杨苷制剂240毫克的人，减轻疼痛的疗效显著优于服用安慰剂的对照组。在另一项研究中，柳树皮提取物对减轻疼痛有与非甾体抗炎药物相同的疗效，而且安全得多。还有第三项研究发现，每天240毫克水杨酸，在治疗骨关节炎方面比对照组要有效得多。

我建议先从每天240毫克水杨苷开始，直到你得到最大的疼痛缓解和抗炎疗效。到那时，可以考虑把每日服用剂量降低到120毫克，或者只在需要时服用。

齿叶乳香 齿叶乳香，或称为乳香，在传统的古印度医学阿育吠陀疗法中，作为治疗炎症和疼痛的药物，已经有数百年的历史。许多研究表明，乳香对骨关节炎和风湿性关节炎都有疗效。在一项研究中，30例骨关节炎患者，被分别给予每天1 000毫克乳香提取物或者安慰剂，持续8个星期；之后两组对调治疗方案。病人们在服用乳香期间，他们的行走功能得到改善、疼痛明显减轻。这项研究中使用的疼痛指数，下降了引人注目的90%。

研究表明，乳香通过阻断几种炎性免疫化合物的生产来平复炎症。常用剂量是每天3次，每次150～350毫克。

樱桃（欧洲酸樱桃） 非甾体抗炎药通过阻止环氧化酶的方式，发挥抗炎的疗效。环氧化酶诱发炎性化合物前列腺素的产生。酸樱桃制剂能够像非甾体抗炎药一样有效地阻止环氧化酶。酸樱桃还富含强力抗氧化剂。2 000毫克的樱桃提取物的含量（6粒息痛中的含量）相当于10颗樱桃或者约900克樱桃汁中的活性成分含量，许多人发现每天吃10～20颗樱桃也有助于减轻关节炎的症状。

动物研究解释了樱桃提取物的作用机理。许多患有慢性疼痛的人，在尝试这种疗法之后，向我要求更多的樱桃提取物，这告诉我一个没有疼痛的人生，就在一碗樱桃里。

鱼油 鱼油是一种强力抗炎成分，有许多研究表明鱼油对风湿性关节炎特别有效。在最近的一项研究中，服用鱼油的人，有40%能够使非甾体抗炎药物的剂量降低30%。研究者们在医学期刊《风湿病学》上发表的结论说："应在风湿性关节炎患者中考虑使用鱼油补充剂。"

姜黄素　缓解疼痛的另一个优秀的新型选择是姜黄素，即香料姜黄中的活性成分。不幸的是，你需要吃巨量的姜黄，才能获得治疗效果。你可以通过姜黄补充剂来消除关节炎带来的慢性疼痛。

哮　喘

真实的病因

营养不良　B族维生素和镁含量过低可触发气道痉挛。

慢性炎症　导致可阻塞气道的黏液堆积。

内分泌失调　如果肾上腺和胸腺功能低下，你会更容易发生哮喘。

据估计，美国2 700万儿童和成年人患有哮喘，即输送空气进出肺部的呼吸"管道"（支气管）发生炎症和痉挛。每年，这种疾病导致超过50万人入院治疗，4 000人死于严重的窒息性哮喘发作。

在过去的25年中，哮喘的发病率一直在上升。现在，患有哮喘的人数已经多了4倍，死于哮喘发作的人数加倍。为什么会这样呢？嗯，有些人是中了基因的"彩票"而得了哮喘：如果父母有一方有哮喘，孩子得哮喘的可能性是1/3；如果父母双方都有哮喘，那么孩子得哮喘的可能性就是7/10。

但是值得注意的是，50%的人发生哮喘是因为过敏源引发的，而在我们的家中、办公室里及其他环境中的过敏源（如霉菌、尘螨和动物皮屑）的水平不断增加。再加上我们大部分人高糖、高脂肪的饮食习惯以及营养不良使我们更容易生病，包括哮喘；环境中过多的可削弱免疫系统的化学品（包括我们充满添加剂的食品）；如海啸一般的紧张和压力；以及更多的空气污染——所有这些，都是哮喘日益增长的全球疫情的真实病因。

哮喘发作的严重程度，可从轻度到危及生命，症状包括气短、咳嗽、气喘和胸闷。而且哮喘发作有许多不同的触发原因（有些我们已经提到过），包括过敏源、感染、运动、天气的骤然变化、暴露于刺激物，如香烟烟雾或汽车尾气。

真正的良方

有许多药物有助于控制哮喘，其中大部分是医生的处方。但是，如果你有哮喘，你还可以得益于自然疗法，使你减少炎症的倾向，并消除过敏的敏感性，以及用一些简单的策略减少你家里的过敏源。这些额外的治疗可以帮助你感觉更好，并可能会降低你对药物的需求。

增加营养　许多营养素被证实能够预防和减轻哮喘，包括镁、维生素B_6和B_{12}、维生素C、维生素D、维生素E、硒、钼、β-胡萝卜素以及槲皮素。你可以在能量再生系统多种营养素能量粉（在"营养不良"中讨论过的一种营养补充剂）中找到这些营养素，剂量足以预防哮喘。

在控制哮喘方面，最佳的营养状态至关重要，甚至能够挽救生命（在"营养疗法的突破：哮喘"部分，你可以读到关于营养和哮喘的关系的最新研究成果），这一点，我怎么强调都不够。例如，一个正处在严重的危及生命的哮喘发作中的病人，如果静脉注射能够松弛气道的镁（最多每小时1克，每天6~12克），并且每天给予适当剂量（100毫克）的滋养神经的维生素B₆，许多因哮喘发作引起的死亡是可以预防的，并且能够避免入院治疗或者缩短住院时间。

下面是一些能够让你的呼吸更加自由轻松的特定营养成分和自然疗法的详细信息。

维生素D　研究表明，当哮喘对强的松（一种肾上腺皮质激素药物）治疗产生抵抗时，维生素D有助于缓解哮喘。维生素D是一个强大的免疫平衡剂，被证明能够帮助预防感冒、流感、肺炎和自身免疫疾病。

齿叶乳香　每天3次，每次300毫克。这种抗炎草药也被称为乳香，在使用6个星期后能够奇妙地缓解哮喘的症状，通常几天内就能见效。这是我为哮喘病人推荐的第一种疗法。关于齿叶乳香的更多信息，参见"慢性炎症"部分。

肾上腺营养素　加强肾上腺功能对控制哮喘可以是非常有用的，并且可以减少用以治疗严重哮喘的强的松的用量。为了强化你的肾上腺，我建议使用酶治疗公司出品的肾上腺逍遥丸（Adrenal Stress-End）。关于肾上腺的更多信息，参见本书"内分泌失调"和"肾上腺衰竭"部分。

番茄红素　每天30~45毫克。这种强力的抗氧化剂，主要存在于番茄中，对于预防运动性哮喘发作非常有效。《自由基研究杂志》上发表的一项关于番茄红素和哮喘的研究中，一组澳大利亚的研究者们做出结论说："对于富含番茄红素的营养补充剂，应当进一步研究其作为治疗哮喘的干预措施的效果。"为什么是营养补充剂而不是富含番茄的面食？嗯，要通过吃番茄吃进足够剂量的抗哮喘的番茄红素几乎是不可能的。要吃进每天30毫克的剂量，你不得不吃掉0.45千克（1磅）西红柿、喝约310毫升（11盎司）番茄汁或者消耗大约200毫升（7盎司）的番茄酱。这显然有些难度。

ω-3脂肪酸　当家里的环境中能够诱发哮喘的过敏源（这些过敏源稍后将更详细地讨论）被清除以后，鱼类中含有的抗炎性ω-3脂肪酸，在控制儿童哮喘方面特别有益。金枪鱼、三文鱼、沙丁鱼和其他富含油脂的鱼是鱼油很好的来源，更多关于鱼油的信息，参见"营养不良"部分。ω-3脂肪酸也是一个很好的预防剂。在一项研究中，每周吃鱼1次或以上的儿童，患哮喘的风险只有极少吃鱼的儿童的1/3。

胸腺支持补充剂　诸如感冒、流感和肺炎等上呼吸道感染，可诱发哮喘发

165

营养疗法的突破：哮喘

最近的几项研究表明了营养驯服哮喘的能力。

维生素C缓解运动性哮喘　印第安纳大学的人类表现和运动生化实验室的一组研究人员，在《呼吸内科学杂志》上发表的研究成果说，患有运动诱发哮喘的人，每天服用1 500毫克维生素C，连续服用2个星期，显著降低了哮喘症状的数量和严重程度。他们的结论是："抗坏血酸（维生素C）补充剂能对运动诱发的哮喘病人气道狭窄的问题，提供保护作用。"

多吃维生素D，少去急诊室　在对超过1 000例患有轻度到中度哮喘的儿童的4年研究中，哈佛大学医学院的研究者们发现，那些血液中维生素D含量最低的人，因为哮喘发作而去急诊室或住院治疗的风险高50%。

在一项对100例患有哮喘的儿童的研究中，那些血液中维生素D含量最低的孩子有更多的过敏（常常使哮喘恶化）以及更多使用类固醇药物（帮助控制病情但能引起许多不良反应）。

科罗拉多大学的研究人员对54例成年哮喘患者进行了研究，他们发现，那些血液中维生素D含量最高的人，肺部最强壮、气道最不可能发生痉挛、应激激素的分泌量最少。他们在《美国呼吸和重症监护医学杂志》上发表的结论说："在哮喘病人中补充维生素D，可改善影响哮喘严重程度的多个参数。"

镁缓解哮喘症状　在注意到早期研究证实哮喘与血液中较低的镁含量相关的现象以后，位于华盛顿的巴斯蒂尔大学的研究者们，研究了55例轻度到中度哮喘的成年患者，其中一半的人每天服用370毫克的镁，另一半不服用。6个月以后，那些服用这种矿物质的人，在呼吸机能的测量数据上有20%的改善，并且哮喘的症状更少。在安慰剂组，则几乎没有什么变化。这项研究成果发表在《哮喘》杂志上。

作。在上呼吸道感染期间，你可以使用专业补强剂（ProBoost）来强化你的免疫系统。在感冒和流感季节，每天服用可以预防感冒和流感。

避免食用色素和食物添加剂　常见的哮喘诱发因素包括食用色素柠檬黄染料5号（20世纪70年代，一家制药公司甚至用这种染料为他们出品的哮喘药物上色，直到他们幡然醒悟）、苯甲酸盐（一种常见的食物防腐剂）和亚硫酸盐（又一种防腐剂）。阅读食物的标签，并远离这些东西！请遵循我对食物标签上的成分表的一般性建议：如果你无法读懂它，就不要吃它！

消除食物过敏　连续7～10天尝试一下"多种食物排除饮食"，看看你的哮喘症状，是否因为你不吃某种食物而有所改善。你可能会发现食物与哮喘之间的关联让你吃惊。关于实现这一饮食的注意事项，参见"食物过敏"部分。

尝试NAET　所谓的NAET，是一种针压脱敏疗法，这种技术实际上可以帮助消除过敏，对任何有过敏性哮喘的人都是一个很好的方法。欲了解更多有关NAET的信息，包括如何找到一个提供这种治疗的医生，参见本书"食物过敏"一节。

治疗肠漏症　用抗生素和类固醇治疗哮喘可导致念珠菌的过度生长、破坏肠壁并导致肠漏症。在这种情况下，仅被部分消化的蛋白质，穿过受损的肠壁进入血液，从而被免疫系统攻击，引起一种慢性炎症的状况，使哮喘恶化。关于治疗肠漏症的信息，参见本书"消化不良"和"念珠菌过度生长"部分的内容。

为你的家增加一个静电空气净化器　该装置能清除空气中的过敏源。（这种装置适用于使用中央空调的家庭。应注意每个月彻底清洗一次。——译注）另一个选择是在你的卧室里安装一个高效空气过滤器，也是非常有用的。

背 痛

真实的病因

营养不良 帮助肌肉松弛的营养素，如镁含量低能引起背部痉挛。
慢性炎症 轻度但持续的炎症增加脊柱的负担。

背痛是最常见的慢性疼痛之一，影响着大约3 600万美国人。基本上说来，这是进化的一个副产品，当我们的非人类的祖先们，从四肢着地进化到直立行走时，更多的压力放在了脊柱的骨骼上。换句话说，我们的后背受苦了！

但是，为了更好地理解背痛的原因和来龙去脉，我们需要更仔细地了解脊柱的解剖结构。脊柱是一列被称为椎骨的骨骼的排列。分隔每两块椎骨的是椎间盘，是一片充满液体、起到减震作用的软骨。在椎骨之内并受到椎骨保护的，是一根称为脊髓的条索状的神经，将信息从大脑传递到身体。在每一块椎骨的后面，也有神经把信息从身体传递到大脑。周围的肌腱、韧带和肌肉保持着脊柱的位置。这是一个复杂的结构，疼痛也就有许多复杂的可能性。

椎间盘可能会破裂，其中的液体流出并诱发炎症和肿胀，挤压神经并引起疼痛。坐骨神经痛是一种常见的与椎间盘相关的、挤压神经的疼痛（紧张的肌肉也能挤压到神经）。这种情况下，脚部神经受到挤压或刺激，信息传递到脊椎，疼痛向下辐射到腿部。坐骨神经痛的一个自我测试法是：躺在地板上，抬高疼痛的腿，竖直向上不要弯曲，同时保持另一条腿平放在地板上，如果疼痛加剧，就很可能是坐骨神经痛。

椎间盘疾病是大多数医生都能够识别的一种背痛，这是为什么医生们经常建议手术治疗椎间盘疾病。虽然破损的椎间盘是医生们要考虑的原因，却并不是腰背痛的唯一原因，甚至根本不是最常见的原因。脊柱神经的任何损伤，因为受伤或者因为某种疾病，如癌症等，都会导致腰背痛。用以支持脊柱的肌肉和韧带的任何劳损或虚弱，也会导致腰背痛。事实上，这才是腰背痛最常见的原因，即便你的X线片和磁共振（MRI）造影都显示了椎间盘的变性。因为我们是直立行走的物种，脊柱持续不断地受压，椎间盘有些磨损是很正常的。

正像你会有膝关节、髋关节或手部关节炎一样，你也会有脊柱关节炎，这是一种常见的慢性背痛，常常被医生漏诊，甚至一些专业是腰背问题的脊神经科医生也会漏诊。如果你被诊断出脊柱关节炎，参见"关节炎"部分有关减轻疼痛的建议。

168

真正的良方

　　手术是医生们常常建议采用的手段，昂贵而且可能解决不了问题，甚至使你的情况更糟。因此，手术应该是你最后的选择。得克萨斯脊柱研究所主席、《非手术治疗背痛》一书的作者史蒂芬·霍克舒乐医学博士对我们说："在你决定手术之前，实际上任何非手术疗法都值得一试。"背痛是相当容易治疗的，通常不需要手术。让我们从营养开始讨论一下。

营养和草药补充剂

　　几种不同的补充剂在缓解慢性背痛方面非常有效，你可以跟止痛药物一起服用。当你感觉好一些时，可以跟你的医生谈谈，降低药物的剂量，同时保证你感觉舒服。

　　齿叶乳香、柳树皮和樱桃　在一项关于背痛的研究中，草药柳树皮的疗效是布洛芬的2倍，齿叶乳香和樱桃提取物在减轻腰痛的炎症方面也很有效。含有这三种草药和食物的补充剂如酶治疗公司出品的息痛，是我最喜欢的治疗慢性背痛和关节炎的天然产品。你可以很安全地同时使用这些补充剂和其他止痛药物（包括阿司匹林），但任何对阿司匹林敏感的人都不应该服用。关于齿叶乳香、柳树皮和樱桃的更多信息，参见本书"慢性炎症"部分的内容。

　　姜黄、齿叶乳香、苯丙氨酸和纳豆激酶　这些草药的混合制剂有显著的镇痛效果，在我的医疗实践中，我发现含有这些成分的补充剂对许多患有慢性背痛（以及其他种类的慢性疼痛）的人有近乎奇迹的效果。

　　维生素D　每天2 000~4 000国际单位。科学家们发现，在患有慢性背痛的人群中，血中维生素D含量偏低的现象非常普遍。史都华·B. 李维特博士在《疼痛治疗的话题》中写道："我们对这些研究的审查，包括了22项对疼痛患者的临床调查发现，患有慢性背痛的人，几乎总是伴随着维生素D水平不足。当提供了足够的维生素D补充剂以后，他们的疼痛要么消失了，要么至少是显著改善。"

　　α–硫辛酸　每天2次，每次300毫克。α–硫辛酸是一种强力抗氧化剂，有助于改善神经痛，也可能有助于改善背痛。意大利研究者们进行了为期2个月的研究，结果发表在《临床药物研究杂志》上：64例患有"急性腰痛"和"中度坐骨神经痛"的患者，被分别给予每天600毫克α–硫辛酸或另一种营养素。那些服用α–硫辛酸的人，坐骨神经痛和背痛的症状得到"显著改善"，并且服用α–硫辛酸的人中有71%可以降低止痛药的服用剂量。在另一项关于α–硫辛酸和背痛的研究中，意大利研究者们发现，那些每天服用600毫克α–硫辛酸的人，有较少的背痛和残疾，以及较少的坐骨神经痛。

　　B族维生素　巴西研究者们研究了372例腰痛患者，分别给他们服用止痛药双氯芬酸（扶他林，克他福宁），或者双氯芬酸和50毫克硫胺素（以及其他两种B

别让你的愤怒爬上你的后背

位于伊利诺伊州的罗瑟琳·富兰克林医科大学心理学系的研究人员，对84例慢性背痛患者进行了研究。首先，他们干扰了研究的参与者，然后让他们口头表达他们的愤怒，或者强压怒气。最后，他们测量这些病人脊柱周围的肌肉紧张程度。

那些强压怒气的人，肌肉紧张程度更高，而且这种紧张需要更长时间才能消散。"慢性腰痛病人，如果工作和家庭环境中不断地提醒他们应该压抑愤怒情绪的表达，可能会因此面对更严重的背痛的风险。"他们的研究结果发表在《身心医学》杂志上。

这项研究的结果显示：诚实地表达你的感受，否则就准备好把它们背在背上并引起背痛吧。关于情绪和慢性疼痛的关系，参见本书"幸福缺失"部分内容。

族维生素）。三天以后，服用这种药物和B族维生素的人中46%感觉症状改善，那些只服用止痛药物的人，则只有29%的人感觉症状改善。这项研究成果发表在《当代医学研究和观点》杂志上。

硫酸氨基葡糖胺（每天1 500毫克）和硫酸软骨素（每天2 500毫克）　正如前面提到的，脊柱关节炎是背痛的一种常见但往往未被确诊的病因。这是值得尝试的两种抗关节炎营养素，它们对于缓解关节炎的疼痛有奇效，尝试6~12个星期，看看是否对你有帮助。你还可以添加每天2 500~3 000毫克的甲基磺酰甲烷，一种有助于缓解关节炎疼痛的营养素。关于这些营养素的更多信息，参见"关节炎"部分的内容。

有效快速非成瘾性的药物

如果需要的话，药物也可以帮助慢性背痛患者，下面是那些我喜欢开给病人的药物。

利多卡因贴片　你可以很安全地使用这些贴片，基本上就是利多卡因做成了皮肤贴片，贴在疼痛部位，每天不超过16个小时（说明书上说是每天使用不要超过12个小时）。对于有些人，这种贴片在30分钟内就会起作用，对于另一些人来说，可能要一两个星期才能感觉到缓解疼痛的效果。这种贴片很安全，很少有不良反应。

这种药物通常足以缓解背痛，如果不行，你可以跟你的医生咨询一下下面这些药物：

美他沙酮片（恶唑甲苯醚）　我发现，对我的那些背痛病人来说，这是一种很好的、非镇静肌肉松弛剂。

酚氨曲马多片　这种药是一个复方药物，由对乙酰氨基酚和一种被称为曲马多的独特的提高内啡肽的药物（盐酸曲马多）组成，是极好的止痛药，而且不像其他麻醉性止痛药那样容易上瘾。

拉莫三嗪片（利必通）　这种抗癫痫药物也可帮助减轻背痛，尤其是那些其他治疗方式不起作用的严重的椎间盘疼痛患者。在一项研究中，利必通在21例病人中使14例病人的疼痛减轻了70%。

生活方式的建议

基本的预防措施和简单的疗法，可以预防或减轻背痛。

以正确的姿势抬起重物　不要从腰部弯曲身体，相反地，双膝分开蹲下，把物体放在两个膝盖之间，并且尽量靠近身体，用腿部的力量站起来并抬起重物，站立的时候把物体尽量靠近身体。在此过程中，一定要保持后背挺直。

如果你蹲不下去，可以一个膝盖跪在地板上，然后用你的手臂，把物体移到另一边的大腿旁边，紧紧抓住物体，站起来。

使用中等硬度的床垫　一组西班牙研究人员，研究了313例患有非特异性慢性背痛（没有已知的病因，如破损的椎间盘）的病人，这些病人躺在床上和早上起床后的时间里感觉疼痛。研究者们把这些病人分成三组，分别睡在三种不同的床垫上：软床垫、中等硬度床垫和硬床垫。三个月后，那些睡在中等硬度床垫上的人，睡眠时疼痛减少，早上起床时疼痛减少，白天的行动不便和背痛减少。这些研究者在《柳叶刀》杂志上发表的研究结论说："中等硬度的床垫改善了非特异性腰痛病人的疼痛和行动不便。"

中等硬度的床垫也可以预防背痛。俄克拉荷马州立大学的研究者们对59人进行了1个月的研究，发现把现有的床垫换成中等硬度的床垫，减少了行走时的背部不适和僵硬，并同时改善了睡眠质量和舒适程度。这些发现发表在《脊骨神经医学杂志》上。但是，中等硬度的床垫，不一定对每个人都有效，因为每个人都是不一样的，你最好尝试不同的床垫，找到一个对你最合适的。

热敷缓解疼痛　在一项研究中，患有慢性腰背痛的人，腰背部使用热敷包3天后，疼痛的程度减轻60%。在另一项研究中，热敷包在减轻慢性腰背痛方面的疗效要比布洛芬或对乙酰氨基酚（泰诺）的疗效高25%。这项研究的领导人，斯科特·F. 耐德勒医生对我们说："热敷增加疼痛肌肉部位的血流量、减轻疼痛并改善灵活性和机动性。"

做瑜伽　位于西雅图的华盛顿大学的研究者们，对101例患有慢性腰背痛的病人进行了一项研究。这些病人被分成三组：一组练习12个星期的瑜伽，一组做

手上的帮助

研究表明，许多形式的专业疗法可以帮助你减轻背痛。

脊柱推拿疗法 脊柱推拿师通过对已经导致限制行动的椎关节进行温和或有力的推动等脊柱调整手法，来治疗背痛。加州大学洛杉矶分校公共健康学院的研究人员进行了一项18个月的研究，那些接受脊柱推拿疗法的腰背痛患者，比那些接受传统治疗的病人，疼痛缓解的比例高29%，日常功能也得到改善。

整骨疗法 整骨疗法同样使用手部操作进行脊柱调整，一项关于整骨疗法的研究表明，这种疗法比传统治疗缓解疼痛的有效率高30%。

按摩 英国研究者们对9项关于按摩和背痛的研究进行了分析，他们发现按摩对新发生的背痛（亚急性非特异性背痛）有很好的疗效。

麦肯齐疗法 这种方法使用一种独特的诊断系统，先找出你背部疼痛的物理原因，然后规定具体的运动练习来缓解疼痛。俄勒冈大学的研究者们进行的研究发现，这种疗法比非甾体抗炎药更有效，力量训练、按摩、整脊或背部练习，可以减轻慢性腰背痛。

物理治疗 物理治疗师使用各种技术来改善背痛，包括四肢被动运动以扩大活动范围、运动疗法、训练正确的坐站和行走的姿势以防止和消除疼痛，以及冷热疗法。加州大学洛杉矶分校进行的一项关于物理治疗的研究发现，这种疗法比传统疗法更能减轻疼痛和改善日常功能，两种疗法相比，物理治疗的效果要好69%。

如果你正在考虑物理治疗，请找一个熟悉珍妮特·特拉维尔博士的激痛点、冷冻喷疗和牵拉疗法的专业人员。许多物理治疗师并不了解这些方法，要看就看一个懂得这些疗法的治疗师。冷冻喷疗和牵拉技术使用一种冷冻喷雾剂（比如葛宝尔的喷疗和牵拉气雾喷雾剂）和肌肉牵拉，这种疗法系统的中心是被称为激痛点疗法的缓解疼痛的治疗方式。这种疗法常常可以在几分钟内就能够缓解几十年的疼痛。

12个星期的运动练习，一组阅读关于背痛的自我帮助的书。瑜伽比其他方法更有效地缓解疼痛和减轻日常行动不便。研究的领导人卡伦·J.谢尔曼博士建议说："医生们应该鼓励病人选择具有训练背痛患者经验的瑜伽教练。"

用音乐分散和放松 在一项研究中，研究者们发现，每天听30~60分钟轻松的音乐、连续3个星期，能够使疼痛减轻40%。在另一项研究中，那些因为慢性背痛而入院治疗的病人，5天的音乐疗法，包括经常听那些让他们觉得放松的音乐，可使行动不便减少34%、焦虑减少75%、抑郁减少72%。研究者们说："对于慢性疼痛和与之相伴的焦虑抑郁症，音乐疗法可以是一个很有用的辅助治疗。"

癌　症

真实的病因

癌症有多方面的病因，但是某些因素能够保持免疫系统的强壮，使免疫系统能够不断地消除细胞日常生长和修复过程中正常产生的癌细胞。

营养不良　锌、硒和其他许多营养素对免疫系统的健康都至关重要。

内分泌失调　肾上腺和胸腺激素的正常水平对于免疫系统的最佳状态是必需的。

慢性炎症　这种因素增加癌细胞生长和分化的风险。

睡眠不佳　一晚上良好的睡眠，能够优化免疫系统的威力。

缺乏运动　许多研究表明，体力活动太少，可使患癌症或癌症复发的风险增加。

在大多数肿瘤科医生之间有一个共识，要是有任何人提出一种自然的（我们别忘了，也是跟医生们的治疗方法相竞争的）癌症治疗方法，那一定是在试图整垮绝望和脆弱的病人，所以，作为肿瘤科医生，必须保护轻信的公众不要受到这些骗子的蛊惑（的确有一些所谓的癌症自然疗法只不过是炒作和废话，但是也有很多都是有用的）。

当然，我并不是在说你应该放弃化疗、放疗或者手术治疗癌症。在许多情况下，这些治疗手段能够减轻痛苦并延长甚至拯救生命。然而，在某些情况下，这些治疗手段，提供的益处非常有限，却带来极端的毒性和过高的成本。在很少的情况下，比如对早期前列腺癌患者，使用激素疗法阻止睾酮的产生，这种治疗根本没有任何益处，却带来显著的身体上和财务上的伤害。

但是，如果你发现自己被诊断出癌症，你又如何做出对自己最好的决定呢？你那好心肠的肿瘤科医生在批评自然疗法，而自然疗法医生在说化疗会杀了你！

好消息是，在传统癌症治疗和自然疗法之间，其实并没有真正的冲突，冲突只是在提供这些疗法的人身上。我倾向于我所说的综合医疗：使用对病人有利的最好的自然和医学疗法，不要对任何一种疗法带有偏见。综合疗法在对付癌症方面特别有效。

下面将告诉你如何找到对你最好的癌症治疗方法。

真正的良方

不论你的肿瘤科医生相信或者不相信，有许多针对癌症的自然疗法已经被科学研究证实可以帮到你，并且有人能够确保你了解这些自然疗法。

营养和草药支持

许多营养和草药补充剂可以帮助你预防癌症或减缓癌症的进展。

维生素D，预防癌症和帮助生存　旧金山日光营养与健康研究中心的研究人员说："超过17种不同的癌症可能对维生素D敏感。"这些癌症包括乳腺癌、结肠直肠癌、前列腺癌、胰腺癌、膀胱癌、食管癌、胆囊癌、胃癌、卵巢癌、直肠癌、肾癌、子宫癌以及霍奇金氏和非霍奇金氏病（淋巴癌）。根据他们发表在《癌症研究最新进展》上的研究报告，研究人员计算出，普遍性地每天补充1 000国际单位的维生素D，可使癌症死亡率降低20%，并每年为美国人省下250亿美元的医疗费。

哈佛大学公共卫生学院的研究者们，分析了来自4.7万名男性的饮食与健康数据，他们发现，那些维生素D水平最高的人，与那些维生素D水平最低的人相比，死于癌症的风险低22%。研究者们估计，每天摄入的维生素D提高1 500国际单位，可使男性癌症总体死亡率降低29%，这意味着每年因癌症死亡人数减少85 550人。

下面是一些关于维生素D与四种最常见的癌症的数据：

● **乳腺癌（每年19.4万例新发病例、4.9万例死亡）**　根据《癌症发生》杂志上的研究报告，在一项涉及2 700名绝经期女性的研究中，那些血液中维生素D含量最高的人，与血液中维生素D含量最低的人相比，患乳腺癌的风险低69%。

根据《国际癌症》杂志的报告，在一项针对近900名绝经前期女性的研究中，那些血液中维生素D含量最高的人，患乳腺癌的风险低55%。

布法罗大学的研究人员发现，那些每天在户外2小时或更多时间的女性，比那些每天在户外的时间只有30分钟或更少的人，患乳腺癌的风险低20%。而阳光可以产生维生素D，因此，研究人员做出结论说，花在户外的时间与乳腺癌风险之间的关联，支持维生素D可能预防乳腺癌的理论。

根据发表在《美国临床营养学杂志》上的研究报告，位于西雅图的弗雷德·哈钦森癌症研究中心的研究者们，在一项针对790例乳腺癌幸存者的研究中发现，76%的人血液中维生素D的含量极低，并且维生素D含量越低，癌症进展越严重。他们的研究结论说："临床医生们应该考虑检测乳腺癌患者的维生素D水平。"

我倾向于一个简单的方法。由于对许多营养素（包括维生素D）的血液含量的测试方法都是靠不住的，（所以不论检测结果如何）应每天至少补充2 000国际单位的维生素D（这也是能量再生系统多种营养素能量粉中维生素D的含量）。

● **结肠直肠癌（每年14.7万例新发病例、5万例死亡）**　意大利研究者们在《国际癌症》杂志上发表的研究报告说，他们分析了涉及2 630人的9项关于维生素D水平和结肠直肠癌的关系的研究，分析结果发现，血液中维生素D的水平每上升10纳克/毫升（1纳克=10^{-9}克——译注），患结肠直肠癌的风险就会降低15%。在欧洲的一项涉及1 200人的研究中，那些血液中维生素D含量最高的人，与血液中维生素D含量最低的人相比，患结肠直肠癌的风险低40%。哈佛大学公共卫生学院的研究者们，在一篇总结所有相关研究的论文中做出结论说："改善维生素D状态，可能对结肠直肠癌的发病率和死亡率有潜在的益处。"

● **肺癌（每年21.9万例新发病例、11.9万例死亡）**　哈佛大学医学院的研究者们，对1992～2000年之间进行过治疗的456例早期肺癌患者的生存数据进行了分析。那些血液中维生素D含量高并且在阳光充足的月份进行手术的病人，与那些血液中维生素D含量低并且在冬季进行手术的病人相比，手术后5年存活率高2.5倍。研究的带头人大卫·克里斯蒂尼医学博士说："5年存活率的优势是相当惊人的：72%存活比29%存活，这就是你把维生素D摄入量最高的人跟摄入量最低的人相比所得到的结果。"

● **前列腺癌（每年19.2万例新发病例、2.7万例死亡）**　哈佛大学医学院的研究者们，对近4.8万名医生18年的饮食和健康数据进行了分析。他们发现其中36%在冬季缺乏维生素D（血液中含量低于20纳克/毫升），并且77%的含量不足（低于32纳克/毫升）。那些血液中维生素D含量最低的人，患前列腺癌的风险加倍，患致命的前列腺癌的风险是其他人的2.5倍。"这项研究强调了通过皮肤暴露于阳光之下或者通过饮食，包括食物和营养补充剂来获得合适的维生素D状态的重要性。"这个结论发表在《国家癌症研究所杂志》上。

我给我的癌症病人的建议是，每天摄入2 000～4 000国际单位的维生素D，如果你患有骨转移引起的高钙血症，必须在医生指导下使用维生素D补充剂。

锌　对抗癌症的重要物质DNA。DNA是指导我们的细胞如何行动的遗传物质，DNA损伤会诱发许多疾病，包括癌症。俄勒冈州立大学的研究者们，在40天里给9名健康男性吃锌含量极低的饮食，然后在他们的血细胞中发现了断裂的DNA链。但是，那些断裂的DNA链在吃了足够的锌之后得到迅速修复。这些研究者们在《美国临床营养学杂志》上发表他们的研究结论说："锌似乎是维护人类DNA完整性的一个关键的因素。"

韦恩州立大学医学院的研究者们，在《营养与癌症》杂志上发表的研究报告说："补充锌对防治癌症有良好的作用。"他们指出，锌可以关闭数个与癌症发生和发展相关的生化工厂，血液和组织中锌的含量水平，比其他任何营养标记都更能准确地预测癌症的进展，锌含量越低，癌症的侵害性越强。

碘和辅酶Q10　预防乳腺癌。对于患有乳腺癌的女性来说，这是一种重要的

减轻化疗的不良反应：尝试抗氧化剂

有33项严谨的科学研究，评估服用抗氧化剂对化疗的影响。这些研究涉及2 446人，对这些研究的一个审查发现，抗氧化剂能够减轻化疗药物的毒性影响。其中5项研究发现，那些服用抗氧化剂的人，能够完成更多剂量的化疗疗程（有时候因为化疗的毒性，疗程会中断）。这些研究中使用的抗氧化剂包括谷胱甘肽、褪黑素、维生素A、N-乙酰半胱氨酸、维生素E、硒、乙酰左旋肉碱、辅酶Q10和鞣花酸。

"这项审查提供了第一次系统的审查证据的机会，证实了化疗期间补充抗氧化剂，有可能减轻导致限制用药剂量的毒性。"这一结论发表在《国际癌症》杂志上。

抗氧化剂有助于化疗的事实，可能跟你从肿瘤科医生那里听到的正相反：他们认为抗氧化剂会影响化疗杀死癌细胞的疗效，因为那些疗法通过氧化癌细胞而发挥作用。这是不对的，那些采用营养支持的人化疗效果更好。如果我有一个癌症病人，他的肿瘤科医生表达了这种担心，我会做出让步：我会在化疗前后各一个星期的时间内停止服用这些补充剂。

如果你正在服用乙酰左旋肉碱来预防或减轻化疗或放疗引起的神经痛（这是我在"神经痛"部分推荐的策略），那么继续服用，在化疗期间也可服用。

营养素。在碘摄入量高的国家，比如日本，女性患这种病的比例低70%。对于患乳腺癌的女性，我建议三碘补充剂（Tri-Iodine），每天碘摄入量不要超过12 500微克，除非你是在医生的监督和指导下服用。

在一项研究中，患有转移性乳腺癌的女性，在服用辅酶Q10以后，肿瘤的大小明显缩小。我建议每天服用200～400毫克，采用口嚼片的形式，这样可以提高吸收率。

黄酮类化合物：减少结肠癌　德国研究者们，对87例接受过结肠癌手术或癌前病变结肠腺瘤手术的病人进行了研究，研究者们把病人分成两组：一组服用类黄酮补充剂，另一组不服用。3～4年以后，在服用类黄酮的那一组，没有人结肠癌复发，有1人有了新的腺瘤。而在没有服用类黄酮组的人中，20%的人癌症复发，27%的人有了新的腺瘤。总而言之，在补充类黄酮的人中，复发率为7%，而在没有补充类黄酮的人中，复发率为47%。研究者们发表在《世界胃肠病学杂志》上的研究结论说："长期持续的类黄酮混合物治疗能够降低结肠肿瘤（肿瘤和腺瘤）的复发率。"这项研究中使用的类黄酮补充剂，含有每天20毫克芹菜素和每天20毫克没食子酸酯。

减轻癌症疼痛

　　癌症病人必须忍受疼痛的说法是无法令人接受的，有许多方法，能够消除疼痛和这种疾病带来的其他不适（以及治疗带来的不良反应）。本书的其他几章可以帮助癌症疼痛的病人。

　　● 对于骨痛，参见本书针对骨关节炎的真正良方法则。例如，矿物质锶可以帮助建造骨质，并有助于减轻骨转移的疼痛。

　　● 对于神经痛，参见本书针对神经痛（周围神经痛）的真正良方法则。

　　其他可减轻癌症疼痛的小贴士：

　　在疼痛开始之前服药　如果你正在服用治疗慢性疼痛的药物，在你预计疼痛发生之前服药，或者在疼痛返回的第一个迹象出现时服药。不要等到疼痛已经很严重才服药。如果你遵循这个原则，你总体上会吃更少的药，因此会有更少的不良反应。

　　限制麻醉药的不良反应　麻醉药可能被用来控制重度癌症性疼痛，但是它们也有一些常见的不良反应，比如便秘、疲劳、恶心和呕吐、瘙痒、晕眩、口干以及意识不清。问问你的医生是否可以服用低剂量的两种不同麻醉药。这个策略可能使疼痛缓解效果更好，并减少不良反应。

　　此外，如果对一种麻醉药产生了抗药性，切换使用不同的麻醉药（比如从氢可酮换成羟考酮）可以恢复药物的有效性。

　　镁补充剂（比如能量再生系统多种营养素能量粉中的镁含量）也有助于防止麻醉药的不良反应。

　　控制无法控制的恶心　含有多种控制恶心的药物成分的外用药膏，可能对你有帮助。你可以每隔6小时涂抹1次，或者根据需要涂抹。

　　如果需要，去看疼痛专科医生　我已经治疗过许多癌痛患者，而且我知道他们的疼痛能够得到充分的控制。问题不在于缺乏有效的疗法，而是在于医生们缺乏疼痛管理的教育。如果你有癌痛而且你的医生没法消除疼痛，请求（要求，如果有必要的话）咨询一个有资格认证的疼痛专科医生。不要选择留在痛苦中，这是不健康的，而且在对抗癌症期间，你需要能量去最大限度地享受你的生活，而不是努力应付痛苦！

　　姜黄素　减缓癌症发展。姜黄素是草药姜黄的提取物，也是一种强力抗氧化剂。由于在开发高吸收率的姜黄素方面的突破，这种营养素正在成为癌症病人的一种重要补充剂。姜黄素可作为预防癌症及对于癌症的支持疗法。

　　硒　可预防癌症。研究者们分析了关于饮食和结肠癌的关系的三项主要营养学研究，发现那些饮食中硒摄入量最高的人，患结肠直肠腺瘤（癌前病变）的风险低34%。"高硒状态可能与结肠直肠癌的风险降低相关。"这一结论发表在

《国家癌症研究所杂志》上。

在另一项研究中，纽约州水牛城的罗斯维尔·帕克癌症研究院的研究者们，给424人连续20年每天服用200毫克或400毫克的硒，或者给予安慰剂。每天200毫克的剂量（也是我建议的用量）使癌症发生率降低25%；每天400毫克的剂量对此没有影响。癌症的营养预防研究，涉及1 300人，显示每天200毫克硒的剂量明显减少了肺癌、结肠癌、前列腺癌以及发生任何形式的癌症的风险。

左旋肉碱 战胜癌症疲劳。这种营养素是两种氨基酸的组合物，能够改善机体产生能量的功能。在一项由27例晚期癌症患者参加的研究中，左旋肉碱（剂量从每天500毫克，逐渐增加到每天3 000毫克）能够减轻疲劳、改善睡眠、缓解抑郁。

走路远离癌症

许多研究表明，经常运动可降低患癌症的风险，并有助于防止癌症的复发。

例如，在一项对超过2 600名男性长达17年的研究中，芬兰研究者们发现，那些平均每天运动30分钟的男性，发生和死于任何一种癌症的风险低了37%。

当哈佛大学公共卫生学院的研究者们对668例患有结肠癌的男性进行研究时发现，那些运动最多的人，与那些运动最少的人相比，死于这种疾病的风险低53%。

这些研究给你带来的有用信息是，跟踪最新的运动与健康指导，并参与一项你喜欢的运动，每个星期至少运动150分钟，分段进行每次10分钟的运动也可以。

与自然疗法专家合作

研究表明有许多安全而且低成本的自然疗法，能够在提高疗效的同时，降低化疗的毒性。如果有可能，可求助于自然疗法专家。

念珠菌过度生长

真实的病因

营养不良　饮食中过多的糖饲养念珠菌，引起过度生长。

处方药滥用　抗生素杀死有助于抑制念珠菌的友好细菌。

消化不良　肠漏症，削弱的肠壁，导致由念珠菌过度生长引起的食物过敏。

真菌通常生长在其他动物身上，其中包括白色念珠菌，如今正悄悄地愉快地生活在你的肠道和口腔中。念珠菌是一种真菌并且能够繁殖、过度生长，感染你的肠道和鼻窦。在肠道里，它会排挤那些有助于你的健康的"友好"细菌。念珠菌在哪里过度生长，就会在哪里放出毒素、引发炎症、导致食物敏感、削弱免疫系统，并通常导致不健康。

念珠菌过度生长，可能由许多原因引起，包括营养不良、充满糖分的饮食、睡眠不足、抗生素滥用（抗生素杀死肠道中的友好细菌，允许真菌过度生长）、类固醇药物、糖尿病以及消化问题。关于念珠菌感染引起并使消化问题恶化的作用，参见"消化不良"。

然而，无须去问大多数医生关于真菌过度生长的问题。医学只承认皮肤、指甲、头发或骨盆区（以及严重的可以杀死你的血液感染）的感染。那是因为没有哪一项医疗检测，能够诊断念珠菌在肠道和鼻窦的过度生长，并与其在人体中正常的存在相区分开来。这样的结果，导致大多数医生认为肠道或静脉窦中的念珠菌过度生长根本就不存在。试试看把这个消息告诉那些疯狂生长的念珠菌，或者饱受这种极少被承认的健康问题折磨的数百万美国人！

如果你有下面的一种或多种健康问题，你应该怀疑念珠菌过度生长，并实施针对这个问题的真正良方法则：

● 慢性鼻窦炎或鼻充血（这通常是由念珠菌引起的）

● 食物过敏（肠漏症的结果，念珠菌过度生长影响肠道的内壁，允许大团的未经完全消化的蛋白质进入血流，引起免疫系统的攻击）

● 慢性疲劳综合征/纤维肌痛（如果你有这两种问题中的任何一种，可以认为你有念珠菌过度生长的问题）

● 糖瘾（糖是念珠菌最喜欢的食物，嗜糖或其他精制碳水化合物通常是念珠

179

你应该停止食用酵母吗？

基于一种对酵母的敏感反应可导致念珠菌过度生长的理论，许多关于酵母菌过度生长的书（包括经典的《酵母连接》，作者是令人尊敬的已故的威廉·克鲁克医生），都建议读者在饮食中避免所有的酵母。然而，存在于大部分食物（除啤酒和奶酪以外）中的酵母，与通常应该对酵母菌过度生长负责的念珠菌并没有紧密的关系。在我和病人的经验中，许多尝试不含酵母的饮食的人，最终是在吃一个营养不足的饮食，这无法帮助他们克服念珠菌过度生长的问题。

没错，少数患有念珠菌过度生长的人确实对酵母过敏，但是在我的医疗实践中，这种情况的发生率不到10%。这些人可能会从严格排除酵母的饮食中获益，但是对大多数人来说，无糖饮食已经足够而且更容易实现。

菌过度生长的一个表现）
- 肠易激综合征（往往由念珠菌过度生长引起并导致恶化）
- 肾上腺衰竭（完整的症状清单，参见"肾上腺衰竭"一节）
- 反复发作的痛苦的鹅口疮（发生在口腔里，持续大约10天），或者嘴角的炎症（称为口角炎）
- 长期重复使用抗生素的历史（特别是用四环素治疗痤疮的情况）

当你治疗念珠菌的时候，这些症状通常会改善甚至消失。

真正的良方

像这本书里所有的真正的良方一样，这一个也是我给我的病人们使用的法则。这种疗法非常有效，通常在6～10个星期内消除症状，此后仍需要继续治疗3～5个月。念珠菌盘踞在体内，不会一夜之间就消失。

避免糖分　念珠菌每周7天、每天24小时都在吃糖，如果你吃糖就等于是喂养它们，于是它们生存并且繁殖。如果你不吃糖，这些念珠菌会更容易死光光。这意味着从它们和你自己的菜单上把糖拿下来，并且这意味着所有形式的糖，包括果汁（每天一两份水果是可以的）、玉米糖浆、果冻、糕点、糖果、蜂蜜和饮料（每一罐350克的饮料中含有9茶匙的糖）。

可以用健康的天然甜叶菊来作为糖的替代品。甜叶菊是安全的天然甜味剂。

补充益生菌　这些补充剂含有通常栖息于你的肠道里的友好的、有益健康的细菌，比如嗜酸乳杆菌。这些细菌中的好家伙们与真菌作战并杀死真菌。我还建议你每次服用抗生素（这个会杀死友好细菌）时同时补充益生菌，并在你的处方药用完之后的1个月（也许需要5个月）内继续服用。

多吃富含嗜酸菌的酸奶　另一种摄取肠道益生菌的方法是吃食补。每天喝一杯富含活性嗜酸菌的酸奶，要确保酸奶是无糖的。就我个人而言，我发现有些无糖希腊酸奶是令人惊讶的美味，我只是在其中加入一些甜叶菊和新鲜水果。

服用抗真菌草药　许多天然抗真菌草药可以提供帮助，但是，当服用的剂量高到足以杀死真菌的时候，这些草药通常会刺激你的肠胃引起消化不良。我发现了一种组合抗真菌草药，每一种成分的剂量都比较低，可以预防消化不良。我最喜欢的天然抗真菌组合制剂是营养元素公司（Nutri Elements）出品的抗真菌片（Anti-Y）。这种抗菌片含有：

- 椰子油（50%辛酸）：240毫克
- 熊果叶提取物：120毫克
- 葡萄柚籽提取物：160毫克
- 橄榄叶提取物：200毫克
- 奶蓟草提取物：50毫克
- 牛至粉提取物：200毫克
- 脱臭大蒜粉：240毫克
- 硫酸黄连素：80毫克
- α-硫辛酸：50毫克
- N-乙酰半胱氨酸：50毫克

服用处方药物地富康，每天200毫克，连续服用6个星期。

警惕真菌的大面积死亡

我建议先采用无糖饮食、每天一杯富含嗜酸菌的酸奶、益生菌补充剂，以及天然抗真菌补充剂1个月，然后再开始服用抗真菌处方药物。这是因为，服用处方药会造成真菌的大面积死亡，如果你对真菌的"尸体"过敏，你的症状可能反而会更恶化。先从自然疗法开始，可以帮助你规避真菌的大面积死亡，以及因此而带来的不良反应，取而代之的是，逐渐地开始这个过程，在你开始服用处方药物之前，慢慢地杀死真菌。

腕管综合征

真实的病因

营养不良　营养素缺乏，尤其是维生素B_6缺乏，可导致组织肿胀，并诱发腕管综合征。

内分泌失调　甲状腺激素水平偏低也可引起肿胀。

慢性炎症　压力带来的反复损伤，比如日常工作中的打字，可导致炎症，并引发组织肿胀。

你的手（也许是一只手，也许是两只手）疼痛，并带有灼热、刺痛的感觉，甚至是一种刺痒、酸痛的麻木感。疼痛的感觉主要在手掌、拇指、食指和中指上。这些症状常常使你夜间醒来，使你感觉好像必须甩掉你的双手，才能让那种不适感消失。到底发生了什么？

你患上了腕管综合征，是因为正中神经受伤引起的。正中神经从前臂延伸到双手，这一路上，正中神经要通过狭窄的腕管，腕管又遍布着9根肌腱。当神经周围的肌腱及其他组织受刺激并发炎性肿胀的时候，它们会卡压正中神经，导致腕管综合征。

那些刺激的背后又是什么呢？有时候，这是反反复复做同一个动作引起的应力性损伤，比如在装配线上工作或整天打字。能够滋养神经的营养素，如维生素B_6缺乏也可导致这个问题。研究还发现甲状腺机能减退症也能导致腕管综合征。

但不管原因是什么，许多人有这个问题。根据美国神经病学学会的统计，大约1/10的人患有腕管综合征，相当于产业工人的1/2。

对这种问题的标准医学治疗就是手术。这种治疗是有用，但是也很昂贵。除此之外，有些人会因为手术后留下的疤痕而感到不适，或者手术2年后复发。

好消息是，如果你愿意而且能够停止那些导致腕管综合征的不断重复的动作，你几乎总是可以找到不需要手术的疗法来缓解症状。

真正的良方

不幸的是，你的医生可能完全不熟悉那些廉价的、非手术但很有效的治疗腕管综合征的方法。而我的病人在采用我将要描述的简单疗法6个星期后，近乎所有人的腕管综合征都得到了彻底解决。如果你的医生建议手术治疗腕管综合征，问问他你是否可以先尝试一下这些疗法，这些疗法至少要进行6个星期。你很可能永远不需要看到手术室里面的样子。

服用维生素B$_6$　在维护神经的健康、减少导致卡压正中神经的组织肿胀方面，维生素B$_6$起着至关重要的作用。有8项研究显示，饮食中补充维生素B$_6$，有助于缓解腕管综合征的症状。"向腕管综合征患者建议服用维生素B$_6$补充剂，这看起来很合理。"新泽西医学和牙科大学理疗和康复中心的研究者们，在审查了关于维生素B$_6$与腕管综合征关系的研究后得出如此结论。他们的研究成果发表在《营养观察杂志》上。维生素B$_6$并不是越多越好，超过每天500毫克的剂量，会加重神经问题，因此，最好是把每天的剂量控制在250毫克以内。在服用3个月以后，你可以把维生素B$_6$的剂量降低到每天50毫克。

补充甲状腺素　如果你患有腕管综合征，那么，即便你的实验室检查结果显示你的甲状腺素水平是正常的，你还是可能会从补充这种激素中受益。这是因为被认为"正常"的甲状腺素检测结果常常是很低的，而低水平的甲状腺素是这种疾病的一个常见的病因。

你的甲状腺跟你的手腕之间有什么关系呢？如果你的甲状腺素水平低，会导致组织肿胀，而组织肿胀会挤压神经。因此，补充维生素B$_6$和甲状腺素，通常可以减轻肿胀，足以完全消除疼痛和麻木。关于如何检测甲状腺功能减退症的更多信息，参见本书"内分泌失调"和"甲状腺功能减退症"部分的内容。

使用手腕夹板　许多人睡着睡着就会把手腕放在一个弯曲的位置，而不是直线的位置，这样会导致拉伸和牵扯正中神经。这是为什么你半夜醒来的时候，会

值得一试的新疗法

虽然本章所描述的治疗方案，在缓解腕管综合征方面非常有效，我还是希望谈一谈另一种非手术治疗方法，研究表明这种新疗法有非常好的作用。

这种疗法是被称为C-TRAC的自动手拉伸（或者手牵拉）装置。它有点儿像一个充气的血压袖带，缠绕在手上，有一个孔让拇指露出来。这个装置能够拉伸医生通常会切开以放松腕管的韧带，并能拉伸围绕着腕管中的肌腱的腱鞘，从而消除对正中神经的压力。

纽约圣文森特天主教医疗中心理疗与康复中心的医生们进行了一项研究，给19例腕管综合征患者使用C-TRAC装置，每天3次，每次5分钟，连续使用4个星期。他们的疼痛减少了92%、刺痛减少了93%、麻木感减少了79%，并且不再有夜间疼痛。

这项研究的带头人汉贝托·珀拉塔医生在《手部治疗杂志》上发表的研究报告说："C-TRAC与夹板、皮质类固醇注射和手术治疗有相同的疗效。"

觉得刺痛和麻木。睡觉时佩戴一个固定手腕夹板，就是一个能够保持你的手腕处于自然状态（你可以想象一下手拿一杯水时手腕的位置）的手腕夹板，这样你就可以把夜间加在神经上的压力拿掉了。

　　每天晚上佩戴手腕夹板，连续佩戴6个星期，白天的时候，你也可以使用，只要对你来说是方便有用的就行。你可以很容易地在药店、医疗用品店或者网上买到固定手腕夹板。

慢性疲劳综合征和纤维肌痛

真实的病因

睡眠不佳　失眠是慢性疲劳综合征和纤维肌痛这两种病共同的主要症状，治疗失眠对于缓解这两种病来说至关重要。

内分泌失调　肾上腺和甲状腺激素以及睾酮水平低，可导致慢性疲劳综合征和纤维肌痛的发生。

营养不良　对消耗营养的高糖饮食上瘾，可导致慢性疲劳综合征和纤维肌痛。

缺乏运动　由于慢性疲劳综合征和纤维肌痛带来的疲劳和肌肉疼痛导致的运动不足，使身体机能减退。逐渐地增加运动量，是治疗这两种病关键的一部分。

幸福缺失　严重的精神压力会使这些健康问题恶化。

你睡了一晚上，醒来却感觉疲倦；你中午午睡了，醒来还是感觉疲累；你出去度假2个星期，回到家里仍然感觉疲倦……你时刻感觉累，真的很累。

这还不是问题的全部，你的睡眠永远不是深睡，永远不能让你焕然一新。实际上，感觉上好像你醒着的时间超过你睡着的时间，每一晚都是这样，而且你常常觉得痛，莫名其妙的、全身性的疼痛，甚至你会难以思考，因为难以集中注意力、记不住、难以决断。

如果这些症状听起来很像是你的问题，严重的即便在休息后也不能消退的疲劳、遍布全身的疼痛以及头脑不清，那么你很可能患有慢性疲劳综合征或纤维肌痛。对大多数人来说，慢性疲劳综合征和纤维肌痛是同一种病的两种表现，我通常把它们放在一起，称为慢性疲劳/纤维肌痛。

慢性疲劳/纤维肌痛是一个能量危机：你消耗的能量，超出你的身体可以提供的能量，通常是因为各种各样长期的身体上和心理上的压力而引起，以至于你的身体会引爆雷管（身体崩溃了）。而这个雷管，是一个主雷管：你的下丘脑。这是大脑的一部分，负责控制睡眠、内分泌系统、饥饿和口渴、情绪、性欲、血流、血压、体温和出汗、排便等功能。

如果你患有以慢性疲劳综合征为主的慢性疲劳/纤维肌痛，你的主要症状是严重的慢性疲劳和失眠；如果你患有纤维肌痛为主的慢性疲劳/纤维肌痛，你的主要症状是肌肉疼痛和失眠。为什么会肌肉疼痛呢？肌肉就好像是弹簧，放松和释放比收缩消耗更多的能量。想想尸僵的情形，肌肉完全没有了能量，也完全收缩和僵化的样子。那么，能量危机，导致你的肌肉缩短、紧张、疼痛。你可能会全身疼痛，或者在某一个部位发生疼痛，疼痛可能是持续不断的，也可能是时不时的。而这种慢性肌肉疼痛本身又产生更多的疼痛信号，这个问题称为中枢致敏。你会疼痛，可能是全身的，也可能是时时刻刻的。

慢性疲劳/纤维肌痛常见症状包括下列问题：

- 极度疲劳，哪怕只是轻度活动之后
- 失眠
- 酸痛
- 健忘
- 头脑不清
- 非比寻常的口渴
- 肠道疾病
- 反复感染
- 体重增加（平均增加约28.8千克，即32磅！）
- 性欲低下

不要让医生告诉你这些症状只不过是"你脑子中的想象"，或者告诉你说慢性疲劳综合征和纤维肌痛不是"真正的疾病"，大多数医生没有经受过诊断或治疗慢性疲劳/纤维肌痛的训练，甚至常常否认这两种疾病的存在。但是，美国国家卫生院、疾病预防与控制中心和食品药品监督管理局，都认定慢性疲劳/纤维肌痛是真正的疾病，而且是很常见的疾病。

在过去10年中，新估计的纤维肌痛流行性提高了几乎400%，包括全部美国人口的4%~8%（大约2 400万人）。据估计，慢性疲劳综合征从人口的0.5%增加到了2.5%（大约760万人）。

慢性疲劳/纤维肌痛有许多可能的病因，像我前面提到过的那样，严重的身体和心理压力可导致这种病。你也许有过一个突然的感染，即一些专家称作"死翘翘流感"的急性感染，而你从未真正从这种病中得以完全复原。营养不良也是这种病的一个原因，或者是因为对糖和其他精制碳水化合物"上瘾"（可导致念珠菌过度生长和其他慢性感染，使肾上腺衰竭、削弱下丘脑并导致慢性疲劳/纤维肌痛）而引起，或者因为上述几种因素的任何组合而引起。就像在你家里有很多种原因会烧断保险丝一样，也有很多的原因会烧断你身体的保险丝。

1975年，我得过慢性疲劳/纤维肌痛，这导致我离开了医学院并无家可归一年之久。但我终于学会了如何从病痛中恢复，并在过去的35年中，致力于帮助那些患同样疾病的人康复。

真正的良方

好消息是，慢性疲劳/纤维肌痛是很容易治好的，记住：我说过这种问题是因为超负荷的下丘脑"保险丝熔断"造成的。那么，就像保险丝熔断的时候对电路保险装置本身没有真正的损害一样，患上慢性疲劳/纤维肌痛对你的下丘脑也没有真正的损害，下丘脑只是进入"低速"状态，直到引起慢性疲劳/纤维肌痛的能量危机得到妥善处理。我把自己治疗慢性疲劳/纤维肌痛的疗法叫作"阳光"（SHINE）方案：

- ●S：睡眠恢复　　　●H：激素支持　　　●I：炎症的治疗
- ●N：增加营养　　　●E：运动（量力而行）

在一项发表在医学期刊《慢性疲劳综合征》上的研究中，我和同事们在72例慢性疲劳/纤维肌痛患者身上测试了阳光方案，我们把受试者分成两组，一组接受阳光方案的治疗，另一组接受其他方案的治疗。

3个月后，那些接受阳光方案治疗的32例中，有29例说有明显效果：感觉"好多了"（16例）或者"好些了"（13例），他们有更多的精力、睡眠更好、头脑更清晰、疼痛减少、总体感觉好转。而对照组33例中，只有12例有明显效果：感觉"好多了"（3例）或者"好些了"（9例）。

在美国疼痛管理学会的学会期刊《实用疼痛管理》上的一篇编辑社论中，讨论了这些结果的重要性："由泰特鲍姆博士等人进行的这项研究，以及多年的临床经验，使得这种疗法成为对纤维肌痛患者的标准治疗方案中一个卓越而有效的组成部分。"

让我们来看一看，如何实现阳光方案。

睡眠恢复

下丘脑控制睡眠。在慢性疲劳/纤维肌痛病人中，下丘脑发生故障，这意味着每天睡7~8小时是不可能的，包括非做梦的深度睡眠，这种深度睡眠才是真正有修复功能的，才是能够修复功能受损的下丘脑的睡眠。不幸的是，市场上的许多改善睡眠药物，只能使这种问题更加恶化，因为这些药物实际上减少深度睡眠的时间，即减少最能使身体修复的无梦深度睡眠的时间。

如果你患有慢性疲劳/纤维肌痛，你需要服用正确的睡眠药物，这包括唑吡坦（舒眠）、盐酸曲唑酮（三唑酮）、加巴喷丁（纽若定）、氯硝西泮（克罗诺平）和普瑞巴林（利痛抑）。如果你没有不宁腿综合征，也可以使用环苯扎林或者阿米替林，这两种药会加重不宁腿综合征的症状。

非处方药物，如多西拉明（联嗪）或盐酸苯海拉明（苯海拉明），睡前服用25~50毫克的剂量也是很有效的。

我还建议你尝试一种天然助眠药，即修复睡眠配方（Revitalizing Sleep Formula），其成分有茶氨酸、牙买加山茱萸、野莴苣、缬草、西番莲和啤酒花。这些是非常有益的。此外还有一些其他的自然方法，可以提高睡眠质量。关于这个配方和其他自然助眠疗法的更多信息，本书参见"失眠及其他睡眠问题"的讨论。

································ · ································

有助于慢性疲劳/纤维肌痛的最佳天然和处方补充剂

一位病人要求我列一个对慢性疲劳/纤维肌痛患者最有用、最有效的补充剂清单，在我的清单上，我列出了能量再生系统多种营养素能量粉和核糖，我还建议以下补充剂：

修复睡眠方案　由酶治疗公司和综合疗法公司出品。这种补充剂的配方，含有这样的草药和食物成分：缬草、西番莲、L-茶氨酸、啤酒花、番石榴和野莴苣。每天晚上睡前30～90分钟，服用2～4粒。你也可以白天服用来对付焦虑症，每天服用不要超过8粒。

嗜酸乳杆菌珍珠丸　由酶治疗公司出品。嗜酸菌是友好的消化细菌，这种疗法有助于控制念珠菌过度生长，而念珠菌过度生长是慢性疲劳/纤维肌痛的一个常见的病因。每天2次，每次2粒，连续服用5个月，然后继续服用每天1粒的维持剂量。

抗真菌片　由营养元素公司出品。这是一个绝佳的天然抗真菌产品，每天服用2次，连续服用3～5个月。

肾上腺逍遥丸　由酶治疗公司出品。这种产品有助于重振衰弱的肾上腺，而肾上腺衰竭是慢性疲劳/纤维肌痛的常见病因。每天早上服用1～2粒，或者早上服用1～2粒加上中午1粒。如果这个产品让你的胃不舒服，减少剂量或者在进餐时服用。

BMR复合剂　由综合疗法公司出品。这是一种甲状腺腺体和关键营养素以及草药的混合制剂，以帮助治疗甲状腺功能减退症。甲状腺功能减退症是慢性疲劳/纤维肌痛的另一个常见的病因。每天3次，每次1片。

息痛　由酶治疗公司出品（或者采用综合疗法公司出品的止痛方程式-Pain Formula）。这种止痛药物含有抗炎草药和一种食物提取物：柳树皮、齿叶乳香和樱桃。每天3次，每次2片。这种药需要2～6个星期才能完全发挥作用。在这以后，把服用剂量降低到每天3次或者每天2次，每次1片，取决于能够控制你的疼痛的计量要求。友华制药的姜黄止痛片，也是极好的止痛药。这两种药物可以混合使用。

鼻窦炎喷雾剂　这是一种处方复合制剂。每天2次，每次每个鼻孔中喷1～2下，连续使用6～12个星期，与地富康同时使用。这种疗法可以消除慢性疲劳/纤维肌痛患者中常见的慢性鼻窦炎。我建议将这种喷雾剂与免疫基因公司（Immunogenics）出品的银鼻喷剂（安根定$_{23}$，每天3次，每次每个鼻孔喷5～10下，连续使用7～14天，或者直到问题解决）同时使用。

··

因为你的睡眠中枢不能正常工作，在治疗慢性疲劳/纤维肌痛的最初6个月中，你可能需要采用多达6种不同种类的睡眠疗法，以达到每晚8小时的睡眠，最好是每一种都用一点点，而不是某一种药物大剂量的服用。这看起来可能像是有很多药片和治疗，但是想一下，治疗因为生病的下丘脑而引起的失眠，就像治疗高血压的情况一样，你的医生从一种控制血压的药物开始，逐渐地加入一种又一种的药物，直到达到控制的目的，并且这些药物的处方，都是只要需要就必须终身服用的。

在感觉良好6～18个月后，你也许可以停止服用这些睡眠药物，但是更可能的情况是，你需要在余生中继续每天服用1/2～1片助眠药，或者是有助于睡眠的草药，尤其是在压力大的时期，以确保你不会复发。这种情况，类似于高血压或者糖尿病患者，需要终身服用药物，来控制高血压或者高血糖，医生们不会在每次血压或者血糖水平正常化的时候就让你停药！而我和超过1.5万例慢性疲劳/纤维肌痛患者的经验也表明，这种继续长期使用睡眠药物的方式是安全的，如果你想好起来并且保持健康，这种方式也是必需的。

激素调节

正如电网控制中心控制着一个城市或者一个国家的电力一样，下丘脑控制着激素在整个身体里的分布。这就是为什么如果你的下丘脑功能不能达标，你会有各种各样的内分泌失调或者激素缺乏，所有这些都需要重新平衡和再生。

根据我的临床经验，使用生物同质性甲状腺、肾上腺、卵巢和/或睾丸激素，有助于治疗慢性疲劳/纤维肌痛，哪怕你的血液测试表明这些激素的血液水平是正常的。在本书"内分泌失调"那一章里，你可以学到更多的有关生物同质性激素的知识，以及为什么许多血液测试不能准确地显示激素水平。

例如：患有慢性疲劳/纤维肌痛的女性在她们的生理期前后症状会更严重，而生物同质性雌激素和孕激素有助于她们减轻症状。那些睾酮的血液水平在正常范围最低的30%的男性（占男性慢性疲劳综合征患者的70%），补充生物同质性睾酮也会对他们有帮助。每天2.5～20毫克的天然氢化可的松有助于疲惫的肾上腺恢复活力。

对于那些有严重疲劳的慢性疲劳综合征患者和有严重疼痛的纤维肌痛患者，我还建议他们尝试一种可提供能量的甲状腺激素的疗法，明确说就是：处方脱水甲状腺；或者T4和T3甲状腺激素的混合制剂。可从美国的定制药房订购。

如果你的医生不能跟你一起努力找到治疗慢性疲劳/纤维肌痛的生物同质性激素的正确配方，可以从网站www.fibroandfatigue.com了解相关信息。

炎症的治疗

大多数患有慢性疲劳/纤维肌痛的人，其免疫系统虚弱，导致多种慢性炎症。这些炎症，可包括病毒感染（如嗜异性鼠白血病病毒相关病毒即XMRV病毒、鼠白血病病毒即MLV病毒、人疱疹病毒即HHV-6病毒、巨细胞病毒和人类疱疹病毒IV型）、寄生虫和其他肠道感染，以及那些对长期使用抗生素环丙沙星和多西环素治疗敏感菌的感染，比如支原体感染、衣原体感染、莱姆病螺旋体感染以及最常见的真菌感染。

因为大多数的慢性疲劳/纤维肌痛患者有真菌（白色念珠菌）过度生长的问题，我发现许多人受益于6～12个星期的抗真菌治疗，所用的药物是抗真菌的氟康唑（地富康）或者采用"念珠菌过度生长"部分谈到的针对念珠菌的其他疗法。

如果经过几个月针对念珠菌感染的治疗后，你的症状依然没有改善，那么，去看一个慢性疲劳/纤维肌痛专科医生，他可以帮助你检测和治疗其他的感染。

增加营养

慢性疲劳/纤维肌痛患者日常需要充足的营养，他们可以从能量再生系统中获取这些营养素。能量再生系统是我特别为我的慢性疲劳/纤维肌痛患者配制的多种营养素能量粉，但是它能为每一个服用的人提供营养和使人恢复精力。你可以在"营养不良"一章中阅读更多关于这种补充剂和其他你可能需要的补充剂的信息。

我还建议在饮食中补充核糖，这是我所认为的能够"快速解决"慢性疲劳/纤维肌痛的终极疗法。核糖是一种健康的糖分，在核糖核酸（RNA）和脱氧核糖核酸（DNA）的制造中起着作用，并且是细胞能量的重要组成部分。事实上，你身体里的主要能量分子，如三磷腺苷、烟酰胺腺嘌呤二核苷酸（NADH）和黄素腺嘌呤二核苷酸（FADH），就是由核糖加上维生素B和磷酸盐组成的。

在我和同事们进行的一项关于营养的研究中，36例慢性疲劳/纤维肌痛患者，每天3次、每次服用5克核糖，连续服用25天，然后降低到每天2次、每次服用5克的剂量。其中23例有更多的精力、睡眠更好、精神警觉性更高、疼痛减轻以及总体上更健康。平均下来，他们的能量水平增加了45%。

在第二项研究中，有53位保健医生诊所的275例慢性疲劳/纤维肌痛患者参加，仅仅在3个星期之后，这种营养素（核糖）平均使病人的能量水平提高61%。对于单一的一种营养素来说，这是一个非常显著的改善。

核糖是以粉末状的形式服用的，我推荐每天3次，每次5克核糖粉，连续服用3个星期，然后降低到每天2次的剂量。通常，在2～3个星期之内，你就会看到自己精力改善。

更多资源

更多信息请访问网站：www.endfatigue.com和www.fibroandfatigue.com。在那里，你可以得到更多关于本书提到的治疗方案和帮助

感冒和流感

真实的病因

营养不良 要击退引起感冒和流感的病毒，需要免疫功能处于最佳状态。许多营养素是最佳免疫功能的关键。

睡眠不佳 充足的睡眠，对于强壮的免疫系统来说是必需的。

内分泌失调 虚弱的肾上腺和肾上腺内分泌失调是感染的风险因素。

在本书"慢性炎症"一章中，你可以找到优化你的免疫系统、预防感染和其他免疫问题的完整方案。慢性炎症是免疫系统过于活跃因而需要平衡的一个标志。本章将重点介绍两种最常见的感染：感冒和流感，即上呼吸道感染。

真正的良方

总体说来，美国人每年感冒10亿次，每一年，我们咳嗽、流鼻涕、打喷嚏，这会送给医生15亿美元，并在非处方的咳嗽和感冒药上花费20亿美元。

幸运的是，很少有人死于感冒。然而，对于流感，你可不敢这么说。流感病毒每年把20万美国人送进医院，并杀死3.6万人，其中许多是65岁以上的老人。而流感疫苗并不能保证为你提供保护：在2007～2008年的流感季节，那些流感疫苗对于预防流感只有44%的保护效果。

如果你觉得自己患了上呼吸道感染，我建议你采取下面这些行动：

服用天然胸腺激素 胸腺有助于加强你的免疫系统。专业补强剂中的天然胸腺激素，是一个非常有效的免疫增强剂，我认为每个人的药柜中都应该拥有这种补充剂。每天3次，每次把1包内容物含在舌下溶解，直到感染清除。在呼吸道感染初起时开始服用，通常能够在12～36小时内清除感染。

欧斯洛克舒能（Oscillococcinum） 对于流感和类似流感的症状，服用欧斯洛克舒能。这种顺势疗法产品（可在美国大多数的健康食品店、一些超市或者网上买到），有助于缓解流感症状（或者感冒引起的类似流感的症状），比如寒战、发热、疼痛以及说不清道不明的浑身感觉不舒服（萎靡不振）。这种疗法也能加速流感的康复。为了能够有效，你需要在感染的初期只要有任何症状时就开始服用。

服用维生素C 服用维生素C，每天1 000～8 000毫克。是的，维生素C的确

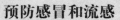

预防感冒和流感

最好的防御就是有效的进攻：一开始就别让自己感冒。下面是如何保护你不感冒的方法：

维生素D 每天2 000～4 000国际单位。在耶鲁大学医学院医疗系的詹姆斯·R. 萨贝塔博士领导的一项研究中，研究者们对195名健康成年人测量每个月的维生素D血液含量。这些测量从9月的第三个星期开始，并持续了4～5个月。同时，研究的参与者们被要求报告任何急性呼吸道感染的信息。

那些血液中维生素D含量不足38纳克/毫升（1纳克$=10^{-9}$克——译注）的人，患上呼吸道感染的次数加倍。在18个血液中维生素D含量一直保持在38纳克/毫升的人中，15个人完全没有发生上呼吸道感染——没有感冒或者流感。这18人中，有13人服用维生素D补充剂。上述血液维生素D含量维持在38纳克/毫升以上的人被感冒或流感击中时，他们的病程也更短；38纳克/毫升以下的人群，感冒时急性呼吸道感染的天数，比38纳克/毫升以上人群的天数高4.9倍。其他的180名参与者，血液中维生素D含量一直低于38纳克/毫升，其中81人得了感冒和流感。

该研究报告的统计汇总：血液中维生素D含量在38纳克/毫升以上的人，患感冒或流感的风险减少一半。"至少在秋季和冬季，维持25-羟基维生素D的血清浓度在38纳克/毫升或以上，能够显著降低急性病毒性呼吸道感染的发病率，以及由疾病带来的负担。"

你怎么才能知道自己的维生素D血清浓度在38纳克/毫升以上呢？我不建议你去花钱测试，相反地，我建议你服用含有1 000～2 000国际单位维生素D的多种维生素/矿物质补充剂，并通过每天在室外散步晒太阳来得到所需的维生素D剂量。记住避免晒伤，而不是避免阳光！

锌 每天10～20毫克。如果你年满65岁，为了预防肺炎，每天补充10～20毫克的锌。塔夫茨大学营养免疫学实验室的研究者们发现，"低锌状态"可引起老年人的肺炎，发病次数更多、病程更长、使用更多抗生素、死亡率更高。补充锌是一个"潜在的低成本的干预措施，能够降低"老年人患肺炎的风险。这一研究结论发表在《营养学评论杂志》上。低锌状态也是为什么肺炎疫苗（可能还包括其他疫苗）有时候不起作用的原因之一。

能帮助普通感冒的恢复。研究人员分析了30项关于维生素C和感冒的研究，这些研究涉及1.1万人。他们发现，服用维生素C可以将成年人感冒的病程缩短13%，并将儿童的感冒病程缩短22%。

他们还发现维生素C可以使耐力运动员和业余运动员（比如马拉松选手和滑雪者）以及那些在寒冷天气里在室外度过大量时间的人，发生感冒的概率降低

50%。我建议服用足量的维生素C，足以引起（无害的）轻度腹泻（表示身体有击退感染所需要的一切），然后减少维生素C的剂量，回到一个令人舒适的水平。

锌含片 服用锌含片，每天5～8片。位于底特律的韦恩州立大学的研究者们，对50例患上感冒不足24小时的患者进行了研究。让其中半数的人含服锌含片（每一粒含片含有13.3毫克的醋酸锌，2～3小时含化1片），另一半人服用安慰剂。含服锌含片的人，感冒的病程缩短（平均缩短到4天，而不是一般的7.1天），而且他们的咳嗽症状清除得更快（平均2.1天，而不是5天）。此外，根据发表在医学期刊《传染病》上的研究结论，这些含服锌含片的人，感冒症状也没有那么严重。这组研究者们进行的另一项研究成果发表在《美国临床营养学杂志》上，根据这项研究，服用锌补充剂的55岁及以上的人，与同样年纪但是不服用锌补充剂的人相比，患任何感染的病例"显著减少"。我建议你服用含有至少10～20毫克锌的含片，并且每天至少服用80毫克，如果你有咽喉痛，这些会特别有帮助。

服用草药制剂 对于肌肉酸痛和疼痛以及发热，服用含有抗炎草药柳树皮、齿叶乳香和樱桃的混合制剂。但这种草药只适用于成年人，而不适用于儿童。

服用紫锥菊 服用紫锥菊，每天1 000毫克。作为经常被推荐用于预防和治疗感冒的药物，紫锥菊是美国使用最广泛的草药，使用天然产品的人中，有40%的人使用紫锥菊。但是，著名的《新英格兰医学杂志》上一个备受瞩目的研究表明，这种草药对于阻止、缩短或缓解感冒没有作用。

为了在科学上澄清紫锥菊的有效性，康涅狄格大学药学院的研究者们，分析了关于紫锥菊和感冒的14项研究结果，涉及近3 000人。他们发现紫锥菊是有效果的，能使患感冒的概率降低58%，并且使感冒的病程平均缩短1.4天。

"我们从这项研究中得到的信息是，紫锥菊在预防和治疗感冒方面确实有很强的效果。"这项研究的带头人、康涅狄格大学药学院副教授克雷格·科尔曼博士告诉我们说。

那么，发表在《新英格兰医学杂志》上的研究为什么会显示紫锥菊没有效果呢？科尔曼博士说，那一项研究存在两个问题。那个研究用了紫锥菊中最不常用的一种狭叶紫锥菊，而不是大部分人服用的那种紫叶紫锥菊。同时，研究中所使用的剂量不足一般推荐剂量的1/3。

服用橄榄叶提取物 每天服用3次，每次1 000毫克，连续服用3～7天。尽管效果不像天然胸腺激素那么好，橄榄叶提取物也能够强化免疫系统，并可能有助于一些感染。如果引起恶心，把剂量减少一半。

用漱口水漱口 如果你有咽喉肿痛，用漱口水漱口。你也可以用盐水漱口：1/4茶匙盐、1/4茶匙小苏打（不是泡打粉），加上一杯（240毫升）温水。

黑巧克力止咳　是的，不管你信不信，黑巧克力是一种有效的（而且美味的！）止咳剂，效果堪比可待因（一种止咳处方药——译注）。

多喝水　喝足够的水和不含咖啡因的热茶（或者热水里加柠檬）。热的液体能够松动黏液，使黏液容易咳出，而且你咳出的黏液，含有数十亿计的病毒或病菌，咳出黏液后你的身体不再需要在徒手肉搏中杀死它们！

每晚睡足8小时　对于一个强大的免疫系统来说，充足的睡眠是必需的。

抑郁症

真实的病因

营养不良 许多营养素在保持大脑功能和帮助改善抑郁症方面发挥着作用，特别是ω-3脂肪酸。ω-3脂肪酸在富含油脂的鱼类（如三文鱼和金枪鱼）以及鱼油补充剂中普遍存在。

内分泌失调 甲状腺激素、雌激素和睾酮水平低下可引起抑郁症，或使抑郁症更复杂化。

幸福缺失 转向自身内部的愤怒可诱发抑郁症。

缺乏运动 研究表明，经常进行体育运动可减轻抑郁症，并且运动可以治疗抑郁症，效果与药物的疗效相当。

每一年，美国的医生们要开出1.7亿份抗抑郁症的药物处方。然而，抑郁症并不是因为抗抑郁药缺乏而引起，而且像本书78页"抗抑郁药物：关于疗效的悲哀事实"所介绍，抗抑郁药物对轻度和中度抑郁症并不是特别有效。

我更喜欢用不同的方式解决这个问题，比如用自然疗法来支持幸福感的生化反应。用这种治疗方式，大多数的抑郁症是可以治愈的，而没有抗抑郁处方药物带来的体重增加、疲劳、性欲减退或者自杀风险增加等不良反应。

真正的良方

这种治疗方案至少需要6个星期的时间才发挥作用，我相信你会对结果感到高兴。

允许自己生气 从心理学的角度来看，抑郁通常是因为愤怒转而向内针对自己而引起的。这是为什么当你抑郁的时候，允许自己生气（甚至是暴怒）会是健康的，你可以判断什么时候的生气是健康的：当生气让你感觉良好的时候！

不过，你要记得，是你选择了要生气，而不是任何人的错误，所以你不能去打人，不能伤害任何人。你会发现，在你选择了生气以后，你的抑郁减轻了，你的感觉也好多了。想要知道如何通过完全地感受你的感觉（包括愤怒的感觉）从而获得健康和快乐的方法，阅读本书前面的"幸福缺失"一章，你可以得到更多的信息。

多吃鱼油 多吃富含油脂的鱼类或者服用鱼油补充剂。中国研究人员分析了关于鱼油补充剂和抑郁的10项研究，发现这种补充剂有"显著的抗抑郁效果"，使抑郁症的症状减少69%。其他许多研究表明，鱼油能够预防和缓解产后抑郁症（分娩之后）、双相情感障碍（狂躁抑郁症）、糖尿病性抑郁症（糖尿病人患抑郁症的风险高达40%）、帕金森综合征患者的抑郁症（抑郁症是帕金森综合征的一个常见问题）。

考虑到你的大脑大部分是由二十二碳六烯酸（DHA）组成的，而DHA又是存在于鱼油中的一种必需脂肪酸，那么鱼油能够打败抑郁症也就真的不是那么令人惊讶了。如果你有抑郁症，尝试每个星期吃3~4份富含油脂的鱼类，如三文鱼、长鳍金枪鱼、鲱鱼、鲭鱼、沙丁鱼、凤尾鱼、湖鳟鱼；或者服用鱼油补充剂。在本书前面的"营养不良"一章里，你可以读到关于鱼油补充剂包括我喜欢的鱼油品牌的更多的信息。

获取适量的营养素　可能引起抑郁症的营养素缺乏多达几十种，这是为什么总体营养支持对于实现幸福的生化状态是必需的。在本书开头的"营养不良"部分，你可以看到各种营养素需要的剂量，同时我建议你服用含有这些营养素的补充剂获取这些营养素。

幸福1-2-3！　"幸福1-2-3！"是一种营养补充剂。这种补充剂含有的天然药物，对于三种关键的"幸福"神经递质（大脑的化学物质）的生产是不可或缺的，这三种神经递质是：血清素、多巴胺和去甲肾上腺素。在一些比较研究中，这种补充剂所含有的多种营养素，在对抗抑郁方面的表现优于抗抑郁症药物。这种补充剂含有下列营养素：

● 维生素B_{12}　缺乏维生素B_{12}会引起抑郁症。

● 叶酸　1/3的抑郁症患者，这种B族维生素的含量很低。

● 核黄素和烟酸　这些对能量的产生至关重要，抑郁症患者的能量水平普遍很低。

● 维生素B_6　抑郁症患者的维生素B_6水平普遍偏低，特别是那些因为服用能消耗维生素B_6的避孕药而患上抑郁症的女性。

● 镁　镁这种矿物质的缺乏很常见，研究表明那些镁含量低的人患抑郁症的概率比镁含量正常者高4倍。

● 5-羟色氨酸　血清素是由这种化合物组成的。

● 酪氨酸　多巴胺和去甲肾上腺素是由这种氨基酸组成的。

● 圣约翰草提取物　涉及超过1 500人的25项研究表明，这种草药能够治疗抑郁症、失眠症、焦虑症和低自尊。

● 厚朴　在传统中药中，厚朴作为抗抑郁症药物和抗焦虑症药物配方的一个有效成分，已经有很长的历史了。

你应该在服用之后2~3个星期之内看到一些效果，不过这种药的疗效在6个

没有效果的抗抑郁药物

一项最新研究调查了称为选择性血清素再摄取抑制剂（SSRIs）的一类抗抑郁药物的有效性，发现它们并不比安慰剂更有效。

多年来医疗专家们已经认识到，SSRIs类药物，如氟西汀（百忧解），在已发表的研究报告中，只是比安慰剂的有效性高10%。这项最近的研究是一个荟萃分析，回顾和分析了迄今为止关于SSRIs类药物所有的主要研究，包括那些制药公司通常掩盖的产生负面结果的研究。被审核的抗抑郁药物包括氟西汀（百忧解）、文拉法辛（怡诺思）、耐法唑酮（塞酮）、帕罗西汀（赛乐特）。研究人员的结论是：抗抑郁药物的"疗效"，"低于普遍接受的临床有效性标准"。

换句话说，这类药物对轻度抑郁没有效果，一点儿也没有。

研究者们注意到，相比于对轻度到中度抑郁症（大部分抑郁症患者的诊断）的没有丝毫疗效，那些研究显示抗抑郁药物对于缓解严重的抑郁症有一点点效果。但是，他们指出，那是因为严重抑郁患者对安慰剂没有反应的事实而引起的统计异常，而不是抗抑郁药物有疗效的标志。

那该怎么办呢？如果你正在服用一种抗抑郁药物，而且你觉得有帮助、也没有引起的不良反应，你应该继续服用。不过，如果你的抗抑郁药物没有效果，这种情况很常见，那么请考虑一下本章中介绍的抑郁症的真正良方法则。或者在一个整体医学医生的指导下，在服用抗抑郁药物的同时，使用真正良方法则中的一种或多种建议。5-羟色氨酸与高剂量抗抑郁药物同时使用，可使血清素的水平升得太高，引起心动过速和焦虑症，严重的时候会引起发热（称为血清素综合征）。如果发生这些症状，你需要降低剂量并咨询医生。

星期的使用中会不断加强。一旦你的抑郁得到控制，你可以降低服用的剂量，同时要求你的医生帮你逐渐地停用抗抑郁症药物（你不能突然停止用药，否则你会经历停药反应，反而使你的抑郁症恶化）。

警告：如果你在服用提高血清素的抗抑郁症药物（称为选择性血清素再摄取抑制剂，或SSRIs类药物）的同时，也在服用5-羟色氨酸或者幸福1-2-3！（其中含有5-羟色氨酸），你的血清素水平可能会变得太高，导致脉搏加快甚至引起焦虑症，这种状况叫作血清素综合征。如果你开始服用这种补充剂并导致脉搏加速，停止服用并要求你的医生降低SSRIs类药物的服用剂量，看看你的问题能否得到解决。当然，由处方药引起的这种不良反应远比因草药制剂引起的这种不良反应常见得多。

优化甲状腺功能　两个研究表明，用处方药甲状腺盎甲（一种天然甲状腺激素）治疗抑郁症是非常有效的，即便血液检查表明甲状腺激素水平正常。实际上，甚至在抗抑郁症药物不起作用的时候，服用甲状腺激素仍然颇有助益。重要的是，只有甲状腺盍甲（含有T3和T4甲状腺激素）能够有效，而左甲状腺素片（一种只含有T4甲状腺激素的合成甲状腺激素）没有这样的效果。关于甲状腺功能减退症和甲状腺测试的更多信息，参见本书"内分泌失调"和"甲状腺机能减退症"部分的内容。

治疗其他内分泌失调　低水平的睾酮（男性）和低水平的雌激素（女性）也可导致抑郁症。关于检测和治疗睾酮或雌激素失衡的详细信息，参见本书"内分泌失调"、"男性更年期（睾酮缺乏症）"和"更年期问题"等部分的内容。

每天散步45分钟　研究显示每天快走是一剂抗抑郁症的良药。

捕捉阳光　日晒不足是抑郁症的一个常见病因，尤其是被称为季节性情感障碍的那种抑郁症，这种抑郁症在冬季会恶化。

糖尿病

真实的病因

营养不良　高糖、高脂肪、低纤维的饮食，是2型（成人型）糖尿病的一个风险因素。主要由日晒不足造成的维生素D水平过低，可能是1型（少年型）糖尿病的一个风险因素，1型糖尿病是一种自身免疫疾病。

内分泌失调　低水平的甲状腺激素和男性中低水平的睾酮可引起2型糖尿病。

缺乏运动　缺乏运动以及肥胖，是2型糖尿病的主要病因。

　　糖尿病是血糖长期处在高水平的一种慢性疾病，有两种主要类型：1型糖尿病（也称为小儿糖尿病）是一种自身免疫疾病，免疫系统错误地识别产生胰岛素的胰腺细胞为"外来户"而进行攻击。在美国，每年新增约1.5万例1型糖尿病。2型糖尿病是一种富贵病，与高糖、高脂肪饮食、超重和缺乏运动相关。有2 400万美国人患有2型糖尿病，早饭之前测量的空腹血糖水平在6.9毫摩尔/升（125毫克/分升）或更高。另有570万美国人为糖尿病前期，即空腹血糖水平在5.6～6.9毫摩尔/升（100～125毫克/分升）之间。

　　糖尿病前期和糖尿病通常都因为同一个相似的问题而发生，即胰岛素抵抗：肌肉、脂肪和肝脏细胞，不再对胰岛素做出回应，而胰岛素是负责转运葡萄糖，使其从血流进入细胞的激素，于是身体会分泌出越来越多的胰岛素，导致胰岛素水平升高。

　　如果你有糖尿病，所有那些额外的血糖和胰岛素会损害你的血液循环，会使你患心肌梗死和脑卒中的风险加倍，并给你招来长期血液循环方面的麻烦。这些糖尿病并发症包括：

- 视网膜病变（损害眼睛，引起视力减退和失明）
- 肾病损害（引起慢性肾脏疾病和肾衰竭）
- 神经病变（损害神经，引起疼痛）
- 溃疡（难以治愈的皮肤溃疡，可导致脚趾、脚和腿部截肢）

好消息是，预防或控制糖尿病及其并发症并不困难。

真正的良方

2型糖尿病和超重之间的联系如此紧密，以至于一些专家把这个问题叫作"糖尿胖症"。关于二者之间的关系的一个理论是：额外的脂肪堵塞了细胞上的胰岛素受体，导致这种激素无法工作，于是血糖维持在高水平。

减肥（减少脂肪）和有规律的运动（也能调节胰岛素受体）是预防和控制这种疾病的最好的方法之一。

少吃点脂肪，多走几里路

充分的证据表明，少吃和多动两种简单的生活方式改变，能够有奇效：糖尿病预防计划的研究，有3 200例超重的前期糖尿病患者参加。研究者们把研究对象分成三组，一组服用降血糖药二甲双胍；一组服用安慰剂（与药物外形相同但不具治疗作用的替代物）；一组遵循生活方式平衡计划，采用适当减少脂肪摄入的饮食和有规律的运动。

三年以后，那些遵循生活方式平衡计划的人，患糖尿病的比例比服用安慰剂组的人低58%，服用二甲双胍的人的患病比例比服用安慰剂组的人低31%。

研究者们邀请研究对象继续遵循生活方式平衡计划，或者继续服用二甲双胍，许多人照做了。七年以后，那些遵循生活方式平衡计划的人，患糖尿病的比例比安慰剂组低34%。在60岁及以上的人群中，这个比例低了近50%。那些服用二甲双胍的人，患糖尿病的比例只比安慰剂组低18%。生活方式平衡计划组通过维持降低约2.25千克（5磅）的体重以及有规律的运动，得到了上述的健康优势。

"通过降低饮食热量、降低脂肪摄入的生活方式和经常运动（通常是散步）而适当地减肥，看起来能够有效地降低极高风险人群患糖尿病的风险。"吉尔·克兰德尔医学博士对我们说。他是这份研究报告的作者，也是纽约市艾尔伯特·爱因斯坦医学院糖尿病临床实验部主任。

那项计划中的生活方式包括以下内容：

- 每个星期散步150分钟（每个星期至少有5天，每天散步30分钟）
- 减少吃高脂肪食物（比如炸薯条）的频率
- 吃较少量的高脂肪食物
- 选择较低脂肪的食物，而不是较高脂肪食物（如椒盐饼代替薯片）
- 避免隐性脂肪（比如油炸鱼三明治中那5茶匙的油脂）
- 切掉肥肉部分

关于经常运动的更多信息，参见本书前面的"缺乏运动"章内容。

避免糖分，多吃纤维

糖尿病，又以"糖"而为人所知，高糖饮食是糖尿病的病因之一也就一点儿也不奇怪了。例如，一项研究显示，每天喝两罐碳酸饮料可使患糖尿病的风险增加24%。

至于健康的糖替代品，可以使用甜叶菊，一种甜味儿的草本植物，也可以使用有长期安全记录的糖精（比如低热糖）。我不建议使用阿斯巴甜，因为有些人对这种产品有严重的反应，包括癫痫、头痛、恶心、头晕、抑郁以及更多。至于三氯蔗糖（比如善品糖），安全性还有待观察。

一种无须忌讳的营养素是纤维。通过减慢消化，纤维有助于维持血糖水平的平衡。简单地增加纤维摄入的策略，包括吃全谷物的早餐麦片、早餐时吃1~2片全谷面包、饮食中多加一些豆类以及多吃水果和蔬菜。

预防和治疗糖尿病的营养素

对于1型糖尿病和2型糖尿病，在使血糖水平正常化和预防糖尿病并发症方面，许多营养素都是很重要的。你可以服用单一的各种营养素，也可以服用我配制的多种营养素能量粉（参见本书"营养不良"部分），所有营养素的最优剂量都包含在这种能量粉中了。

镁　每天200毫克。镁是帮助预防代谢综合征的一个关键因素，代谢综合征是一种糖尿病前期状态，包含一系列的健康问题，比如胰岛素抵抗、高血压、腹部肥胖、高总胆固醇以及低水平的高密度脂蛋白胆固醇。

塔夫茨大学的研究者们，研究了年龄在60岁以上的500人，发现那些镁的日常摄入量最低的人，发生代谢综合征的风险增加64%。他们还发现低镁水平可引起代谢综合征的两个特点：使超重的风险增加53%，使血糖问题的风险增加59%。

这项研究的结果，发表在《欧洲营养杂志学》上。研究者们的结论说："应该鼓励老年人多吃富含镁的食物，比如绿叶蔬菜、豆类和全谷物。"其实，这是对每个人都适用的好建议，包括年老的、年轻的、介于年老年轻之间的人。不过，如果每天服用至少含有200毫克镁的补充剂，大多数美国人都会受益。

镁还能预防糖尿病。一项研究显示，在那些糖尿病新增病例中，血液中镁的含量过低的人数比例，比没有糖尿病的人血镁含量过低的人数比例高10倍。如果你患上了糖尿病，镁能够有助于预防心血管疾病（比如心肌梗死和脑卒中）。

铬　每天200微克。在一项发表在《糖尿病技术与疗法杂志》上的研究中，科学家们审核了15项关于铬的研究，研究对象涉及1 700例不同类型的糖尿病患者：1型糖尿病、2型糖尿病、妊娠糖尿病（由怀孕引起）以及类固醇诱导糖尿病（由药物的不良反应而引起）。这些研究中使用铬的剂量是每天200~1 200微克之间。在每一个研究中，铬都能够稳定血液中葡萄糖的水平，并改善身体对胰岛素的应用。

维生素D 每天2 000～4 000国际单位。在一项研究中，研究者们发现，维生素D摄入量最高的人群患2型糖尿病的风险较维生素D摄入低的人群降低40%。"维持最优化的维生素D状态，可能是预防2型糖尿病发生的一个策略。"他们的这一结论发表在《美国临床营养学杂志》上。维生素D还可能有助于预防1型糖尿病。英国研究者们发现，生命第一年中被喂以富含维生素D的鱼肝油的芬兰儿童，发生1型糖尿病的风险降低78%。

维生素C 每天500～1 000毫克。欧洲研究者们分析了超过2万人长达12年的健康和饮食数据，发现那些维生素C的血液含量最高的人，与那些维生素C血液含量最低的人相比，患2型糖尿病的风险降低62%。这项研究的结果发表在《内科学档案》杂志上。

维生素K 每天150～500微克。在对年龄在60～80岁之间的355人跟踪三年的一项研究中，塔夫茨大学的研究者们发现，每天补充500微克的维生素K，减慢了胰岛素抵抗的发展速度。

先服用二甲双胍

对于2型糖尿病，我更倾向于这种传统的降糖药，而不是更新的、更昂贵的血糖控制药物，比如吡格列酮，后者可导致心脏病风险增加。实际上，研究表明二甲双胍可使心血管疾病的风险降低26%。如果你在服用二甲双胍，请同时服用维生素B$_{12}$，研究显示二甲双胍可导致血液中维生素B$_{12}$水平降低。

预防糖尿病性神经病变

几种营养素可有助于预防糖尿病性神经病变（也被称为周围神经病变，因为这种病变通常发生在身体的"外围"，比如手、手臂、脚或腿部，而不会发生在大脑或脊柱上）。

B族维生素 维生素B$_{12}$、维生素B$_6$和肌醇（所有这些都包含在能量再生系统中）可以帮助预防糖尿病性神经病变。给这些营养素3～6个月的时间来发挥作用，因为它们是在帮助神经愈合，而不只是简单地掩盖疼痛。

为了推动这些营养素尽快发挥作用，增加注射维生素B$_{12}$是很合理的。在我的医疗实践中，我会给病人注射甲钴胺，每次剂量3 000微克，共注射15次，注射间隔时间以能够使血液含量达到最优水平为准。然后，如果需要，我会继续每个月给病人注射1次，以维持疼痛缓解的效果和能量水平。在一项研究中，维生素B$_{12}$注射在缓解糖尿病性神经病变方面的效果，比专门用于这种病的去甲替林（安凡泰）高4倍。

α-硫辛酸 每天2次，每次300毫克。在俄罗斯的一项研究中，28例糖尿病性神经病变患者，服用α-硫辛酸能够减轻疼痛和其他症状。这是一项需要耐心的治疗：可能需要几个星期甚至几个月才能开始发挥作用。不过，对症状的缓解是值得等待的。

乙酰左旋肉碱（ALC） 每天2 000毫克。在有1 679人参加的两项研究中，那些每天服用乙酰左旋肉碱的人，疼痛减少、受损的神经传导改善、神经甚至有再生。研究者们认为："用乙酰左旋肉碱治疗糖尿病性周围神经病变的数据，支持这种疗法。应该建议病人在疾病发展的早期开始这种治疗，以获得最大的疗效。"像硫辛酸一样，连续使用乙酰左旋肉碱补充剂至少6个星期，以便其开始发挥作用。关于如何缓解神经痛的更多信息，参见本书"神经痛（周围神经病变）"的内容。

如果你有糖尿病，请保持足够的水分

当1型糖尿病失去控制的时候，血糖水平螺旋式上升，而糖尿病患者可能到头来会因为糖尿病酮症酸中毒而进重症监护室。1型糖尿病患者因为完全没有了胰岛素，导致身体开始燃烧脂肪酸提供能量，而产生有毒的"酮体"，从而导致糖尿病酮症酸中毒这种危及生命的紧急重症。

糖尿病酮症酸中毒的一个最危及生命的并发症就是严重脱水。额外的血糖被倾倒进尿液，像海绵一样从身体中拉出水，导致脱水。这是糖尿病酮症酸中毒发展中的一个重要部分。

如果你患有1型糖尿病，而且你的血糖水平过高（尿频是表明正在发生血糖过高的迹象），应立即去看医生。

与此同时，喝大量的水，以保持身体的水分，并避免食用糖和碳酸饮料，那额外的几杯水可能会挽救你的生命！

勃起功能障碍

真实的病因

幸福缺失 如果对性没有热情、没有兴奋感，那么性生活是不可能发生的。

处方药滥用 勃起功能障碍是许多药物的不良反应，尤其是那些对付高血压的药。

内分泌失调 男性睾酮水平过低是这种病的一种常见病因。

如果你爱看橄榄球赛、棒球赛或者大多数主要吸引男性观众的比赛，你就会知道什么是勃起功能障碍，或者至少知道什么药能治疗这种病的一点信息，比如西地那非（万艾可）、伐地那非（艾力达）以及他达拉非（希爱力）。

勃起功能障碍是指一个男人无法使坚挺的勃起保持足够长的时间来完成性交。虽然这种问题在年老的男性中更常见（一半年龄在50岁及以上的男性有勃起功能障碍的抱怨），但在任何年龄都可能发生。偶尔无法维持勃起是正常的，但如果问题持续存在，就可能会导致压力、低自尊以及感情问题。

真正的良方

是什么原因导致了勃起功能障碍呢？这种问题可以有情感的诱发因素。关于可能无法勃起的恐惧本身是自我印证的，因为你若是为不能勃起而焦虑，你就不会正常勃起。你和伴侣之间的问题也可能影响到你这方面的表现。如果你在睡眠中或者清醒时能够勃起，那么你的问题更可能是心理性而不是生理性的。你和你的伴侣，可能需要去做心理辅导来帮助你解决这个问题。你也可以阅读"幸福缺失"一章的内容，看看那里介绍的自然疗法是否可以帮助你找回一些性的火花。

然而，也有许多生理原因可诱发勃起功能障碍。研究表明，心脏疾病和糖尿病都可以引起勃起功能障碍。如果你有这些病，请你的医生帮你彻底治疗。

睾酮分泌量下降也会导致勃起功能障碍。即使你的血液检查显示睾酮水平"正常"，你也还是有可能因为睾酮水平过低而导致勃起功能障碍。如果你有代谢功能障碍，即包括高血压和高总胆固醇等这些低睾酮常常导致的一系列问题的时候，血液检查显示睾酮水平"正常"，患者却因为睾酮过低而发生勃起功能障碍的现象就更加常见。如何才能更准确更有效地检测和治疗低睾酮呢？详情参见"内分泌失调"和"男性更年期"两部分的内容。

几种常见药物（比如抗高血压药物和抗抑郁症药物）可引起性功能障碍，包括勃起功能障碍。如果你已经开始使用那些药物中的一种，并且发生了勃起功能障碍，跟你的医生谈谈，换一种疗法。

针对勃起功能障碍的问题，自然疗法和药物治疗都有良好的效果。

服用有助于勃起的补充剂　有许多营养素和草药补充剂，能够帮助增加阴茎的血流量并改善勃起功能。这些营养素和草药补充剂包括：

- 精氨酸：每天1 000毫克
- 玛卡根提取物：每天400～800毫克
- 红景天提取物：每天150～300毫克
- 淫羊藿提取物：每天100～200毫克
- 东革阿里提取物：每天50～100毫克
- 人参提取物：每天100～200毫克
- 银杏叶提取物：每天50～240毫克
- 二吲哚甲烷：每天100～200毫克
- 天鹅绒豆提取物（15%左旋多巴胺）：每天50～200毫克
- 刺蒺藜提取物：每天100～200毫克

你可以单独服用这些营养素和草药，或者服用包含多种这类营养素和草药的补充剂，比如酶治疗公司出品的"他性奋植物营养素"（Hot Plants）。

检测睾酮水平　使用生物同质性激素治疗低睾酮症。通过服用安全剂量的生

勃起功能障碍处方药

药物是对付勃起功能障碍的一个很合理也很有效的选择。我认为希爱力效果尤其好，它比万艾可的疗效更快而且药效更持久，价格却是一样的。这种药有10毫克和20毫克剂量的两种规格，但是两种规格在美国市场的价格都是每一粒药丸20美元。为了节省费用，请你的医生给你开20毫克的药片，并每次服用1/4或者1/2片，或者直接要那种5毫克剂量的药片，并且只在你需要用到它的日子里才服用。放在舌下含化可以加速药丸的作用。勃起功能障碍药物不要跟含有硝酸盐的药物，如硝酸甘油同时服用，因为这样会导致血压过低。心脏病患者服用勃起功能障碍药物可能出现问题，所以应该谨慎使用。

说到药物，有几种常见的处方药，比如他汀类药物、降压药物以及抗抑郁症药物，都可能引起勃起功能障碍。你可以到本书"处方药滥用"部分去看看有没有替代选择，或者至少跟你的医生一起讨论如何能够降低你的药物剂量。

物同质性睾酮，可能在降低你的血压和胆固醇（以及高血糖）的同时，让你的勃起坚挺上去！

优化神经功能　如果你有糖尿病，优化神经功能是很重要的。糖尿病引起的神经营养不足可导致勃起功能障碍。维生素B$_6$和维生素B$_{12}$、肌醇、镁等这些由能量再生系统多种营养素能量粉（"营养不良"部分讨论过）中提供的营养素，可用来优化神经功能。给这些营养素3～6个月的时间，以便它们能够发挥作用。

如果你有糖尿病性神经病变的其他症状，比如头痛、刺痛、灼热以及脚部或手的麻木等，可以添加α-硫辛酸（每天2次，每次300毫克）和乙酰左旋肉碱（每天2～3次，每次500毫克），来帮助神经愈合。这些营养素需要3～9个月的时间来发挥作用，更多信息参见本书"神经痛（周围神经病变）"。

治疗心脏病　遵循治疗心脏病的真正良方法则。勃起功能障碍的一个常见病因是阴茎的血液循环不佳，同样的血液循环不佳也是引起心脏病和脑卒中的病因。医生们现在认为40岁出头的男性出现勃起功能障碍是心脏病的一个早期信号。你可以在"心脏病"一节找到治疗心脏病的真正良方法则。

疲　劳

真实的病因

营养不良　许多营养素在能量产生中发挥重要的作用。

睡眠不佳　这是导致白天嗜睡的最常见的病因。

内分泌失调　甲状腺功能减退症和肾上腺衰竭导致能量耗尽。

缺乏运动　运动使身体、心灵和情感都充满活力。

幸福缺失　从事能产生幸福感的活动，是提高能量水平最快捷的方法之一。

如果你总是感觉疲劳，你并不是孤单的。在一项关于842名父母和孩子的研究中，父母和孩子双方各有40%在许多时间里感觉疲惫不堪。在欧洲的另一项规模更大的研究中，31%的成年人有持续时间超过6个月的疲劳。

如果你总是感觉疲劳，那么请你的医生帮你排除那些常见的引起疲劳的疾病是很重要的。这些引起疲劳的疾病包括贫血、甲状腺功能减退症、糖尿病以及慢性疲劳综合征或纤维肌痛（治疗后两种病是我的专长）。

但是大多数时间里，你的日常疲劳并不是因为那些健康问题引起的，而是因生活方式问题引起。

真正的良方

要克服这些问题，我的主要建议都已经在本书其他地方详细讨论过。这些主要建议是：

● **限制糖和咖啡因**　在讨论营养不良时谈到过这一点。

● **每晚睡足8小时**　分别在"睡眠不佳"和"失眠和其他睡眠障碍"中详细讨论。

● **经常运动**　在"缺乏运动"中有详细讨论。

● **获取足够的营养**　利用补充剂给自己提供最佳的营养可以显著提高能量水平。要做到这一点，最简单的方法是什么？你可以在"营养不良"部分找到那些你所需要的营养素。

除了这些生活方式的改变以外，我还建议你在饮食中补充一种特别的营养素，我认为这种营养素能够帮助你驱散疲劳并恢复活力。

核糖的魔力

人体产生能量是一个复杂的过程。你必须要吃东西。你的身体分解食物成分并用来作为燃料，从而产生能量。但是不管你的食物质量或数量如何，除非你的身体有足够的三种"能量分子"，否则就无法产生能量。这三种"能量分子"是三磷酸腺苷（ATP）、烟酰胺腺嘌呤二核苷酸（NADH）和黄素腺嘌呤二核苷酸（FADH）。如果不能转变成这三种分子，那么从食物摄取的燃料就毫无用处。

许多年来，我一直在强调能够形成这三种能量分子的B族维生素的重要性，B族维生素在能量产生的过程中确实有很大的帮助。但是，那些能量分子的产生需要其他两个组件：腺嘌呤和核糖。身体中的腺嘌呤很充足，饮食中补充这种营养素并不能帮助你缓解疲劳。

于是，我把注意力转向核糖，这是一种独特的"单糖"（碳水化合物），身体不会像对待其他糖类（蔗糖、葡萄糖、乳糖、果糖等）那样立即燃烧核糖，而是把它储存起来，以备制造能量分子以及脱氧核糖核酸（DNA）和核糖核酸（RNA）这样的重要工作所需。食物中的核糖含量不高，它是在你的身体里经过一个缓慢而复杂的过程制造出来的。

我们知道，慢性疲劳/纤维肌痛导致身体"泄漏"其他重要的构建能量的营养素，比如乙酰左旋肉碱。进一步的研究显示，身体也会对核糖做出同样的事：泄漏！

这些使我恍然大悟。慢性疲劳/纤维肌痛患者，即便是其他潜在的病因已经得到了治疗，却仍然难以重新开始制造足够的能量，我在治疗病人的时候，反反复复遭遇这样的问题，缺乏核糖会是这一现象的原因吗？

我和我的同事们都想知道，如果在慢性疲劳/纤维肌痛患者的饮食中补充核糖是否能帮助他们迅速启动能量生产。答案是一个响亮的"是"！我想暂停一下，说清楚，我认为许多能够解决严重的慢性疲劳的疗法，也可以在缓解日常疲劳方面发挥效果，核糖肯定是这样的。

对超过300例慢性疲劳/纤维肌痛患者的两项研究中，那些服用核糖的患者，在仅仅3个星期后，就显示出能量水平提高60%的效果，并且在开始服用核糖仅仅12天后就显示出作用。在研究结束的时候，2/3的研究对象说他们的能量水平提高了。

如何正确看待这个发现呢？单一营养素研究中能量水平提高10%已经被认为是效果显著的；而60%或更高的改善，则被认为是"神奇的"。（采用核糖疗法的慢性疲劳/纤维肌痛患者的）"生活质量"（一个综合考虑身体健康、个人幸福、人际关系和其他因素的度量标准）改善了37%。

现在，我向那些慢性疲劳/纤维肌痛病人和任何有严重疲劳的人，推荐每天

核糖与康复的病例研究

2004年，著名的《药物治疗学杂志》上发表了一个关于核糖的病例研究。这项研究述说了一个兽医被诊断出患有纤维肌痛的故事。几个月里，这位专注的医生发现自己越来越感到疲劳，疼痛变得如此强烈，以至于她在为动物做手术期间已经无法站立。结果导致她被迫放弃自己钟爱的事业，甚至卧床不起。

她听说，在她工作的地方的一所大学正在进行一项临床研究，用核糖治疗充血性心力衰竭。知道疲劳和疼痛是充血性心力衰竭这种病的典型特征，她询问自己是否可以尝试研究所用的疗法，来帮助她克服正在经历的疲劳和疼痛。在进行核糖治疗3个星期之后，她重返手术室，感觉很正常，没有肌肉疼痛或僵硬的问题，并且再也没有了把她困在床上长达数月之久的那种疲劳。

但是，她是一个医生，也是一个怀疑论者。她不相信一种简单的糖能够对她的病情有如此深远的影响。于是，她停止服用核糖，在2个星期之内，她又离开了手术室、回到了床上。她又开始服用核糖，几天之后，她又能够回去做手术了。但是我们提到了"怀疑论者"，她再一次停用核糖……症状回来了……再一次开始服用核糖……症状消失了。

不用说，她会继续服用核糖。

服用核糖补充剂。我还向那些心脏病患者们推荐核糖。数十年的研究显示，冠心病和充血性心力衰竭患者的心脏严重缺乏能量，而核糖能够帮助他们改善心脏功能。我还把核糖推荐给那些有任何类型的慢性疼痛的病人。长期僵硬、酸痛的肌肉无法制造足够的核糖，所以，我向所有的运动员推荐使用核糖。在比赛和艰苦的训练之后，核糖有助于肌肉恢复。

要克服疲劳，在开始的3个月中使用正确的剂量至关重要：每天3次，每次5克。3个星期之后，你可以把剂量降低到每天1~2次，每次5克。我推荐患者使用的核糖，是一些质量最好但价格最不贵的品牌。3~4个星期以后，你就会感觉到效果。

此外，还有另外两种身体用来制造细胞能量的营养化合物：矿物质镁和苹果酸。苹果酸是一种存在于苹果、樱桃和西红柿中的化合物。如果同时补充，效果会更好。

寻找引起疲劳的其他原因

要找到引起疲劳的其他常见并且可治愈的病因，请阅读关于营养不良、甲状腺功能减退症、肾脏衰竭、男性更年期、更年期问题以及幸福缺失部分的内容。在www.endfatigue.com和www.fibroandfatigue.com两个网站也有详细内容可以参考。

食物过敏

真实的病因

消化不良 这是食物过敏的主要原因，因为肠道感染等消化系统问题，蛋白质没有被完全消化就被吸收进入血液。免疫系统做出了反应，把这些蛋白质当作外来侵略者而攻击。

内分泌失调 不平衡的肾上腺激素削弱免疫系统，并引起食物过敏。

当我说到"食物过敏"的时候，我并不是在谈论那些经典的对某一种食物，如花生的过敏，这种过敏导致急性过敏症状，如荨麻疹和水肿。我是在谈论被称为食物不耐受或者食物敏感的一种食物过敏。

在这种食物过敏中，小肠不能充分消化一种食物成分（通常是蛋白质），并且免疫系统把这些未能充分消化的残余，误认为是外来入侵者而进行攻击。这样的结果是一系列的慢性疾病，包括各种各样的消化道不适、头痛、疲劳、抑郁、关节和肌肉疼痛、皮疹。并且我认为这种食物过敏，可导致或使多种疾病恶化，包括关节炎、哮喘、注意力缺陷多动症、自闭症、癫痫、炎性肠病、肠易激综合征以及偏头痛。

由于食物过敏是这么多症状和疾病的根本原因，如果你有一种或多种上述健康问题，一个好主意是弄清楚两个问题：你是否有食物过敏？你对什么食物过敏？

但是，这里有一个问题，大多数关于食物过敏的血液检测是靠不住的，这些检测常常给你留下一个错误的印象：你对所有的食物都过敏。实际上，我的意见是，相比于找出让你过敏的食物，这些食物过敏检测手段更善于让你发疯。

一组研究人员把同一个人的血样发给几个不同的实验室，在那里做食物过敏的血液检测。结果是什么呢？这得取决于实验室，因为没有哪两个实验室给出同样的检测结果！那个人被发现对被检测食物的22%～76%过敏。你对鸡蛋过敏吗？好吧，说你是你就是！然后，研究人员把同一个人的几小瓶血样送往同一个实验室检测，而那个实验室对每一个小瓶的血样给出了不同的检测结果！

当然也有实验室是比较可靠的，同样的食物过敏检测血样，在这个实验室里，给出了相同的检测结果。

但是，检测并不是唯一的难题。许多人不仅仅是对一种或者几种食物过敏，他们也对一种或多种食物添加剂过敏，比如味精或阿斯巴甜（一种人工甜味剂）。想要弄清楚你的食物过敏是对一种食物还是对其中的一种成分，是个很艰巨的任务。

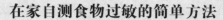

在家自测食物过敏的简单方法

你是否对你正在吃的一种或多种食物过敏？有个简单的办法：测量你的脉搏和体温。这是我向病人们提出的建议：

● 找出你安静时的脉搏，这样你就知道这个数字是多少了，早上醒来起床之前，第一件事就测量脉搏。

● 接下来三餐饭后30分钟，测量你的脉搏和体温。

● 如果你的脉搏和体温都升高了，这是一个活动过度的迹象，也就是你的免疫系统开始对它所标识为过敏源的那种食物成分做出反应了。如果是这样，你很可能有食物过敏。

真正的良方

有没有办法走出这个过敏迷宫？实际上，有两个办法。根据我看病人的经验，我发现有那么一对可靠的办法来检测和消除食物过敏。

NAET针压脱敏疗法

这种通过特殊的针刺方法实施的过敏检测和消除技术，是由戴维·S. 纳巴德里帕德里博士（她同时也是一位整脊推拿师和针灸师）开发的。NAET是一种能量医学、一种辨别并平衡身体微妙的能量的治疗方法。这种能量，在不同的模式中有不同的名字，比如针灸中的气、顺势疗法中的生命力、阿育吠陀中的普拉纳。NAET结合三种不同的能量医学：穴位按摩、顺势疗法和一种被称为应用人体运动学的肌肉检测技术。

在NAET确定了让你过敏的食物以后，NAET医生能够帮你消除对那种食物或食物成分的过敏，你可能需要进行8～15次脱敏治疗，才能开始看到成效，并且需要25～50次治疗，才能让你完全摆脱过敏。被检测出的过敏源越少，你所需要的脱敏疗程越短。

我和我的同事们一起进行了一项科学研究：用NAET治疗自闭症。在历时一年的50次治疗以后，30例自闭症儿童中的23人能够回到普通学校就读，另一个没有使用NAET疗法的对照组的30例自闭症儿童中，却只有9例能够回到普通学校。

如果感兴趣，你可以在www.naet.com网站找到关于这项技术的更多的信息。

多种食物排除法饮食

这种疗法的优势，像NAET一样，是它能够准确有效地帮助你找到并排除食物过敏，而且这种方式成本低廉。

这种疗法的缺点是，多种食物排除法饮食要实现起来有点儿困难而且很耗时。但是，我的那些接受这种疗法的病人说，值得在上面花时间和精力。下面是这种疗法的工作原理：首先，你停止吃（排除）那些最常见的问题食物和食物成分1~2个星期，这些最常见的问题食物是牛奶、小麦、鸡蛋、大豆、柑橘、味精、阿斯巴甜、糖、酒精、巧克力和咖啡因。

当你砍掉过敏源食物以后，你可能会经过一个"戒断期"，所以，预计你会有3~10天感觉更糟。但是，一旦你渡过这个难关，你就会感觉好多了。

在排除阶段结束之后，你开始重新引入被排除的那些食物，每隔3~4天添加一组（或者只是一种）食物。例如，你开始在第一天、第二天、第三天和第四天喝牛奶，然后在第五天、第六天、第七天和第八天开始吃含有小麦的食物，以此类推。如果你的过敏症状在重新引入某种特定食物期间重现，你就知道你对那种食物或成分过敏。

这是不是意味着你需要后半辈子都不能再吃这种食物了呢？不一定。在经过几个月不吃这种食物或食物成分之后，你可以再次尝试吃一点。你也许会发现你能吃这种食物了，而且只要你每隔3~7天才吃一次，过敏症状并没有出现。更频繁地吃这种食物，会重新激活你的过敏。

值得注意的是，我常常发现，在我治疗了相伴的肾上腺衰竭和念珠菌过度生长之后，许多食物过敏得到彻底解决。你可以阅读本书"肾上腺衰竭"和"念珠菌过度生长"部分，并参考我对这些问题的真正良方法则。

变化多端的味精

排除味精并不是不去一些餐馆吃饭那么简单。味精是一种非常常见的食物成分，而且在食物标签上常常并不叫作味精。警惕下列食物成分。

下面这些食物成分通常含有味精：

- 酪蛋白酸钠
- 自溶酵母
- 激酵母活性剂
- 酵母提取物
- 人造蛋白
- 水解燕麦粉
- 麦芽糊精
- 酪蛋白钙

下面这些食物往往含有味精：

- 麦精
- 肉汤
- 天然调味料
- 天然猪肉调味料
- 麦芽调味剂
- 清汤
- 天然牛肉调味料
- 调味品
- 高汤
- 调味料
- 天然鸡肉调味料

青光眼

真实的病因

● **内分泌失调** 甲状腺素水平过高和过低都有引起发生青光眼的风险。肾上腺功能低下可增加青光眼患者的眼内压。

你的眼睛里有一团液体，称为玻璃体。但这并不是一潭死水，这里的液体不断地流入流出眼睛，使细胞得以清爽滋润。

但是，如果这种流动速度慢下来，压力（眼内压）可在眼睛内部积聚，损害视神经，后者是像电缆一样的神经纤维束，向大脑发送创建视觉影像的信号。

这种损伤被称为青光眼，可导致视野逐渐变窄，最终导致失明（在美国，青光眼导致了全部失明病例的1/10）。实际上，青光眼曾经被叫作"视力小偷"，因为这种损伤进展的速度如此缓慢，让你毫无察觉，直到病情已经很严重才会被你发现。

通过用一个机器向你的眼睛吹一点气，验光师或者眼科医生能够快速方便而且无痛苦地检查你的眼压，这是一个很好的理由，让你至少每两年做一次眼睛检查。这种检查对于青光眼的高危人群特别重要，比如40岁以上的非洲裔美国人、每一个60岁以上的人（拉丁裔老人特别容易出现这种问题）、有这种疾病的家族史的人。

真正的良方

降低眼压的药物或者手术，能够纠正青光眼的问题，并且常常是必需的，因为这样可以拯救视力。所以，如果你有青光眼，请遵循医生的建议。但是，也

急性青光眼：医疗急救

急性青光眼，是眼内压突然积聚，这是一个医疗紧急情况。症状可包括一只眼严重的跳痛、视力模糊、光照时瞳孔不会变小、恶心和呕吐。此病必须立即进行手术（症状开始后的12个小时之内），以防止失明。急性青光眼很罕见，但是如果你有上述的症状，请立即去急诊室，或者拨打急救电话。

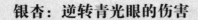

银杏：逆转青光眼的伤害

银杏是经常被吹捧为对大脑有好处的草药。被青光眼所破坏的视神经，是大脑的一个直接的延伸，银杏也许能够帮助保护视神经。

在一篇题为《治疗青光眼的辅助疗法观察》的科学论文中，纽约青光眼协会的一位眼科医生、纽约医学院教授罗伯特·里奇医学博士说，银杏提取物在治疗青光眼的所有天然药物中具有"最大的潜在价值"，因为它能增加眼睛的血流量，是一种强力抗氧化剂并且可以保护神经。有几项研究表明，银杏对治疗青光眼有效。

改善血流量　印第安纳大学青光眼研究与诊断中心的医生们，给11例青光眼患者服用40毫克的银杏提取物或者一种安慰剂，每天3次，服用2天。那些服用银杏提取物的人，眼睛的血流量提高了23%。

改善视力　一项来自意大利的研究显示，27例青光眼患者在1个月内每天3次服用40毫克银杏提取物，或服用安慰剂。那些服用这种补充剂的人，他们的视野（周边和中心视力的总范围）改善了23%，而安慰剂组的视野没有变化。

当巴西研究人员对27例青光眼患者测试这种草药的时候，他们发现每天服用40毫克银杏提取物，研究前后两次测量视野的数据分别提高了29%和23%。"银杏提取物看起来能够改善一些青光眼病人已经存在的视野损害"，他们的结论发表在《眼科学杂志》上。如果你有青光眼，可以咨询医生，看看银杏提取物是否对你有帮助。

有一些自然疗法，能够降低难以控制的眼压不断升高，并允许你停用青光眼药物（需经医生同意）。

维生素C　这是控制青光眼的一种尤为重要的营养素。几项研究表明，维生素C能够降低眼压。如果你有青光眼，每天服用500～2 000毫克维生素C。最好使用缓冲的维生素C粉。

其他支持营养素和食物提取物　其他几种营养素也可以保护眼睛并有助于控制眼压。这些营养素包括：

- 混合生物类黄酮（每天500～1 000毫克）
- 镁（每天200毫克）
- 铬（每天100～250毫克）
- 25%越橘提取物（每天3次，每次80毫克）
- 鱼油（每天1 000毫克，或者每个星期吃3～4份富含油脂的鱼类，如三文鱼、金枪鱼、鲭鱼或沙丁鱼）

支持你的肾上腺　滋养和重振疲惫的肾上腺有助于控制眼压。奇怪的是，高剂量的人工合成肾上腺皮质类固醇，比如强的松可导致青光眼。关于如何支持肾上腺的详细内容，参见"内分泌失调"和"肾上腺衰竭"。

排除甲状腺问题　甲状腺问题是青光眼的另一种未经确认的原因。在最近一项超过1.2万人的研究中，研究者们发现，那些有甲状腺问题（甲状腺素水平过高或过低）的人，发生青光眼的风险上升50%。"这项研究的结果，为甲状腺疾病会增加青光眼的风险这一假说提供了支持。"这一研究结论发表在《英国眼科学杂志》上。

研究人员推测，在甲状腺功能亢进症（格拉维氏症）中，眼内组织扩张可导致青光眼。在甲状腺功能减退症中，眼睛的排泄系统可能被阻塞，同样导致眼压升高。欲了解甲状腺问题的详细信息，参见"内分泌失调"和"甲状腺机能减退症"。

花粉热及其他空气
引起的过敏

真实的病因

慢性炎症　加强免疫系统，减轻慢性炎症，可缓解过敏症状。
营养不良　许多营养素水平低可削弱免疫系统，使过敏病情恶化。

　　每年春天、夏天或者秋天，你是否开始打喷嚏、眼睛又红又痒、鼻子不通气还流鼻涕，而且感觉真的是很累很不舒服？如果是这样，你很可能是有花粉热（医生们把这个叫作季节性过敏性鼻炎）。医学家们并不知道为什么人类会有过敏症。你的免疫系统把青草、树木或杂草的花粉错误地当成是外来入侵者，于是加强防御攻势，诱发了过敏的症状。霉菌、动物皮屑以及那些漂浮着的微生物尘螨的粪便还有灰尘本身，都能引起过敏。

　　过敏喜欢成群结队，花粉热影响着大约1/5的美国人，非镇静类非处方药如氯雷他定（开瑞坦）和西替利嗪（仙特明）可以在白天使用，使轻度和偶有发生的花粉热症状得到控制。镇静类的药物如盐酸苯海拉明（苯海拉明）可在夜间使用。这些药物通常有很好的耐受性。

真正的良方

　　尽管对过敏的具体原因还不清楚，但是有许多很有效的方法来控制过敏的症状。如果你的空气过敏症状持久不退，并且持续地给你带来麻烦，那么我建议你采用自然疗法，以得到短期和长期的缓解。有许多不同的自然疗法，有助于缓解过敏。

　　营养补充剂　你可以服用下面的这些营养补充剂，科学研究为几种营养补充剂缓解过敏的有效性提供了证据。

　　● 甲基磺酰基甲烷（MSM）：每天3 000～6 000毫克　我已经发现这种补充剂（能够平静炎症、改善血液循环、放松肌肉以及缓解疼痛）在连续服用大约4个星期之后，能够有助于减轻过敏症状。在一项试验中，位于弗吉尼亚州格雷汉姆的创世纪综合医学中心的研究者们，将50例花粉热患者分成两组。一组每天服用2 600毫克的MSM，连续服用30天；另一组没有服用这种补充剂。从研究开始

216

的时候，每个星期一次一直到研究结束，研究对象要回答一个关于他们的症状和能量水平的问卷。研究开始后一个星期，那些服用MSM的人，呼吸道症状显著减少，并且这些症状在一个月的研究期间始终得到很好的控制。在服用安慰剂组，却没有任何的改善。这项研究报告发表在《替代和补充医学杂志》上："MSM补充剂可有效地减少季节性过敏性鼻炎引起的症状。"他们还注意到，MSM"几乎没有不良反应"。

● 维生素C：每天500～1 000毫克　维生素C增强免疫系统，有两项研究表明，它还可以缓解花粉热的症状。在其中一项研究中，维生素C使服用的人中74%的花粉热症状得到缓解。在另一项研究中，研究对象是16例花粉热患者，每天2000毫克维生素C的剂量，减轻了组织胺的影响，而组织胺是引起过敏反应的生物化学物质。

● 镁：每天200毫克　注意到镁有"抗组织胺样作用"，一组意大利研究者研究了38例花粉热患者，给其中一半的人每天服用镁补充剂。一个月以后，那些服用镁补充剂的人鼻子阻塞和流鼻涕症状减轻、打喷嚏减少、眼睛流泪减少，并且他们使用的面巾纸也减少了。这些研究者在《镁研究杂志》上发表的报告说：镁"在控制季节性过敏性鼻炎症状方面具有临床有效性"。

● B族维生素　阿兰·盖比医生发表在《替代医学评论杂志》上的研究报告称，治疗用的多种营养素注射剂配方含有各100毫克的大多数B族维生素、250毫克泛酸、1 000毫克维生素B_{12}以及镁和维生素C，能够有效减少花粉热的症状。

尝试顺势疗法　顺势疗法采用高度稀释的化合物，这些化合物如果未经稀释，会导致它们本来需要治疗的那种疾病症状。可以把顺势疗法想象成一种疫苗，少量的致病因素激活身体预防这种疾病的能力。

由蓝泉（Blue Spring）公司出品的一种叫作敏易（AllergEeze）（从前叫作嚏停）的顺势疗法喷鼻剂，是一种含有重铬酸钾的超细粉末，能够非常有效地减轻花粉热的症状。每天2次，每次每个鼻孔中喷喷，通常在几天内就开始发挥作用，甚至常常是几个小时内就开始起作用。在一项研究中，花粉热病人发现这种疗法的效果是仙特明或苯海拉明的2倍。

NAET消除过敏　该技术综合了中医元素、疼痛管理、整脊和顺势疗法，帮助你的免疫系统回归与环境的和谐相处，并停止对那些无害的东西做出激烈反应。

你可以在网站www.naet.com上，找到关于NAET的更多信息。

头　痛

真实的病因

营养不良　镁和维生素B_6水平低可引起头痛。检测和消除食物过敏往往可以消除慢性偏头痛。

内分泌失调　甲状腺和肾上腺激素以及雌激素不平衡，可导致头痛并使头痛恶化。

慢性炎症　鼻窦炎以及相伴的窦性头痛，常常是由于白色念珠菌过度生长诱发感染而引起的。

两种最常见的头痛是偏头痛和紧张性头痛：4 500万美国人患有这两种头痛之一。幸运的是，两种头痛都是可以用自然疗法来治疗的（而且是可以预防的）。但是不同种类的头痛，需要的缓解的方法也略有不同。

紧张性头痛的真正的良方

紧张性头痛占全部头痛的75%。紧张性头痛是逐渐开始并逐渐消失的，头部两侧和额头有中度的疼痛。这种头痛直接的原因就是紧张，颈部肌肉，特别是控制你的头左右转动的胸锁乳突肌的紧张。实际上，你能经常在颈部肌肉正中间发现一个疼痛的节点或者"激痛点"，这个点把疼痛和胀痛"介绍"到你额头两侧的太阳穴，并两相交叉。

有些人的紧张性头痛起始于颅骨底部、头顶或者眼睛后面，这些问题引起的头痛，直接的原因往往是一组不同的颈部肌肉紧张：枕下肌肉。这组肌肉在颈部顶端和颅骨基部之间。如果你在不头痛的时候按压这些肌肉，会感觉酸痛，而且按压会导致头痛症状，那么这些肌肉的紧张就是引起你头痛的原因。

不过，一些补救措施能够即时缓解紧张性头痛的痛苦。

热敷颈部　热敷太阳穴和前额能够缓解头痛，但是要记住，前额的疼痛只是被"介绍"来的，它的根源在你的颈部肌肉，所以，在颈部两边的激痛点热敷效果更好。如果像我们刚刚讨论过的那样，是位于你的颈部顶端和颅骨基部的肌肉引起了你的头痛，那么热敷这些部位。

止痛草药配方　我喜欢酶治疗公司出品的补充剂息痛，或者综合疗法公司出品的止痛方程式。这两种药含有柳树皮、齿叶乳香和樱桃提取物，所有这些成分都能够非常有效地控制炎症和疼痛。要了解关于这三种化合物的更多信息，参见本书"慢性炎症"一节。除此之外，另一种混合草药制剂，含有抗炎香料姜黄素的补充剂也非常有效。

薄荷乳霜　薄荷乳霜或薄荷油，搽在你的前额和太阳穴上，比如威克斯伤风膏或者万金油，可缓解头痛。使用时不要把这些油膏搽到眼睛里去。

对乙酰氨基酚（泰诺）　选择对乙酰氨基酚（泰诺），而不要选择布洛芬或者阿司匹林。偶尔服用1～2粒泰诺来缓解紧张性头痛是一个安全而有效的策略。另一方面，布洛芬、阿司匹林和其他非甾体抗炎药物，可导致危险的出血性溃疡。最好是在所有其他选项都不起作用的时候，才选择这些药物。

牵拉和喷疗技术　这种技术使用一种冷冻喷雾剂和肌肉牵拉，这种缓解疼痛疗法系统的中心是被称为激痛点疗法的缓解疼痛的治疗方式。只有少数理疗师了解和使用这种非常有效的方法，你可以找一个这样的理疗师。

偏头痛的真正的良方

偏头痛可引起头部一侧的剧烈疼痛。一种像闪烁的灯光引起的"光环"视觉干扰，常常是偏头痛即将发作的信号。当偏头痛来临时，可伴有恶心、出汗、头晕、口齿不清以及对光和声音敏感，而偏头痛本身也常常是一个持续几天的很痛苦的疼痛。如果你有紧张性头痛，睡觉时疼起来了，起床时通常也就不痛了，但偏头痛可不总是这样。

对于引起偏头痛的原因有许多的争论。几十年来，许多研究者认为偏头痛是因为脑部血管过度收缩和扩张而引起的，其他人则认为是因为血清素水平过低引起的（血清素是大脑中一种被称为神经递质的化学物质，控制着睡眠和情绪，并影响着血管的收缩和扩张）。我认为偏头痛可能是许多潜在问题的一个终端，这

在疼痛开始前消除紧张

是什么引起了慢性肌肉紧张？可能是因为你缺乏一种能使肌肉放松的营养素，比如镁（大多数的美国人缺乏镁）；可能是因为睡眠不佳（数以千万计的美国人患有失眠）；也可能是因为缺乏运动（我们当中只有15%的人经常运动）。对所有这些问题的解决办法，参见本书这些部分的内容："营养不良"、"睡眠不佳"和"缺乏运动"。

想知道更多关于如何从肌肉紧张中彻底解脱的信息，参阅"慢性疲劳综合征/纤维肌痛"中的"阳光方案"。

些问题包括营养不良、食物过敏和内分泌失调。

自然疗法能够更有效地帮助预防偏头痛。不过，这些疗法通常需要6个星期才能开始发挥作用，所以你可以继续服用那些处方药或非处方药，同时等待自然疗法的效果充分发挥出来。

草药款冬　纽约艾尔伯特·爱因斯坦医学院神经内科学系的医生们，在一项研究中将202例偏头痛患者分成三组，每天分别服用50毫克、75毫克款冬制剂或者安慰剂。那些服用75毫克剂量的人偏头痛发作的次数减少58%；那些服用50毫克剂量的人发作次数减少42%；那些服用安慰剂的人发作次数减少26%。研究的带头人理查德·B.利普顿医生说："这种治疗的效果，可以与处方药的疗效相媲美。款冬可以有效地预防偏头痛。"

我建议服用款冬，每天3次，每次50毫克，连续服用1个月，此后每天2次、每次50毫克。

对于急性发作，款冬可以用来治疗偏头痛发作，但是需要一个比预防用量更高的剂量：每隔3小时服用100毫克。

镁　研究表明，在饮食中补充镁，预防偏头痛的效果堪比处方药阿米替林（依拉维）。在一个12星期的研究中，偏头痛患者分别服用每天600毫克镁或者安慰剂，在服用镁的那一组中，偏头痛发作的频率显著降低。另一项研究表明，镁可以预防经期偏头痛。如果你有偏头痛，我建议你每天2次，每次服用150～200毫克镁，分别在早晚服用。如果服用时出现腹泻，那么降低服用剂量。

维生素B_2和B_{12}　在一项3个月的研究中，每天服用400毫克核黄素（维生素B_2）的偏头痛病人，偏头痛发作的频率降低了67%，并且偏头痛发作时的严重程度减轻。在另一项研究中，每天100毫克维生素B_2的剂量有类似的效果。我建议在开始的3个月中每天服用400毫克，然后降低到每天100毫克的剂量。

在另一项3个月的研究中，通过喷鼻剂每天获得1 000微克维生素B_{12}的偏头痛患者，偏头痛发作的频率平均降低了43%。

充足的鱼油　两项研究表明，服药不起作用的偏头痛患者，服用具有天然抗炎效果的鱼油可减轻痛苦。我建议每天服用1～2汤匙鱼油，连续服用6个星期。如果这种疗法对你有效，削减剂量到能够保持你不发作偏头痛，或者改为每个星期吃3～4份富含油脂的鱼类，比如三文鱼、长鳍金枪鱼、鲭鱼、鲱鱼、沙丁鱼或者凤尾鱼。

草药白菊花　这是另一种有助于预防偏头痛的草药，研究表明它能够使30%的使用者减少偏头痛的发作次数。至于服用剂量，遵循标签上的说明。

试试我的预防套装　不同的人需要不同的补充剂和治疗方案，尝试不同的组合，看看什么对你最有效。对我的大多数病人最有效的方案如下：

- 每天早上服用能量再生系统多种营养素能量粉，这种补充剂含有上面提到的几种营养素，比如核黄素、维生素B$_{12}$和镁。对于许多人来说，这种能量粉就足以在6～12个星期后显著减少或消除偏头痛。详情参见本书"营养不良"的内容。

● 维生素B$_2$，最初的3个月每天早上服用300毫克。这是对上述营养粉的一个补充。

● 款冬（款冬胶囊），每天3次，每次50毫克。

我已经看到这种方案能够完全消除频繁而且严重的偏头痛问题，但是请记住，这需要6～12个星期才能见效。当你感觉好些以后，可以开始一个一个地减低剂量或者停止服用，注意观察怎样的剂量和组合能够让偏头痛远离你。不过，你还是应该继续服用那个多种营养素能量粉，它能极好地预防偏头痛并改善总体健康。

对付其他潜在病因

如果草药和营养补充剂不能解决问题，你可以考虑加入下面的方案：

消除食物过敏　有几项研究表明，约有30%～40%的偏头痛患者在避免食用那些诱发头痛的食物以后，偏头痛的问题得到明显的改善。实际上，一项研究显示，85%的患者，在找到并消除这些食物之后完全不再发作偏头痛。不过，大多数偏头痛患者并不知道是什么食物引起了他们的疼痛发作。

在一项研究中，最常见的诱发偏头痛的食物有：

● 小麦（78%）　　　　● 柑橘（65%）　　　　● 鸡蛋（45%）

● 茶和咖啡（40%）　　● 牛奶（37%）　　　　● 巧克力（37%）

● 牛肉（35%）　　　　● 玉米（33%）　　　　● 蔗糖（33%）

● 酵母（33%）

一些专家说，人工甜味剂阿斯巴甜可诱发偏头痛，但这还是有争议的。也有一些专家说，谷氨酸钠（一种常见的味精）也是一种常见的偏头痛诱发剂。科罗拉多州的一位内科医生杰拉德·L. 吉洛瑞告诉我们说："如果饮食中能够排除任何含有味精的食物，我的偏头痛病人中的80%～90%能够完全避免发病。"

含有味精的食物成分包括水解蛋白、酪蛋白酸钠、酵母提取物、酵母营养素、麦芽糊精、自溶酵母、人造蛋白、酪蛋白酸钙、酵母食物和水解燕麦粉。

为了判断食物是否引起了你的偏头痛，可以考虑采取本书"食物过敏"一节讨论过的排除法饮食。你也可以考虑NAET技术（详情参见本书"食物过敏"部分），而不是在你的后半生中避免吃诱发你的偏头痛的食物和食物成分。

考虑针灸治疗　针灸对偏头痛和紧张性头痛都是一个很好的选择。针灸可以减轻头痛、减少头痛的发作频率、改善日常功能以及增加能量水平。在一项研究中，那些接受针灸治疗的慢性头痛患者，每年头痛的次数减少22次、病假减少

15%、看医生的次数减少25%。

　　治疗雌激素失衡（女性）　如果你大部分的偏头痛是在经期前后发作，你也许可以通过控制波动的雌激素水平来预防偏头痛。达到这个目的的一种方法是使用雌激素贴片（含有0.025毫克雌激素），从月经来临前几天开始，连续使用1个星期。

心脏病

真实的病因

营养不良　许多营养素尤其是镁和B族维生素的缺乏可伤害心脏。高脂肪、高糖、低纤维饮食也是心脏病的一个风险因素。

缺乏运动　许多研究表明，低水平的体力活动可增加心脏病的风险。

内分泌失调　女性甲状腺素和男性睾酮水平低可导致心脏病。

睡眠不佳　研究显示，每天睡眠不足7～8小时，可使发生心肌梗死和脑卒中的风险加倍。

慢性炎症　这是心脏病发展的基础过程。

处方药滥用　非甾体抗炎药可使心肌梗死的风险加倍。

8 100万美国人（占美国人口的1/3）患有心血管疾病，并且带来全部死亡的36%。如果你想换一个方式来看这些数字，用你的手表计时74秒钟，在这段时间内，已经有2个美国人死于心血管疾病。

但是，他们原来可能不患心脏病。正像你将在本章中读到的那样，心血管疾病是可以预防的。更多的好消息是即使你已经被诊断出心脏病，即使你已经有过心肌梗死并且有过心脏损害，即使你的医生已经告诉你说没有办法改善你的心脏功能，你的心脏功能还是能得到显著的改善。关于心血管疾病发展的详情，参见"慢性炎症"中的"过热的心脏"。

真正的良方

本章中给出的建议，在预防和控制心血管疾病两方面，甚至在逆转心脏病方面都很有效。为什么没有更多的医生熟知这里介绍的这些方法呢？原因很简单，这些方法都是自然而且低花费的，所以制药公司不会付钱给你的医生们去学习这些知识。

高血压

医生们把高血压称为紧张过度，因为这是心血管疾病的一个主要风险因素，一想到高血压可能就会让你过度紧张。

要描述这个问题，可以想象一个从花园水管里流出的水。现在，想象一下那个水管变窄了，变窄了的水管内部阻力增加，水流出的压力更大。同样的道理，当你的动脉变窄了的时候，血管内的阻力增加，血流流过时的压力也更大。这种升高的压力，会损害动脉壁并增加心脏的负担，增加患心脏病、脑卒中、外周动脉疾病（腿部动脉阻塞）和充血性心力衰竭（衰弱的心脏肌肉无法泵出足够的血流量）的风险。

许多因素会导致动脉变窄、增加患高血压的风险。这些风险因素包括抽烟、超重、缺乏运动、糖尿病前期和糖尿病、长期的压力。解决其中的一种或多种问题，有助于降低血压，比如遵循本书中解决糖尿病的真正良方法则、"缺乏运动"部分的增加运动和"幸福缺失"部分改善幸福的技巧。

因为正常的血压对健康如此重要，而且因为高血压很容易检测，所以，病人每次去看医生的时候，医生都会为你量血压。有7 450万美国人已经被诊断为高血压，血压读数在19.0/12.0千帕（140/90毫米汞柱）以上。上面的是收缩压，这个数字表示心脏跳动时的血压；下面的是舒张压，这个数字表示心脏在两次跳动之间放松时的血压。数以千万计的美国人为高血压前期，即血压数值在16.0/11.0 ~ 18.9/11.9千帕（121/81 ~ 139/89毫米汞柱）之间。

如果血压高，我倾向于用药物来控制。与治疗高胆固醇的药物（我在本章后面会谈到）不同，高血压药物拯救了许多生命。

不过，一旦血压回归正常化，自然疗法能够帮助你把血压控制在一个正常水平，你的医生可以帮你逐渐停药。这种减少用药的过程，常常是你在使用降压药之后3个月后就开始。大多数的医生认为，你一旦被诊断出患有高血压，就必须一辈子服用降压药。其实这些医生的想法是错的。

下面是我向我的高血压病人提出的帮助他们控制血压的建议：

减肥 在最近的一项由意大利研究者们进行的6个月的研究中，体重超重的高血压患者，有50%的人在减肥之后血压回归正常。"治疗高血压的第一步，应该是帮助那些超重的人减肥。"这项研究的带头人建议，只有在6个月的减肥计划失败之后，才开始使用降压药。他还说，任何血压在21.3/13.3千帕（160/100毫米汞柱）以上的人都必须立即开始服降压药。

最简单、最有效（而且是科学证实了）且不需要计算热量的甩掉赘肉的方法，就是饮食中强调能够产生饱腹感的低热量食物，比如蔬菜（绿叶蔬菜是低热冠军）、水果、豆类、全谷类、鱼和鸡肉。营养学家们把这些食物称为低热量食物，它们能够满足你的胃口，而不会让你长肉。

低热量的汤尤其具有饱腹感。在一项针对坚持低热量饮食一年的人的研究中，那些每天吃两份低热量的汤的人，比那些不喝汤的人，多减掉40%的重量。

你还应该尽可能减少高热量食物，你可以不知不觉地吃很多这种食物，过后却不觉得饱。我说的是饼干、甜甜圈、薯片类的东西，或者说，就是垃圾食品。

着重于低热量食物的饮食，与摆脱高血压的饮食方案（DASH）很接近，DASH饮食方案建议每天进食8～10份水果和蔬菜。一项研究表明，DASH饮食方案与减重相结合，平均降低血压达到2.1/1.3千帕（16/10毫米汞柱），这是一个显著的降低。

经常运动　选择一项或多项你喜欢或热爱的运动，你就更有可能经常做这些运动，不论是游泳、跳绳还是跳恰恰舞。但是，在坚持经常运动方面最成功的人，是那些步行的人，并且最近的一项研究显示，仅仅10分钟的步行，就能把收缩压降低0.4千帕（3毫米汞柱）。

从少至每天1分钟开始，然后每天增加1分钟的运动，这听起来好像不多，可是经过仅仅1个月的时间，你就已经在每天走30分钟了！如果你能每个星期5天、每天走路30分钟，你就已经满足了预防高血压和其他健康问题所需运动量的官方推荐量。户外散步是最好的选择，因为阳光触发维生素D的产生，而维生素D是一种有助于降低血压的营养素。

限制咖啡因和酒精　这两种饮料都能够使血压升高。尝试把它们从你的饮食中踢出去2个星期，看看你的血压是否降低。如果血压降低了，那么就把摄入量减少到平均每天不超过一杯咖啡（茶是更好的选择）和每天不超过一杯酒。

获取正确的营养　如果你已经读过本书中一两章的内容，你就会知道，我推荐的复合维生素/矿物质补充剂就是能量再生系统多种营养素能量粉。这种补充剂提供含量恰到好处的许多能够降低血压的营养素，比如镁和维生素A、维生素C、维生素D。在"营养不良"那一章中，有关于每一种营养素具体需要量的详细说明。对于我的高血压病人，我还喜欢为他们添加下述营养补充剂和食物：

● 钙：500毫克　选择一种钙镁复合剂，更好的办法是，每天一杯脱脂牛奶或酸奶。

● 辅酶Q10：每天200毫克　我已经看到这种能保护心脏的营养素使收缩压降低多达30～40毫米汞柱。如果你有抗药的高血压，或者你在服用降胆固醇药物（阻止辅酶Q10的产生），那么这种营养素尤其值得尝试。

● 钾：一根香蕉或一杯椰子水、西红柿、蔬果汁中含有的钾，足以使血压恢复正常。研究表明，多吃西红柿还可以降低总胆固醇和低密度脂蛋白胆固醇。

● 黑巧克力：研究显示，每天不到30克的黑巧克力，能够使收缩压降低0.4～0.5千帕（3～4毫米汞柱）。

● 适当放放气：我们有些人就像是排气阀被关闭了的高压锅，或者说，你感到愤怒却不会释放怒气，而当你的情绪压力上升时，你的血压也一样上升。解决办法？偶尔允许你自己好好地放放气。但是记住你不能伤害任何人。你可以在私下里随意做这些，比如关上车窗尖叫、用网球拍砸你的床或者猛击你的枕头。如果这些让你感觉很好，那你绝对是需要这么做了！

控制胆固醇

作为预防心血管疾病的方式，降低胆固醇得到了最多的关注。但是，我认为适度的高胆固醇，不一定是心血管疾病最重要的风险因素，甚至都不是一个特别显著的风险。

一方面，科学研究表明，许多其他因素在降低心肌梗死的风险方面远比降低胆固醇更重要，这些因素包括经常运动、控制高血压、治疗糖尿病、采用健康饮食、戒烟、从营养补充剂中获取营养支持、优化甲状腺功能。

另一方面，胆固醇水平过低可能是不健康的，因为胆固醇在你的身体里有一个重要的功能：胆固醇对于一些重要的激素生产至关重要，比如皮质醇、脱氢表雄酮、雌激素、孕激素和睾酮等。是的，如今广泛使用的降胆固醇药物能够拯救那些已经有过心肌梗死或心绞痛（动脉狭窄引起的胸痛）的人的生命，但是，从未有过心肌梗死的人服用这种药物（被称为初级预防的手段），仅仅使病人死于心肌梗死的风险降低1.4%的效果可以忽略不计。

我们需要正确看待这项统计数据。一项研究表明，甲状腺功能在正常范围最低的1/3的女性，与那些甲状腺功能在正常范围中间的1/3的女性相比，死于心肌梗死的风险增加69%。另一项研究表明，那些拥有宠物猫的人，死于心脏病的风

......................................•......................................

镁与脑卒中

镁这种矿物质在体内的超过300种生化反应中发挥作用，包括那些维持心脏和循环系统健康的生化反应。因此，《美国流行病学杂志》上发表的一项新研究显示血液中镁含量低的人患脑卒中的风险增加25%，也就不奇怪了。在一项对超过2.6万名烟民（吸烟是心血管疾病的头号风险因素）的研究中，那些镁摄入量最高的人患脑卒中的风险降低15%。

进行上述第一项研究的研究者们注意到，通过降低血压和使血糖恢复正常（高血糖损害动脉和细小的血管），镁能够预防脑卒中。

我认为镁缺乏是美国最具伤害力的营养不良症，超过半数的美国成年人的镁摄入量，低于320～420毫克的每日推荐摄入量标准。

为了保护你的心脏和大脑，应该最大限度地提高镁摄入量，要多吃富含镁的蔬菜、水果、全谷类、坚果和种子，以及服用含有镁的补充剂。

而且别忘了锌，特别是在你已经有过脑卒中的情况下。根据《营养神经学杂志》的研究报告，意大利研究者们研究了26例已经发生过脑卒中的患者，给其中半数人每天补充20毫克锌。一个月以后，那些服用锌的人脑功能恢复状况，比那些没有服用这种矿物质的病人有明显好转。

险比没有宠物猫的人低30%。

　　这意味着仅仅是使甲状腺功能恢复正常，就已经比降胆固醇药物在预防因心肌梗死而死亡的发生率方面有效50倍，拥有一只宠物猫也有效20倍。

　　既然如此，为什么要大力推动使用降胆固醇药物呢？原因有两个。有一项衡量胆固醇水平的检测，而只要有一项检测，就总是要有一种治疗，而且制药公司每年能从兜售这些药品中赚取200亿美元。就像我在"处方药滥用"里讨论过的，降胆固醇的他汀类药物并不是没有风险的。

　　例如，他汀类药物通过阻断帮助生产胆固醇的3-羟基-3甲基戊二酰辅酶A（HMG-CoA）还原酶的方式发挥作用。但是与此同时，他们还阻断了辅酶Q10的生产，而辅酶Q10则支持每一个细胞里的微型能量工厂线粒体的功能。被连累了的线粒体会引起肌肉疼痛（削弱的肌肉细胞）、记忆力衰退（削弱的大脑细胞）以及许多其他因他汀类药物而引起的不良反应。实际上，服用他汀类药物的人常

大多数医生忽略了的高血压风险因素

　　如果你有高血压，请你的医生检查并治疗下面这些经常被忽略的风险因素：

　　睾酮缺乏　代谢综合征包括高血压、糖尿病前期、超重和高密度脂蛋白胆固醇低等一系列的症状，患有代谢综合征的中年男性，通常也有睾酮缺乏。采用生物同质性睾酮（凝胶形式）治疗能够逆转所有这些问题，包括高血压。关于检测和治疗睾酮缺乏的详细信息，参见本书"内分泌失调"和"男性更年期"部分的内容。

　　睡眠呼吸暂停综合征　在这种情况下，睡眠时咽喉部额外的脂肪阻塞气道，导致整个晚上呼吸反复暂停。如果你超重而且打鼾，就要考虑这可能是你的高血压的病因。但是，你怎么能知道你有没有睡眠呼吸暂停综合征呢？

　　得克萨斯州西南医学院临床副教授、得克萨斯州打鼾中心医疗主任克雷格·施维默博士告诉我们说："如果你打鼾，而且超重，你的配偶说你在夜间有呼吸停止现象，而且你在白天里感到困倦，那么你就有睡眠呼吸暂停综合征。"

　　睡眠呼吸暂停综合征的补救办法包括减肥、使用一个由牙医制成的像口腔矫治器一样的口腔装置、不要仰卧或俯卧、睡觉时使用持续气道正压装置（CPAP）（只有不到半数的人能坚持使用）以及进行一种被称为支架手术的简单的门诊手术。

　　过敏　食物过敏可诱发高血压。如果你的脉搏或体温经常在吃东西以后上升，那么你应该考虑采用本书"食物过敏"部分讨论过的NAET技术来检测和消除食物过敏。

常会发生心力衰竭，这种病又被归罪于高胆固醇，可我怀疑这种心力衰竭实际上是因为他汀类药物导致辅酶Q10缺乏而引起的。只要在服用他汀类药物的同时，补充每天200毫克的辅酶Q10，这些不良反应大部分都可以预防，可是这个选择却通常被忽略了。

我对那些没有发生过心脏病的病人的做法是，如果总胆固醇在6.45毫摩尔/升（250毫克/分升）以下，我会跳过降胆固醇药物。不过，如果你想要降低胆固醇，有许多不需要药物的安全的自然方法可以达到目的。这些方法包括：

不要担心鸡蛋　研究表明，哪怕一天吃6个鸡蛋，也不会影响到血液胆固醇水平。实际上，最近的一项研究表明，经常吃鸡蛋能够降低总胆固醇并提高好的高密度脂蛋白胆固醇。研究者们说："对于大多数健康的成年人，在正常脂肪含量的饮食中，每天增加一个鸡蛋，能够提高高密度脂蛋白胆固醇水平，并降低总胆固醇与高密度脂蛋白胆固醇的比率（一个良好的进展）。所以，吃鸡蛋可能有助于维持正常的血液胆固醇水平。"然而，鸡蛋对你的心脏不好的传说仍然存在，不要相信它。

早餐吃燕麦片　以燕麦为基础的麦片，不论是煮熟的燕麦片，还是干麦片，都是降胆固醇的美味。在麦片中加一些富含抗氧化剂的浆果能够更好地保护你的心脏。

用大蒜调味　每天吃1~3瓣儿新鲜大蒜是控制胆固醇的一个好方法。捣碎加入橄榄油，大蒜是一个能够把你的胆固醇降低10~12个点的美味享受。实际上，仅仅是吃大蒜和燕麦片降低胆固醇的效果，就已经能够和药物相媲美了。

每天吃一把坚果当零食　研究表明，吃一点富含能够保护心脏的单不饱和脂肪酸的核桃，能够帮助降低胆固醇。其他坚果如杏仁和夏威夷果也有同样的效果。在一项研究中，日常饮食中加入一把夏威夷果，使总胆固醇和低密度脂蛋白胆固醇分别降低了9.4%和8.9%，而且作为研究对象的那些人也没长胖。

服用烟酸　这往往对降低坏的低密度脂蛋白胆固醇和升高好的高密度脂蛋白胆固醇非常有效。《新英格兰医学杂志》《美国心脏病学杂志》和《动脉粥样硬化杂志》等期刊上发表的最新研究表明，结合使用降胆固醇的他汀类药物和烟酸，比单纯使用他汀类药物更有效得多。

烟酸的一个有点儿不愉快的不良反应是它在扩张血管的时候引起潮红——满脸通红，伴随着皮肤发热发痒。为了避免这个不良反应，选择不会引起脸红的聚六烟酸，每天3次，每次500~1 000毫克的剂量。警告：烟酸摄入过高会使肝酶升高，所以这种疗法必须在合格的健康专家的指导和监督下使用。

服用草药制剂　在我的医疗实践中，草药能够非常有效地降低胆固醇。我推荐可力消脂丸（Chol-Less），其中不仅含有聚六烟酸，还有其他几种降胆固醇的草药和营养素，如黄连素、铬、洋蓟、除臭大蒜和普利长链脂肪醇。

作为其中一种成分的保护心脏功能的例子，约翰·霍普金斯大学的研究者们测量了1 400人的长期铬元素水平（脚指甲中的含量）。他们发现，那些铬水平最低的人，与铬水平最高的人相比，患心脏病的风险高41%。他们发表在《美国流行病学杂志》上的研究结论说："这些结果，为铬在心血管健康方面的重要性提供了更多的证据。"

乙酰左旋肉碱 每天1 000毫克。甘油三酯水平高的人，可服用乙酰左旋肉碱，剂量是每天1 000毫克。甘油三酯过高（150毫克/分升或更高），也会提高心脏病的风险。要降低甘油三酯，需避免糖并服用乙酰左旋肉碱（可帮助身体燃烧血脂），持续3个月。

补充生物同质性睾酮 如果你是男性，而且睾酮水平过低，或者正常范围内偏低，应该考虑服用生物同质性睾酮。在中年男性中，心血管疾病的许多风险因素都可能由睾酮水平过低而引起，包括高胆固醇、超重、高血压以及糖尿病前期或糖尿病。在我的病人中，如果病人的总睾酮水平低于450纳克/分升，并具有一种或多种睾酮过低的症状，比如高血压、高胆固醇、抑郁或勃起功能障碍，我就会给他们开睾酮处方。我使用生物同质性睾酮凝胶（比如昂斯妥凝胶或泰斯汀，或者从定制药房为病人量身定做睾酮凝胶）。我的目标是使病人的睾酮水平达到700纳克/分升以上，你可以跟你的医生讨论一下这种治疗选择。关于如何检测和

你总是需要维生素D

不论胆固醇水平是过高还是过低，你总是需要维生素D。

最佳维生素D水平，在预防心肌梗死方面，可能比降胆固醇药物有效100倍。

哈佛大学公共健康学院的研究者们，对被诊断出心脏病的1.8万例男性进行了10年的跟踪研究。研究结果表明，那些患有维生素D缺乏症的人，与那些血液中有足够的这种营养素的人相比，心肌梗死的风险是后者的两倍还多（209%）。并且研究者们还注意到，即便是维生素D在"中等水平"（介于缺乏和正常水平之间）的男性，心肌梗死的风险也增加60%。

这种心肌梗死的风险增加，是独立于任何其他风险因素的，包括低密度脂蛋白胆固醇偏高、高密度脂蛋白胆固醇偏低、高甘油三酯、心脏病的家族史、超重、高酒精摄入量、体力活动少、糖尿病、高血压以及鱼油摄入过少等。

降胆固醇药物，可使没有心脏病的男性心肌梗死的风险降低1.4%，所以维生素D可有超过149倍的保护性。我建议每天服用1 000～2 000国际单位的维生素D。

治疗睾酮过低的详细信息，参见"内分泌失调"和"男性更年期"部分的内容。

尝试天然甲状腺激素 如果你是女性，而且甲状腺水平过低，或者你有疲劳、体重增加、怕冷等症状，可以尝试使用天然甲状腺激素。女性高胆固醇往往是由甲状腺激素水平过低而引起的，甲状腺激素过低导致身体无法有效利用和燃烧血脂。如果你有高胆固醇，哪怕你的实验室检测结果表明甲状腺水平正常，试用一下甲状腺激素可能是很值得的，因为那些检测结果根本靠不住。

警告：甲状腺激素水平过低的女性，在开始运动或者采用甲状腺激素治疗之前，应该先做一个运动负荷试验，因为你可能已经患有心脏病以及严重的动脉堵塞。像运动一样，甲状腺激素对心脏有益，但是如果你已经处在心脏病的边缘的话，也可能诱发心肌梗死。

关于检测和治疗甲状腺激素过低的详细信息，参阅本书"内分泌失调"部分的"数百万漏诊的甲状腺功能减退症"和"甲状腺机能减退症"的内容。

心脏病

高血压和高胆固醇只是心脏病的风险因素，可无论何种原因的心脏出现问题就是心脏病。有四种心脏问题属于心脏病的类别：

● 心绞痛（胸痛）和心肌梗死
● 充血性心力衰竭、心脏肌肉虚弱、伴有呼吸急促和脚踝肿胀
● 心脏瓣膜问题
● 心率异常（心律不齐、心肌梗死和脑卒中的一个风险因素）

科学研究和我与病人的经验都显示，几种自然疗法能够增强心脏肌肉、改善心脏效率并减轻心脏病症状（尤其是充血性心力衰竭的症状，但同时也对其他心脏问题有效）。在专业人员的指导下，通过使用下面的补救措施，你应该能够在大约6个星期后开始感到病情好转。

核糖 我已经在前面的"慢性疲劳综合征/纤维肌痛"部分讨论过这种营养补充剂。从根本上来说，核糖是在人体能量生产中起着重要作用的一种特殊的（也是健康的）糖。心肌是身体中最勤劳的肌肉，患有心脏病的人（特别是充血性心力衰竭的病人）需要更多的能量。核糖能提供更多的能量。

下面是一篇科学论文对核糖和心脏病研究进行回顾后的总结："D-核糖，一种天然碳水化合物，展现了在心肌缺血（心肌梗死）之后重新修复细胞能量水平方面显著的增强能力。随后对患有缺血性心血管疾病和被诊断出充血性心力衰竭的病人的临床试验，进一步证实了D-核糖的这些好处。"

作为营养补充剂的核糖是粉末状的，我建议每次服用5克，每天3次，持续6个星期，然后改为每天2次。在我跟病人的经验中，核糖是对心脏病最重要的那一种营养素。我预测你将会对使用大约6个星期之后能量水平的提升和症状的缓

解结果感到惊讶。

辅酶Q10　像核糖一样，这种营养素增强心脏的能量产生，对充血性心力衰竭特别有效。实际上，最近的一项研究表明，辅酶Q10的血液浓度影响着充血性心力衰竭的严重程度，以及病人是否会死于充血性心力衰竭。那些辅酶Q10的血液浓度高的人，病情最轻，而且通常能够存活；而那些辅酶Q10血液浓度低的人，病情更重而且通常不能幸存。

我建议我的病人连续6个星期每天服用400毫克的辅酶Q10，然后改为每天200毫克的维持剂量。像我们在本书早些时候讨论过的那样，这种营养素，对于任何服用降胆固醇药物的人都是至关重要的，因为降胆固醇药物会导致辅酶Q10耗尽。辅酶Q10补充剂的质量并不稳定，我推荐使用酶治疗公司或者综合疗法公司出品的200毫克咀嚼片。

镁　这种矿物质可增强心脏肌肉并减少患心率异常的可能性。我推荐使用能量再生系统多种营养素能量粉，其中含有200毫克的镁以及心脏健康所需的高水平的B族维生素。在采用此真正良方法则的最初3～6个月中，应该考虑在晚上睡前加服200毫克的镁。

警告：在一些患有肾衰竭的病人中，镁会积聚到一个过高的水平。如果你有肾脏疾病，必须在医生指导下补充这种营养素。镁还可导致大便溏稀，如果发生了这个问题，把能量粉的剂量减少到1/2勺，并同时服用健康拼图公司出品的缓释镁补充剂，这种缓释补充剂不会引起大便溏稀。

乳清酸镁　在《国际心脏病学杂志》上发表的一项为期一年的研究中，服用乳清酸镁的79例充血性心力衰竭患者有76%的存活率，而那些服用安慰剂（与药物外形相同但不具治疗作用的替代物）的充血性心力衰竭患者的存活率只有52%。那些服用该补充剂的人，有39%的症状改善，而那些服用安慰剂的人却有56%的症状恶化。我认为这种补充剂的好处来自于镁和乳清酸双方的作用，乳清酸是体内有益菌群制造的一种化合物，并且一度被认为是一种B族维生素（B_{13}）。我建议每天服用6 000毫克乳清酸镁，连续服用1个月，然后改为每天3 000毫克，连续服用11个月。这种补充剂一般在健康食品店买不到，但是在网上很容易买到。

ω-3脂肪酸　美国心脏病协会已经批准ω-3脂肪酸作为心脏病的二级预防手段，用来防止被诊断出心血管疾病的患者发生心绞痛、心肌梗死、脑卒中，或其他"心血管事件"。这是一个聪明的建议。在一项关于鱼油的研究中，那些服用鱼油的病人，与那些没有服用鱼油的病人相比，发生心肌梗死的比例降低了45%。

美国心脏病协会建议每天服用含有二十二碳六烯酸（DHA）和二十碳五烯酸（EPA）的混合鱼油1克。有几种办法可以让你获取这样的剂量（这些脂肪酸能够储存在你的细胞里，所以你不必要每天都吃这些东西）：

● 每周4次，每次1汤匙鱼油

● 每周4次，每次1份富含油脂的鱼类，如三文鱼或金枪鱼，白长鳍金枪鱼罐头的鱼油含量是淡金枪鱼含量的3倍

● 每天服用含有1克DHA/EPA的鱼油补充剂。我强烈推荐一种叫作超级鱼油的高吸收率的三文鱼油补充剂。这种补充剂，一粒就可以提供高含量的ω-3脂肪酸，因为它的吸收率比普通鱼油补充剂的吸收率高50倍。我还建议你在服用补充剂的同时，增加鱼的饮食摄入量，但这不包括快餐店的油炸鱼三明治，研究表明这种三明治使你的ω-3脂肪酸缺乏问题更加恶化

ω-3脂肪酸还能降低心率异常和心源性猝死（没有被诊断出心脏病的心肌梗死，占全部心肌梗死的50%）的风险。一项新的研究表明，那些滋补大脑、舒缓心脏的ω-3脂肪酸血液浓度最高的人，不大可能患有敌意症（一种愤世嫉俗和不信任的态度），而敌意是心脏病的一种风险因素。事实上，匹兹堡大学的研究者们发现，一个人的DHA和EPA血液浓度越高，这个人越快乐。

B族维生素　许多研究表明，患有充血性心力衰竭的人，体内缺乏B族维生素，并且补充B族维生素能够改善病情。例如，《美国饮食协会杂志》上的一项新的研究显示，27%的充血性心力衰竭患者患有维生素B_2缺乏症，38%患有维生素B_6缺乏症，而那些没有充血性心力衰竭的人，患这两种B族维生素缺乏症的比例分别只有2%和19%。在《临床实践营养学杂志》上的一篇论文中，一位医生观察到充血性心力衰竭的治疗，会耗尽体内的维生素B_1，因此，对于充血性心力衰竭患者的治疗，补充这种维生素应该成为"常规疗法"。

B族维生素还可以通过帮助你避免同型半胱氨酸含量过高而有助于减慢早期心脏病的发展。同型半胱氨酸是一种氨基酸，是蛋白质的一个组分甲硫氨酸正常分解的产物。B族维生素叶酸（连同维生素B_6和B_{12}）激发人体分泌同型半胱氨酸或者把它转换为甲硫氨酸。当叶酸摄入量不足时，同型半胱氨酸水平过高，一些专家认为多余的同型半胱氨酸损害动脉壁细胞，促使其过度生长，并且还会释放一种破坏动脉弹性的物质。这些反应的结果就是增厚、变硬、缺乏弹性的动脉壁被斑块覆盖。

南加州大学预防医学系动脉粥样硬化研究中心的研究者们，对那些同型半胱氨酸水平非常高（高于9.1微摩尔/升）的人进行了研究。他们发现，连续三年每天服用含有5毫克叶酸、0.4毫克维生素B_{12}和50毫克维生素B_6的补充剂者，与那些没有服用补充剂的人相比，"动脉血管中斑块堆积的比例在统计学上显著降低"。这项研究的结论："补充高剂量的B族维生素，显著减缓了早期亚临床（通常无法检测到）动脉粥样硬化的发展。"

尽管对于同型半胱氨酸在心血管疾病中的作用仍存在争议，我还是建议我所

有的病人在他们的饮食中补充叶酸和其他B族维生素。

乙酰左旋肉碱　这种营养素有助于线粒体制造能量，线粒体是包括心脏肌肉细胞在内的每一个细胞里的微型能量工厂。我建议每天服用乙酰左旋肉碱3次，每次500毫克，连续服用6个星期，然后改为每天500毫克。

锌和其他抗氧化剂　最近的一项研究表明，抗氧化剂锌的血液浓度过低（连同高水平的氧化剂铁和铜），可增加心肌梗死的风险。另外在一项对40名年龄在56～83岁的人的研究表明，每天补充45毫克锌，减少了心脏病的四种生物标识，如C–反应蛋白。

韦恩州立大学的研究者们在《美国临床营养学杂志》上发表的研究结论说："锌可能对动脉粥样硬化具有保护作用。"除此以外，墨西哥研究者们的一项研究发现，锌补充剂减少了糖尿病患者的心血管疾病风险因素，糖尿病可使心肌梗死和脑卒中风险加倍。

山楂　最近一项对涉及1 000人的14项严谨的研究的分析显示，山楂提取物有助于治疗充血性心力衰竭，能够减轻症状并提高运动能力。这种草药提取物通过加强心肌和改善心脏的血液循环而发挥作用。研究者们在《考克兰回顾》上发表的研究结论说："山楂对慢性心力衰竭患者有显著的益处。"我推荐使用磷脂复合山楂素，每天3次，每次2片。

胃灼热和消化不良

真实的病因

营养不良　加工和包装食品中消化酶的缺乏，是胃灼热和消化不良的一个主要病因。

消化不良　胃酸不足导致消化不良。

处方药滥用　治疗胃灼热的抑酸剂可加重消化不良。这些药物还会导致反弹效应，引起胃酸过多，可能引起病人对这种药物的上瘾。关节炎药物每年导致1.65万美国人死于出血性溃疡。

食管是从口腔延伸到胃部的食物管道。在食管的末端，是一个肌肉构成的微型门，叫作食管括约肌，能够打开允许刚刚咀嚼过的食物进入胃部。

胃灼热发生的时候，胃里用来溶解食物的胃酸通过食管括约肌"反流"向上，灼伤脆弱的食管和咽喉内壁。据估计，有30%的美国人，也就是说我们中的1亿人有胃灼热的定期发作，也叫作反酸和胃食管反流症。难怪我们每年要在胃灼热药物上花费140亿美元来预防和消除这种痛苦。

在这本书里，有两处深入讨论了胃灼热的问题：

● 讨论长期常规使用质子泵抑制剂类抗酸药的危险性的章节，你可以在"处方药滥用"一章里找到相关内容

● 在"消化不良"部分，介绍了我对于胃灼热和消化不良的真实病因和真正良方法则的观点

在本章里，我将介绍我发现对胃灼热和消化不良患者最有效的治愈方案。

真正的良方

该方案令人惊讶的特点是，它致力于增加胃酸，而不是减少胃酸。你的身体产生胃酸是有原因的：启动消化食物的过程。实际上，要产生胃酸，而又不会把胃本身消化掉。

是的，利用质子泵抑制剂关闭胃酸分泌确实能够减轻胃灼热的痛苦。但是，这种方法并没有解决引起胃灼热的消化不良问题。换句话说，你真正的问题并不是胃酸过多而是消化不好。这正是我的真正良方法则所要解决的问题。

下面是我对大多数胃灼热和其他形式的消化不良患者的建议，这些消化不良

问题包括胃痛、溃疡和胃炎（一种胃黏膜的溃疡前期性炎症）。你在遵循这个方案的同时，可以继续服用抗酸药，这个方案将使你在一两个月后摆脱抗酸药。

服用消化酶　在美国，消化不良的主要原因之一，是食物中酶的缺乏，这些酶在食物处理过程中被除去了。那些被除去的酶对于良好的消化功能至关重要，这是为什么服用含有植物性消化酶的补充剂，是对付消化不良的一个非常有效的方法。动物来源的酶在胃部的酸性环境中不能保持活力。长期服用消化酶还能够大大提高你的整体健康水平。植物消化酶补充剂应与饭食同服，有助于良好的食物消化。

有人发现消化酶会刺激胃，那么可以用比较温和的消化酶（接下来会讨论）来代替，直到你的胃感觉舒服了（通常需要1~2个月），然后再开始服用消化酶。

喝热饮　吃饭的时候，喝点儿温热的饮料，而不是冷饮。冷饮使消化减慢甚至停止工作，吃饭时喝点儿温热的饮料有助于消化。热茶是不错的选择，热水中挤入一点柠檬也不错。可以把冷饮放在两餐之间享用。

避免咖啡因、可乐、酒精和阿司匹林　同时避免其他含有阿司匹林的产品。所有这些都会伤害你的胃，等你的胃已经痊愈、消化不良和胃灼热只是一个模糊的记忆的时候，你可以再开始食用，但要限制摄入量。如果你的消化不良和胃灼热又来骚扰你了，你就知道自己咖啡喝多了。

服用脱甘草酸化解甘草甜素　这种草药在解决诸如胃灼热和背后的消化不良方面，具有强力的效果。实际上，研究表明其效果可以跟西咪替丁（泰胃美）相媲美，但不像泰胃美，这种草药对你是有利的。

警告：你必须使用脱甘草酸化形态的甘草甜素，其他的种类可导致高血压。

服用乳香胶　这是一种常青树的树胶（树脂），是对付胃灼热和消化不良的灵丹妙药。服用乳香胶补充剂，每天2次、每次1~2粒500毫克的胶囊，连续服用2个月。

检查是否胃酸过少　我怀疑胃酸过少是消化不良的一个常见的病因。没有足够的胃酸，食物得不到很好的消化，一直在胃里四处晃荡，并反流到食管中，引起胃灼热。要看看这是不是你的情况，在食物中加入2~3茶匙食醋（比如作为色拉调料的一部分），然后看看这是否对你的胃灼热和消化不良有帮助。如果有帮助，就意味着你可能产生的胃酸太少了，你需要把含有食醋的色拉调料作为你的午餐和晚餐的必备特色菜。

幽门螺杆菌治疗　幽门螺杆菌是一种细菌，可以感染胃，这是胃部不适和溃疡的一个常见的病因。大多数的医生使用抗酸剂如奥美拉唑（普洛赛克）与两三种抗生素一起来治疗幽门螺杆菌感染。太多的药了！

如果你被诊断出感染了幽门螺杆菌，另一个更自然的疗法是同时使用DGL甘草素和乳香胶，一直到你的消化不良问题安定下来，然后加入柠檬烯（一种从柑橘中提取的抗菌精油）疗法。这些天然药物在杀死细菌的同时，会暂时加重你的胃灼热症状。但是通过消除感染，它们也会永久性地消除胃灼热！

如果你决定采取以西药为基础的方案，那么我建议每天补充500～1 000毫克的维生素C。研究表明这样可以增强抗生素的杀菌威力。

停止使用处方质子泵抑制剂　这些药物包括雷贝拉唑（安喜非）、右兰索拉唑（得喜兰）、埃索美拉唑（耐信）、兰索拉唑、奥美拉唑（普洛赛克，赛格力）以及泮托拉唑（泮托宁）。长期使用这些药物是很危险的，我已经在"处方药滥用"一章深入讨论过。

但是，当你遵循解决胃灼热和消化不良的真正良方法则1～2个月后，你的胃灼热和消化不良问题应该已经得到控制，你也就不再需要继续长期服用质子泵抑制剂药物了。

在这个时候，你可以问问你的医生，是否可以停掉质子泵抑制剂类处方药，而改用泰胃美。泰胃美是一种更安全的药物，因为它减少胃酸而不是完全关闭胃酸。或者你也可以继续使用DGL甘草和乳香胶。

一旦停止服用质子泵抑制剂类药物，而且你只在服用泰胃美或DGL甘草素/乳香胶组合草药，你可以逐渐地降低这些药物的剂量，直到你能够停止服用这些药物也不会导致胃灼热和消化不良症状重新出现。大多数人能够在服用2个月以

首先尝试一个古老的解决方案

胃酸过多吗？首先尝试一个古老的解决方案。

对于胃酸过多，大多数美国人依赖于质子泵抑制剂类药物，这是一种超强力的药物，能够遏制胃酸的产生，并且长期使用会带来一系列的不良反应。但是杀鸡用不着宰牛刀，当一支小手枪就能解决问题的时候，你没必要动用大炮。

胃酸过多往往很容易消除，半茶匙碱性的小苏打加入100毫升水，就能够很迅速地中和胃酸并减轻疼痛。这种方法对付睡觉时的胃酸反流非常有效。请勿在没有医生指导的情况下给小孩用小苏打，因为在孩子身上很容易过量。

对于发生在睡眠期间的胃酸反流，可以利用重力把胃酸保持在你的胃里，你只需要把床头升高7.6～10.2厘米（3～4英寸）。尽管大多数的枕头无法把你的头抬高这么多，但这值得你想想办法去做。在www.hammecher.com网站提供的改善睡眠枕头楔，也可使用。

白天，使用咀嚼抗酸片。选择含有钙、维生素D和消化酶的咀嚼片效果更好。

褪黑素应对消化不良

你可能认为褪黑素这种激素（可以买到褪黑素补充剂）只是用来治疗失眠症的，但是最新的研究表明，它还可以用来让消化不良得到改善。

波兰研究者们研究了50例被诊断出消化不良（功能性消化不良，原因不明的胃痛，而不是像幽门螺杆菌感染那样的有明确病因的胃痛）的患者，把他们分成两组，一组每天睡前给予5毫克褪黑素，另一组服用安慰剂。

根据发表在《临床胃肠病学杂志》上的报告，3个月以后，服用褪黑素那一组患者中的17例（56%）消化不良问题"彻底"消失。另有9人感到自己的症状有"部分改善"，特别是夜间。而在安慰剂组，只有几例（6.7%）的症状有改善。

他们的研究结论是，"褪黑素可以作为一种辅助药物来治疗"消化不良。

后停止用药，不过，你可以想用就用，而不会有什么风险。

如果你的症状重新出现，只需再次服用DGL甘草素几天。如果需要，你甚至可以重复使用DGL甘草素/乳香胶的治疗方案1个月。如果幽门螺杆菌感染再次发生，你还可以增加使用高级胃舒软胶囊和猫爪草。

总而言之，你可以打破对抗酸药的上瘾，并允许你的胃产生良好的消化所需要的胃酸。

避免单一的咀嚼钙片　最近的研究表明，为了预防和缓解骨关节炎而使用钙补充剂（如果这种补充剂不同时含有维生素D或镁）会使发生心肌梗死的风险增加31%。不幸的是，咀嚼钙片抗酸剂也有同样的问题。

而其中添加了镁、维生素D和植物性消化酶的咀嚼片，可以给你的消化道问题带来快速而又健康的缓解。

甲状腺功能减退症

真实的病因

营养不良 许多营养素的缺乏都可影响到甲状腺，但最主要的原因是碘的缺乏。

细胞毒性 环境中成千上万种化学物质，会干扰甲状腺的功能。

位于颈部的甲状腺是人体的油门：它控制着你身体几乎每一部分的运行速度。甲状腺主要产生两种重要的激素：

● 甲状腺素（T4） 这是甲状腺素的储存形态，当T4准备就绪的时候，身体会把它转变成具有活性的形态。

● 三碘甲状腺原氨酸（T3） 这是甲状腺素的活性形式。

当你的甲状腺不能产生足够的甲状腺素的时候，你就患有甲状腺功能减退症，你所有的功能都会减慢。你的新陈代谢会很缓慢、你可能很容易长胖却很难减掉一两肉、你的消化功能迟钝、你很可能经常便秘。你的体温也可能会太低以至于你总是觉得冷。你的大脑昏昏沉沉，难有清晰的思考。

但是，在你阅读本章关于甲状腺功能减退症的任何讨论之前，如果你还没有读过的话，我希望你先读一下本书的另一部分："内分泌失调"部分的"数百万被漏诊的甲状腺功能减退"。在那里，我讨论了几个话题，可以帮助你更好地理解本章中即将讨论的针对甲状腺功能减退症的真正良方法则。那些话题包括：

● 一份可以由甲状腺功能减退症引起的许多可能的症状和状况的清单

● 为什么这个问题如此普遍，影响着约5 000万美国人

● 为什么检测甲状腺功能减退症的标准测试是不可靠的，以至于造成数以千万计的漏诊。"在美国，未确诊的甲状腺疾病普遍性高得惊人。"美国内分泌学家协会主席如是说

● 一个自我检测是否患有甲状腺功能减退症的简单方法

● 如果你有甲状腺功能减退症的一种或两种可能的症状（比如原因不明的疲劳、持续的抑郁、肌肉和关节酸痛、流产、不孕、月经量过多、便秘、很容易长胖、怕冷、皮肤干燥、头发稀疏或者体温比正常偏低），那么即便你的甲状腺素检查结果"正常"却还要进行甲状腺功能减退症的治疗

当你读过那一部分的内容以后，回到这里来继续阅读如何解决这个普遍存在

的问题。

真正的良方

甲状腺机能减退症的治疗方法是很明确的：替代丢失的甲状腺素。医生们通常开的药是一种合成的储存形态T4激素，称为合成甲状腺素或优甲乐。如果剂量调整合适，这种疗法对大多数人效果良好。问题是，还有许多人，无法把储存态T4转换成活性T3，因此他们需要一种同时含有活性T3激素的药物。

我通常会给我的病人开几种不同形式的甲状腺素，以找到对每个人效果最好的用药组合：脱水甲状腺（一种天然的激素，含有T3和T4），或者同时含有T3和T4的定制甲状腺复合药物。如果没有效果，我会尝试用合成甲状腺素。

让我来带你一个一个地了解一下这些选择。

脱水甲状腺　这种天然的激素含有T3和T4，我会先从每天1/4颗（15毫克）开始，逐渐增加剂量，到第一个星期治疗结束的时候，达到每天1/2颗（30毫克）的剂量。之后我会每隔1~6个星期，把剂量增加1/2颗，直到病人感觉最佳的时候停止增加剂量，此时他们感觉很好，而且甲状腺功能减退症的症状显著减轻或者消失。这个过程中，任何时候病人出现虚弱、感觉过度兴奋或者心动过速（安静时的脉搏持续高于90次/分），我会减低剂量。

在病人和我一起找到最佳剂量1个月以后，或者我们使用的剂量达到每天2颗（120毫克）的水平时，我会给他们做游离T4血液检查，以确保甲状腺素在正常水平（过高是很不安全的）。

有些情况下，有必要缓慢地为病人向上或向下调整剂量，以保持激素水平在正常范围。

当治疗甲状腺功能减退症的时候，大多数医生会使用促甲状腺素（TSH）检测法来确定剂量。这是错误的，因为这种检测结果是不可靠的。一旦TSH水平低于2毫单位/升，我只会根据病人的症状和游离T4检测结果来确定用药剂量。

定制甲状腺素　定制药品是由定制药房为病人量身定做的药物。对有些病人，我会从含有T3和T4的定制药物开始，并遵循刚刚在谈到脱水甲状腺时所描

桥本氏甲状腺炎

当你的免疫系统把甲状腺误认为是外来入侵者并加以攻击的时候，你就会得桥本氏甲状腺炎。通过抗甲状腺过氧化酶抗体（抗-TPO抗体）的血液检查很容易诊断桥本氏甲状腺炎。如果你进行了检查并且你的抗-TPO抗体水平上升，你可能患有这种疾病，用甲状腺素治疗会让你感觉好很多。

> ## 甲状腺素与心脏安全
>
> 甲状腺药物和运动都是健康的，但对于处于心肌梗死边缘的人来说，它们同时也都能够诱发心肌梗死。
>
> 所以，如果你有明显的心脏病风险因素（如吸烟、高血压、总胆固醇超过6.71毫摩尔/升即260毫克/分升、65岁以下发生心肌梗死和脑卒中的家族史），在你开始甲状腺治疗之前，应该考虑做一个运动负荷试验。这个试验能够检测动脉阻塞，在一些罕见的情况下，当一个人开始服用甲状腺药物时，这种动脉阻塞可能诱发心肌梗死。
>
> 另外，如果你在开始服用甲状腺药物之后出现心悸或胸痛的症状，应立即停止使用药物，并尽快去就医。

述的测试方案来确定剂量。

合成甲状腺素　通常，会存在一种激素的疗效显著，而另一种没有效果的情况。如果脱水甲状腺或者定制药物没有效果，我会尝试合成甲状腺素。100微克的合成甲状腺"等价于"1颗甲状腺盔甲。我会逐渐地调高剂量，遵循刚刚在谈到脱水甲状腺时讨论的方案。这个过程需要1～6个星期，才能知道某一个剂量是否有效。

最大限度地提高甲状腺药物的疗效的其他几个小窍门包括：

● 服药作为早上第一件事　空腹服用的效果最好

● 分次服用　早上第一件事是服用每天药物剂量的一半，下午或者睡前服用另一半

● 不要与含有钙或铁的补充剂同时服用　补充剂中的钙或铁会阻止甲状腺素的吸收。应在服用激素之前或之后几个小时服用这些补充剂

非处方药疗法

甲状腺素是治疗甲状腺功能减退症最好的方法。但是如果出于某种原因，服用处方药不是一种选择，那么有一些非处方药的疗法也能有助于解决这个问题。这些疗法包括：

甲状腺补充剂　这些补充剂由动物的甲状腺制成，能够提供你的身体制造甲状腺激素所需的原材料。

甲状腺支持营养素　我向任何有甲状腺功能减退症症状的人，推荐服用保持甲状腺功能最佳状态所必需的营养素，不管你是否在服用甲状腺激素。这些必需的营养素包括：

● 碘　每天200微克。对于有疲劳、白天体温低于36.8℃、乳房胀痛和囊肿的女性，我发现每天服用12.5毫克剂量的碘片，连续服用2～4个月，是非常有效的。

警告：除非是在医生的监督之下，不要服用高剂量的碘，并且通常服用不要超过4个月。长期使用会抑制甲状腺的功能。

● 硒　每天50～100微克（但不超过每天300～400微克）。

● 酪氨酸　每天1 000毫克。这种氨基酸有助于调节甲状腺。

炎性肠道疾病

真实的病因

消化不良　食物过敏可导致克罗恩病。

营养不良　因为消化被干扰，可导致营养不良，并引起愈合不良和加重并发症，比如锌水平过低引起的瘘管。

慢性炎症　自体免疫问题可能会比较明显并引发炎症，从而诱发炎性肠病的症状。

炎性肠道疾病影响着大约100万美国人。这是超过100种自身免疫疾病中的一种，即免疫系统错误地攻击身体的一部分。在这种疾病中，被攻击的是小肠和大肠。这种攻击的结果包括持续性腹泻、腹绞痛、发热、间歇性直肠出血。最后的这两种症状是区分炎性肠道疾病和更常见的良性肠易激综合征的依据。

炎性肠道疾病有两种主要形式：克罗恩病和溃疡性结肠炎。克罗恩病虽然可能影响肠道的任何部位，但它最经常影响的是小肠的末端（回肠）和大肠的开始（结肠）。溃疡性结肠炎只影响结肠和直肠。克罗恩病的发生像补丁一样，在补丁与补丁之间，是健康的肠道。溃疡性结肠炎的发生是一片连续的炎症，通常从肛门开始并扩散到结肠。

医生们通过结肠镜检查和活检来诊断炎性肠道疾病。一旦这种病被确诊，炎症发生的模式和位置通常能够区分究竟是克罗恩病还是溃疡性结肠炎。

真正的良方

炎性肠道疾病的标准治疗方案包括下述疗法中的一种或多种疗法：类固醇激素（强的松）、美沙拉嗪（亚沙可，一种抗炎药物）、抗生素、免疫抑制剂、调节剂以及手术治疗并发症。好消息是，自然疗法能够非常有效地治疗引起炎性肠道疾病的原因本身。

治疗肠道感染

在我的临床经验中，我发现一种被称为白色念珠菌的真菌过度生长在炎性肠道疾病中很常见，并使症状恶化。由于没有办法检测正常和不正常的白色念珠菌水平，我认为合理的选择是对每一位炎性肠道疾病患者进行念珠菌治疗。这些疗法包括：

服用氟康唑（大扶康）　这是一种非常有效的抗真菌药物。每天服用200毫克，连续服用6个星期。

服用益生菌　益生菌是一种包装在营养补充剂中的友好肠道细菌，它们的作用方式是排挤念珠菌。通过对13个针对益生菌和炎性肠道疾病的研究进行的分析，研究者们发现，与安慰剂相比，益生菌将炎性肠病的复发率（炎症发作）降低了75%。

从1个月的益生菌VSL #3方案开始，益生菌VSL #3是一种超强益生菌，是专门为帮助控制炎性肠病而设计的配方。1个月以后，改用维持剂量的益生菌，比如酶治疗公司出品的精英珍珠益生菌，每天服用一颗精英珍珠。

检查其他肠道感染　其他类型的肠道感染可能使炎性肠病复杂化，比如细菌和寄生虫感染。在我和其他医生们的临床实践中，大多数实验室的寄生虫检测结果不准确。如果有任何的检测项目是阳性，你的医生可以针对具体的感染进行治疗。即便检测结果是阴性，尝试抗寄生虫药物阿苯达唑（阿苯驱虫片）也是合理的，看看能否减轻你的症状。

解决营养不良

由于受损的肠道带来的吸收问题，营养不良在克罗恩病和溃疡性结肠炎中很常见。补充缺少的营养素有助于缓解病情。

锌　低锌水平使炎性肠病的一种常见并发症的发生率增加，这就是瘘管，炎症长到了皮肤或其他器官上。但是实验室对这种矿物质的血液水平化验结果往往是靠不住的。如果你有炎性肠道疾病，服用锌补充剂。我建议每天服用25～30毫克，连续服用3个月，然后改为每天15毫克作为维持剂量。

维生素D　研究表明，维生素D水平低可能引发炎性肠道疾病。丹麦的一项针对94例克罗恩病患者的研究中，与安慰剂组相比，每天补充1 200国际单位维生素D使疾病的复发率降低了56%。另一项研究表明，克罗恩病患者的维生素D水平比那些没有该病的人低34%，并且维生素D水平越低，克罗恩病的症状越严重。我建议每天服用2 000～4 000国际单位的维生素D，连续服用6个月。

解决食物过敏

当你解决了肠道感染和营养不良以后，我建议你检测和消除食物过敏，因为食物过敏可使炎性肠道疾病复杂化。关于NAET和多种食物排除饮食法这两种有效的食物过敏检测和消除方法的详细信息，参见"食物过敏"。

生物调节剂：最好的"抢救疗法"

如果你被诊断出炎性肠道疾病，许多医生会建议你服用一类叫作生物调节剂的药物，比如英夫利西单抗（类克）。这些注射药物通过减慢你的免疫系统来发挥作用，这种疗法很昂贵，它们还有潜在的危险：因为它们的作用机制是抑制免疫，你会更容易受到其他细菌、病毒和真菌的感染。而且，这种药物还会增加儿童和青少年服用者患癌症的风险。

这些还不是此类药物的唯一缺陷，它们通常只能维持2个月的疗效，届时你需要再次注射。并且，在进行这种治疗1年以后，这种药在约4/5的人中失去疗效。

我建议把这类强效药物作为一种备用的"抢救疗法"，仅在所有其他疗法无效以后才使用。这些药物肯定是比手术更好的选择。如果能够遵循本章中讨论的自然疗法，你可能避免对这种昂贵并且有时甚至有毒的药物的需要。

我建议使用乳香姜黄胶囊（Bos-Cur），每天2～3次，每次1粒，连续服用6～8个星期，然后降低剂量到每天1～2粒以维持对病情的控制。

天然抗炎化合物

炎性肠道疾病需要天然抗炎草药和食物提取物。

乳香：结肠炎的必备药物 齿叶乳香是最好的天然抗炎药之一，它对炎性肠道疾病非常有效，每天只需花费几美分，很安全，而且耐受性良好。实际上，一些研究表明，它比许多处方药更能有效地治疗溃疡性结肠炎。

在一项对溃疡性结肠炎患者的研究中，那些服用乳香的人中，有14人进入缓解状态（没有症状），与服用处方药柳氮磺胺吡啶（安唑非定，治疗炎性肠道疾病的标准药物）的人相比，缓解的比例更高。在另一项有关结肠炎的研究中，服用乳香的人大便次数从每天6.5次下降到每天3次。

吃更多的鱼 富含脂肪的鱼，含有丰富的抗炎 ω–3脂肪酸。我建议每个星期吃3～4份三文鱼或金枪鱼。

氢化可的松

治疗炎性肠道疾病的一个标准疗法是强力的抗炎药物强的松，一种合成版本的可的松，一种肾上腺皮质激素。然而，长期大剂量使用（超过每天5毫克）是有害的，其不良反应可包括骨关节炎、溃疡、糖尿病和超重。但天然（生物同质性）可的松不会引起这些不良反应。处方药氢化可的松，每天服用20毫克或者更低的剂量，早上醒来第一时间服用。咨询你的医生关于这个选项的信息。

失眠和其他睡眠障碍

真实的病因

内分泌失调　睡眠是由大脑中的下丘脑控制的，并且需要消耗能量才能保证下丘脑功能正常。正因为如此，任何耗损能量的因素都可能干扰睡眠。低水平的雌激素、甲状腺素和肾上腺素都会干扰睡眠。

幸福缺失　长期压力是一个主要的因素。

营养不良　低水平的酶和铁可导致不宁腿综合征。营养匮乏、高热量的日常饮食也可导致超重和肥胖，从而引起睡眠呼吸暂停综合征。

如果你想要了解更多关于失眠的问题，比如什么是失眠、有多少美国人睡不好、失眠可能导致的健康问题的信息，请阅读"糟糕的睡眠"部分。在那里你会发现：

- 有7 000万~1.05亿美国人有睡眠问题
- 大约4 000万人有睡眠障碍，比如睡眠呼吸暂停综合征或者不宁腿综合征
- 失眠是数十种疾病的不为人知的风险因素，包括超级杀手疾病，比如心脏病、脑卒中和糖尿病

真正的良方

安眠药是一个流行的解决方案，但它并不能治本。一方面，它们并不是为了长期使用而设计的疗法。另一方面，它们具有潜在的成瘾性。并且，它们能产生许多不良反应，包括短期记忆问题。

但是本章并不是要讨论失眠的原因，而是要讨论解决办法，即一些容易养成的习惯，和几乎能够保证你能睡个好觉的几种自然疗法。

良好的睡眠始于良好的睡眠卫生

你知道"口腔卫生"，是因为你的口腔保健医生一直在你耳边嗡嗡：每天至少刷牙两次、用牙线剔牙两次，每隔6个月去看你的牙齿保健医生做口腔清洁。良好的口腔卫生的目的，是为了牙齿健康。通过形成这些有规律的牙齿保健习惯，你可以预防牙周病和龋齿。

但是没有睡眠保健医生告诉你良好的睡眠卫生的重要性。这太可惜了。良好

的日间、夜间睡眠卫生习惯能够预防和扭转失眠，是失眠症最好的药方。下面这些习惯，能够帮助你给自己开一张通往梦乡的车票。

给咖啡一个宵禁　咖啡、茶、可乐和巧克力中的咖啡因会刺激你的神经系统，而兴奋跳动的神经是非常不利于入眠的。在大约下午4点钟以后停止摄入咖啡因，更好的办法是，把含有咖啡因的食物和饮料预备给早上享用。

早点儿运动　运动也是刺激性的，试着把你的运动安排在一天中早一点的时间进行，至少，是紧随在晚饭后的时间。

睡前是宵夜的好时机　饥饿能使所有的动物进入浅睡，我们人类也不例外。睡前来一份清淡的、高蛋白质的宵夜，一个特别好的食物选择是：富含色氨酸的食物，能够安静大脑。吃一片火鸡、一把坚果、一个煮鸡蛋，或者一块奶酪或大豆奶酪。如果你经常发现自己半夜时很清醒（原因是血糖降低），睡前吃点儿宵夜尤其重要。

也许不需要睡前一杯酒　酒精使血糖升高，在一两个小时之后又会降低，如果这个时间正好是半夜，可能会把你弄醒。晚上喝一两杯酒没问题，但是如果你夜间醒来，或者在后半夜睡眠不安，试着停掉酒精，看看睡眠是否得到改善。

睡前限制液体　如果你夜间需要不止一次地起来小便，睡前一两个小时就应该停止喝任何饮料。

脚部抬高　晚上坐着放松的时候，用一个枕头把双脚垫高。这样允许积蓄在腿部的液体得以流出，并在你上床之前随小便排出。

睡前泡个热水澡　这样能够安静你的心灵、放松你的肌肉，帮你入睡。

保持卧室凉爽　深度睡眠的理想温度偏向凉爽的一边，差不多十几摄氏度。

把你的卧室变成睡眠的避难所　如果你把卧室用来工作、用来付账单、用来解决问题，那么你不大可能会在这里得到放松和良好的睡眠。所以，不要把你在办公室的工作、家务或个人问题等搬进卧室。

心中有彩虹　如果到了睡觉的时间，你的大脑还在急速飞驰，有些方法，可以帮你转换成适合睡眠的低档。关掉灯，脑袋放在枕头上之后，把你的心思意念集中在那些让你感觉良好并且不需要集中注意力去解决的事情之上，比如，跟你的孩子们或孙子们在一起的快乐时光、和你的狗在田野中快乐嬉戏的场景、一个平和安详的面容或者两道彩虹。

列出你的问题，然后忘记它！　如果你辗转反侧、满怀忧虑地试图解决你的问题，干脆下床，找一张纸，把你面临的所有问题写下来，直到你想不到更多的问题。然后回床上睡觉。只要你需要，你就起床做这件事。你可能会发现每天下午或晚上安排一个30分钟的"忧虑时间"很有助益，你可以利用这个时间来更新你的忧虑清单。

戴上耳塞　如果你的伴侣打鼾，给自己买一副好耳塞。我喜欢那种硅胶耳

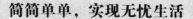

简简单单，实现无忧生活

担心和焦虑是失眠的常见原因。如果你凌晨2点醒来，难以重新入睡，你可能在为自己需要做什么而担心、为自己没能做到的而担心、为那些你认为自己永远无法解决的问题而担心。我也有过同样的经历！下面是一个简单的策略，我用它来帮助我自己放下烦恼，帮助我自己放松，特别是无法入睡的时候。

● 我在一张纸上画一个有三个栏目的表格。

● 在左边一栏，我写下自己的问题和项目。

● 在中间一栏，我写下自己针对这些问题和项目计划马上要做的事（如果有的话）。

● 这两个栏目的内容，我把它交托给信念或者宇宙（或者任何你认为对你有意义的名字或意念的东西）。

● 每隔一段时间，我会把"信念"栏目里的某一项转移到右边那一栏"我"栏目。在这第三栏"我"栏目里，是那么一两件我想要立即去解决的问题。

那些在"信念"栏目的问题和项目，像那些"我"栏目里的项目一样自动地向前推进，速度之快总是不断地给我惊喜。我还有一份日常跑腿差事的清单，并在那些必须马上做的项目旁边画一颗星，至于其他的差事，我只是在自己感觉想做的时候才去做。

结果，我每晚都睡得很沉。

塞，能够随着耳朵的形状而改变。不过耳塞可能会对你没用。鼾声平均在60～90分贝之间，而90分贝是火车经过的噪声音量，最好的耳塞也只是能把噪声降低30分贝。另一个解决办法是：去另一个房间睡觉。帮你的伴侣掖好被子、给他/她一个甜蜜的吻、道声晚安，然后给你自己一晚美梦。

限制你躺床上的时间　如果你有失眠症，你可能认为增加花在床上的时间能够增加你的睡眠，但事实并不是这样。

如果你在床上待的时间经常超出你所需要的时间，你会形成一个经典的失眠模式。你在夜晚的开始进入深度睡眠，在夜晚的中间阶段进入浅睡，接着是长时间的清醒，然后在你该醒来的时候又陷入酣睡。

你可以打破这个模式，把你待在床上的时间限制在不超过8～9小时。这样可以逐渐地挤掉夜间那漫长的难眠时刻，还原一个完整的良好睡眠。

每天早上同一个时间起床　即便是一夜没睡好，也要在同一个时间起床。这样可以重启你身体内部的睡眠/唤醒周期（昼夜节律），帮助你更快入睡，并整晚保持睡眠。如果你发现自己白天困倦，可以午睡一会儿，但不超过90分钟。当你午睡的时候，把闹钟设置在60～90分钟。如果你醒来的时候感觉昏昏沉沉的，往脸上浇点儿冷水。不要在下午2点之后午睡，那会干扰你晚上的睡眠。

天然助眠剂帮你入睡

大多数天然助眠剂不会使你昏昏沉沉，不像那些安眠药，但是它们能够非常有效地帮助你入睡并保持睡眠。同时，它们还能帮助减轻疼痛，因为它们是肌肉松弛剂。

下面列出的前6种助眠剂是我最喜欢的，有一种产品包含了所有的这6种助眠剂，这就是酶治疗公司出品的修复睡眠配方。我经常把它推荐给我那些有睡眠问题的病人。

纯L-茶氨酸　睡前50～200毫克。茶氨酸是一种存在于绿茶中的氨基酸。它不仅能够改善深度睡眠，还能帮助你在白天保持警觉。茶氨酸的作用机制是协助 γ-氨基丁酸的生产，γ-氨基丁酸是一种"抑制"大脑化学物质（神经递质），对于睡眠和被许多处方安眠药刺激的神经递质至关重要。茶氨酸还能帮助产生 α 脑波，这是大脑在警觉的放松状态，比如冥想状态时的一种脑电活动。

我使用和推荐的唯一一种茶氨酸是纯L-茶氨酸，并且这也是唯一一种有信誉的公司使用的茶氨酸。其他品牌的产品含有这种氨基酸的非活性形式，实际上阻碍了其有效性。

野莴苣　睡前30～120毫克。这是治疗失眠和焦虑的一种传统草药。

牙买加山茱萸提取物　睡前12～48毫克。根据传说，牙买加山茱萸从前是牙买加渔民们使用的，渔民们把大量的山茱萸扔进水里，水里的鱼吃了它会睡着，也就容易被网到了！如果你想顺利入眠，可以试试这种让人镇静的、帮助肌肉放松的草药提取物。

啤酒花　30～120毫克，睡前服用。这种草药作为啤酒的一种成分，对于我们大多数人来说是很熟悉的，但它作为治疗失眠和焦虑的一种温和的镇静剂，也有一个很长的历史了。一项研究表明，它在诱导睡眠方面的疗效堪比安定，但是更安全。

西番莲　90～360毫克，睡前服用。这种草药在南美是一个被广泛使用的治疗失眠和焦虑的偏方，许多科学研究证实了它的效果。

缬草　200～800毫克，睡前服用。使人平静、令人放松的缬草是一款治疗失眠的经典草药。许多研究显示，它能够缩短入睡所需要的时间，并且延长睡眠时间。服用中等剂量，也不会导致第二天的嗜睡（安眠药常见的一个问题）。450～900毫克的高剂量缬草，可导致第二天的嗜睡。

"缬草是治疗轻度失眠的一种安全的草药选择。"一组研究人员在审查了许多关于这种草药的科学研究报告之后做出的结论说，"大多数的研究表明，缬草在连续使用时更有效，而不是作为急性期的安眠药。"也就是说，虽然你可以间歇性地使用，但它在连续使用时效果更好。

警告：服用这种草药会让大约1/10的人兴奋而不是平静。如果这就是你所经历的，那么把这种草药用来对付白天的焦虑而不是用来对付失眠。

试试这些睡眠助手

下面是其他几种能够帮助你缓解失眠的自然疗法药物或方法，尝试不同的疗法，以便找到对你最有效果的疗法组合。

D-核糖　每天2次，每次5克。最近的一项研究中，饮食中补充这种独特的健康糖分（身体产生能量的关键），不仅能够使能量水平提高45%，还能有助于改善睡眠。把这种粉状的补充剂加入水或茶里饮用。核糖对于疲劳、纤维肌痛和心脏病也非常有效。

镁（200毫克）和钙（600毫克）　睡前服用，这两种放松肌肉、平静神经的矿物质可以帮助你的睡眠。

警告：如果镁引起腹泻（一个可能的不良反应），降低服用剂量，或者改用缓释技术的拼图镁缓释胶囊，高效而且不会引起腹泻。

印度人参、木兰和磷脂酰丝氨酸　如果你发现自己总是在脑袋挨到枕头时完全清醒、脑子转个不停，那么这种混合草药很适合你。这三种化合物（两种草药和一种营养素）能够降低皮质醇水平。皮质醇是一种肾上腺激素，对于对付白天的压力是必需的，但同时也让你夜间难以入睡。如果需要，所有这三种化合物都可以很安全地跟修复睡眠配方（和安眠药）一起使用。

如果随着时间的推移，你开始会在夜间醒来，那是因为你现在的皮质醇和血糖水平太低了，减少药物的剂量，或者睡前吃一份高蛋白质的零食。

小剂量的褪黑素　由松果体制造的这种激素，经常被推荐用于治疗睡眠问题。值得注意的是，我对于以超过身体的正常范围的剂量服用这种激素潜在的长期影响表示关注。对大多数人，只需1/3毫克的褪黑素就足以恢复正常的水平，但是大多数的补充剂含有3毫克，是治疗失眠所需的有效水平（0.3毫克/天）的10倍。虽然在过去几十年的大剂量使用中没有出现长期的问题，但广为人知的是，高水平的褪黑素会使催乳素水平升高，增加抑郁或不育的风险。因为0.5毫克/天的剂量已经被证实像高剂量一样有效，合理和审慎的做法是改用较低的剂量，除非你的整体医学医生建议你服用高剂量的褪黑素。

芳香疗法　薰衣草的香气可以帮助你的睡眠，你有许多选择——填满薰衣草的小枕头、枕头下面或旁边放一个薰衣草香袋、在枕头上喷或滴一点天然薰衣草精油或者使用一个薰衣草精油芳香扩散器。

甘菊茶 适合孕妇和儿童。甘菊茶是一种非常温和的镇静剂，不能像本章中介绍的其他自然疗法那样有效地治疗中度到重度失眠，但是它很安全，适合用来治疗孕妇和儿童失眠。钙和镁也可以在孕期使用。

安眠药 如果天然助眠剂没有效果，可以考虑使用安眠药。我认为最安全的安眠药是唑吡坦（舒眠）、盐酸曲唑酮（三唑酮）和加巴喷丁（纽若定），应避免使用大部分的苯二氮卓类药物，如安定，这类药物使睡眠质量恶化并且容易上瘾。氯硝西泮（克罗诺平）和阿普唑林（佳乐定）也容易上瘾，但是在某些情况下，比如同时患有创伤后应激障碍和失眠的严重焦虑症的人，可能会有作用。

不宁腿综合征的真正良方

当你醒来的时候，你的床单和毯子是否散落在床边？你的配偶是不是抱怨夜间被你踢了？你有没有注意到，在你试图要入睡的时候，你的双腿感觉不舒服和坐立不安？

如果你对上述问题的答案有一个或多个"是"，那么你可能患上了不宁腿综合征（RLS）的一种：睡眠周期性肢体运动障碍（PLMS），影响着80%～90%的不宁腿综合征患者。不宁腿综合征的特征是腿部（白天也可能发生在手臂）奇怪的不舒服的感觉，对这种感觉有各种各样的描述，比如瘙痒、刺痛、灼热、酸痛、有东西在蠕动或爬行、触电一样的感觉，让你有想要移动双腿的冲动。

如果你有睡眠周期性肢体运动障碍（我将用一个缩写来表示这种病：RLS/PLMS），你可能在醒来的时候感觉筋疲力尽，尽管你夜里一直在睡觉，可你的双腿刚刚跑完一个马拉松！

引起RLS/PLMS的原因可能是因为大脑负责"快乐/奖励"的化学物质多巴胺的缺乏。铁对于产生多巴胺至关重要，铁缺乏是诱发RLS/PLMS的一个重要原因。矿物质镁的缺乏，也可导致RLS/PLMS的恶化，肾上腺和甲状腺激素的缺乏同样会使RLS/PLMS恶化。

通常用来治疗这种问题的是一个比较新的（也是非常昂贵的）药，叫作盐酸罗匹尼罗（罗匹尼罗缓释片）。我从来没有给病人开过这种药，我不认为它在治疗时RLS/PLMS能像其他自然疗法（或者是处方药）那样有效，并且我担心它的安全性。常见的不良反应包括恶心（高达40%的人出现这种不良反应）、过度疲劳或嗜睡（12%）、呕吐（11%）、头晕（11%）和咽喉痛（9%）。此外还有上瘾的风险，不是对药物上瘾，而是对冲动行为的上瘾，比如赌博、购物和性，因为这种药物可能干扰大脑的抑制功能。

下面是我认为对RLS/PLMS有效的疗法及药物。

无糖、高蛋白质的饮食 并且睡前吃一点高蛋白质的零食。夜间血糖偏低可使RLS/PLMS问题恶化。

铁　铁比罗匹尼罗缓释片更有效。在最近一个为期3个月的研究中，补充铁的不宁腿综合征患者症状的改善的比例，比服用安慰剂的患者多89%，改善幅度是罗匹尼罗缓释片的效果的2倍。

如果你的血液检查显示铁蛋白（铁的储存形式）低于60毫克/升，那么铁缺乏可能是你患有RLS/PLMS的原因。一些实验室仍然离谱地认为铁蛋白超过12毫克/升就是"正常"的，事实不是这样的。

对于治疗RLS/PLMS，我建议使用含有25～30毫克铁和至少100毫克维生素C（对RLS/PLMS有好处，并且有助于铁的吸收）的铁补充剂。空腹服用铁补充剂，并且要在你服用甲状腺药物之前或之后6小时服用（铁会阻止这些药物的吸收）。如果你发生了铁带来的不良反应，比如便秘，改为隔天服用1次。

镁　睡前服用200毫克的剂量可以解决不宁腿综合征和帮助睡眠。

维生素E　维生素E有助于不宁腿综合征，但是它需要6～10个星期才能发挥作用。我建议每天服用400国际单位天然"混合生育酚"，它能提供存在于食物中的许多种类的维生素E化合物或生育酚。

叶酸　每天3次，每次5毫克叶酸（可以从处方药中得到的剂量），有助于某些不宁腿综合征（麻木和电击般疼痛的症状在活动和局部按摩后能够得到缓解）。这种治疗对没有这种特定症状的患者没有帮助。

L-色氨酸　几个案例研究表明，饮食中补充这种氨基酸可能对病情有帮助。

5-羟色氨酸　我也向RLS/PLMS患者建议使用这种提高色氨酸的补充剂。需要注意的是，如果你正在服用抗抑郁药物，使用5-羟色氨酸之前请咨询你的医生。在很罕见的病例中，同时使用这两种药物可引起大脑中的化学物质血清素水平升高到危险的程度。

药品　如果这些自然疗法对你的RLS/PLMS没有效果，可以考虑服用药物，如唑吡坦（舒眠）、加巴喷丁（纽若定）或氯硝西泮（克罗诺平）。所有这些药物对这种病症都很有效，不过，克罗诺平可能会上瘾。

如果我的RLS/PLMS病人正在服用纽若定来治疗失眠症，我会告诉他调整剂量，不仅仅是为了得到足够的睡眠，还要能够保证他的床单能待在床上并停止用脚踢自己的伴侣。

留意那些抗抑郁药物和抗组织胺药物，这些药物会加重RLS/PLMS的病情。

睡眠呼吸暂停综合征的真正良方

这种情况也被称为阻塞性睡眠呼吸暂停。这是因为在你的咽喉后部的软组织（软腭）在睡眠时阻碍气道，反复切断你的呼吸，并且让你处于一种半醒的状态。由于下垂的软组织振动，你会打鼾。严重的睡眠呼吸暂停综合征患者可能每个小时发生十几次呼吸困难。不用说，这种人到了白天会觉得筋疲力尽。

睡眠呼吸暂停综合征在超重的中老年男性中很常见，可使心脏病、脑卒中、2型糖尿病、抑郁症和勃起功能障碍风险上升，而且使死亡风险增加5倍。"可能不会有任何一种病不因为睡眠呼吸暂停综合征而恶化。"克雷格·施维默博士告诉我们说。他是得克萨斯西南医学院的临床副教授和得克萨斯打鼾研究中心的医疗主任。

我的建议：

录下你的睡眠　在睡眠实验室做一次睡眠呼吸暂停综合征的测试，大约花费2 000美元。一个替代方法是给自己拍个录像，在你睡觉的时候，录1～2个小时。如果你打鼾而且会呼吸中断，那么你患有睡眠呼吸暂停综合征。或者直接问你的配偶。施维默博士说："如果你打鼾、超重、白天很容易睡着，而且你的配偶说你晚上睡觉时会呼吸停止，那么你患有睡眠呼吸暂停综合征。"

用网球击败呼吸暂停　如果你的睡眠录像显示你主要在仰卧时打鼾并且有呼吸停止的情况，那么，你可以睡觉时穿一个紧身的睡衣或者T恤，把一个网球缝在后腰部位。这样有助于阻止你睡觉时仰卧，并有助于消除呼吸暂停的问题。

减肥　超重是睡眠呼吸暂停综合征的主要原因，仅仅是减重4.5～6.75千克（10～15磅），可能就足以让这种病消失。

口腔矫治器　这个像护齿器一样的装置，睡眠时佩戴，可以调节你的嘴巴和下巴，帮助保持气道畅通。非处方版本的口腔矫治器不大会有用。

持续气道正压通气机　咨询一下你的医生，你是否应该使用持续气道正压通气机。这个像鞋盒一样大小的机器，产生一个持续的恒定的加压气流，通过一个软管连接到一个捆绑式呼吸面罩上。研究表明，对于那些中度到重度呼吸暂停患者（每小时超过15次呼吸暂停），持续气道正压通气机能使呼吸暂停的发生次数减少20%。几个经科学证实的技巧，让使用这种机器的体验更令人愉快（许多人使用了这个装置，却无法坚持，因为感觉不舒服）：

● 给卧室加湿。

● 选择一个鼻枕面罩，而不是一个全口面罩。

● 改用自动调节气道正压通气（APAP），这种装置只在你出现呼吸暂停时才泵出气流。

● 在使用持续气道正压通气机的头几个星期里，去你的睡眠专家那里做跟进随访，帮你对气压和使用的面罩做出必要的调整。

虽然使用这个装置的患者容易在睡眠中取下面罩，但是，只要你能坚持，就继续使用这个装置。你的身体会适应它，并且坚持夜间使用这个装置可以让你白天的感觉更好。

手术治疗　咨询你的医生关于手术治疗的选择。施维默博士说，一个5分钟的门诊手术，称为支架手术，可以阻止软腭下垂，已经被证明能够非常有效地永久性地缓解睡眠呼吸暂停综合征。另外两个有助于解决这个问题的门诊手术，包括鼻甲消融术，一个20分钟的手术，能够同时减少软腭和鼻甲骨引起的呼吸障碍；激光扁桃体切除术，也是一个20分钟的手术，缩小阻碍呼吸的扁桃体。

你有夜间盗汗的问题吗？

如果是，应考虑除了雌激素或孕激素水平低以外的这些因素：

● 胃酸反流　如果这种问题在睡眠时发生，会让你因为出汗而醒来。要对此做出诊断，在2～3个晚上（不要多，因为抗酸剂是能上瘾的），睡前服用法莫替丁抗酸片。如果盗汗停止了，那你应该买一个枕头垫，并且睡前喝一杯苏打水（1/2茶匙小苏打加入100毫升的水），可以帮助你中和胃酸。你睡觉的时候不需要胃酸

● 低血糖　睡前吃约30克高蛋白质的零食

● 念珠菌或其他感染　消除鼻窦炎、念珠菌或其他感染

肠易激综合征
（结肠痉挛）

真实的病因

消化不良 几个不同的消化问题可导致结肠痉挛。这些问题包括肠道感染，如白色念珠菌过度生长；无法消化果糖或乳糖；肠道寄生虫感染；食物过敏。

内分泌失调 甲状腺素水平低会导致细菌在小肠中的过度生长，从而导致症状极似痉挛性结肠的症状。

幸福缺失 埋藏的感觉——对于让人"不能咽下"或者"令人肝疼"的事情的感觉被压抑或未能表达出来——会浮现出来，并表现为消化问题，包括结肠痉挛。

据估计，有6 000万美国人（其中2/3是女性）因肠易激综合征而痛苦不堪，这是一组原因不明的特定症状。医学上把这个问题称为"肠易激综合征"，是因为对病因没有任何线索（虽然有许多的猜测）。

我倾向于使用原来的老名字，即结肠痉挛，我认为这个名字是对病情更恰当的描述。患病时，肠道肌肉发生痉挛和挛缩，引起腹痛、腹胀和放屁。你还可能在卫生间里遭遇困扰，要么便秘或腹泻，要么二者交替发生。

真正的良方

好消息是，结肠痉挛是有真实病因的，是有能够检测并治愈的病因的。最常见的原因是：

- 对牛奶中的乳糖或果糖敏感的食物过敏
- 白色念珠菌在肠道中的过度生长
- 未确诊的肠道寄生虫或细菌感染
- 甲状腺功能低下，导致一种被称为小肠细菌过度生长的问题
- 食物过敏
- 脂泻病，一种发生在小肠的自身免疫疾病
- 把不好的感觉埋在肚子里

对于我的结肠痉挛病人，我会系统地测试和治疗肠易激综合征的可能原因。让我们来一个一个地看看这些原因。我将从一种常见的、容易治疗的原因开始：食物过敏。

乳糖/果糖过敏　杜绝牛奶和果糖10天。许多患有结肠痉挛的人，患病的原因是没有足够的消化奶制品中的乳糖或果糖的酶，果糖是加工食品和饮料（特别是碳酸饮料）中常见的成分。

要知道你是否对这两种食物成分敏感，杜绝含有乳糖和果糖的食物10天。如果你的症状得到改善，试着喝两杯牛奶，如果症状在接下来一两天内重新出现，那么你对乳糖过敏。如果症状没有再出现，喝500克橙汁或者普通碳酸饮料，如果症状重新出现，那么你对果糖过敏。

如果乳糖是使你过敏的病因，减少摄入奶制品或添加乳糖酶。如果果糖是使你过敏的病因，你可以改用不含果糖而使用甜叶菊的碳酸饮料，并食用其他不含果糖的食物。

念珠菌过度生长　如果在你的饮食中杜绝乳糖和果糖之后，病情没有得到解决，下一步就是要确定你是否有肠道白色念珠菌过度生长的问题，这是导致结肠痉挛的一个常见病因。

不幸的是，没有准确的检测手段来区分正常和过度生长的念珠菌。因此，如果我的一个结肠痉挛病人同时有念珠菌过度生长的其他迹象和症状，我会先治疗这种病因（在进行乳糖/果糖敏感测试之前）。这些迹象包括：

● 慢性鼻窦炎或鼻塞　通常是因为念珠菌引起的

● 食物过敏　肠漏症的结果。念珠菌过度生长损害肠道黏膜，允许食物中未经消化的较大的蛋白质团块进入血流，从而引起免疫系统的攻击

● 慢性疲劳综合征/纤维肌痛　如果你有这两种健康问题中的任何一种，你可以认定自己也有念珠菌过度生长的问题

● 糖瘾　糖是念珠菌最喜欢的食物，渴望糖和其他精制碳水化合物，往往是念珠菌过度生长的迹象

● 肾上腺衰竭　完整的症状清单，参见"肾上腺衰竭"

● 反复发作的口腔溃疡　发生在口腔内，持续约10天

● 反复或长期使用抗生素的历史　尤其是使用四环素治疗痤疮

● 长期使用强的松的历史　强的松是一种用于炎性疾病，如哮喘或类风湿关节炎的皮质类固醇激素

关于这个问题的真正良方法则，参见本书"念珠菌过度生长"部分内容。

肠道寄生虫感染　检查和治疗肠道寄生虫感染。肠道寄生虫是结肠痉挛另一个鲜为人知却非常常见的病因。如果结肠痉挛的病因不是食物敏感或念珠菌过度生长，我会检查患者是否有寄生虫。如果检查结果阳性，我会使用针对具体寄生

虫的专门的杀虫药来治疗。

小肠细菌过度生长　在这种情况下，相对"无菌"的小肠（有数十亿细菌，而不是像大肠里那样生活着数万亿细菌）内，细菌过度生长，数量可达到正常数字的10倍。

小肠细菌过度生长的症状与结肠痉挛相似：腹痛、腹胀、腹泻或便秘、气体过多。肌肉酸痛、疲劳和甲状腺功能减退症在患有小肠细菌过度生长的病人中也很常见。

如果其他检查和疗法没能确定病因并消除结肠痉挛，我会进行一个氢呼吸试验，这种方法可以检测小肠细菌过度生长。如果检查结果阳性，我会用抗生素利福昔明来治疗，并同时治疗功能低下的甲状腺（小肠细菌过度生长的一个主要原因）。你可以参考"甲状腺功能减退症"的真正良方法则。

食物过敏　可能你已经试过排除乳糖和果糖、试过了治疗念珠菌感染、检查了寄生虫感染、检查和治疗了小肠细菌过度生长的问题，但没有一样能有效果。那么你的下一步就是检测和消除食物过敏。我建议使用两种方法：NAET脱敏疗法和多种食物排除饮食法。关于这两种方法的详细介绍，参见本书"食物过敏"部分的内容。

脂泻病　在脂泻病的情况下，谷蛋白（存在于小麦、黑麦、大麦和小麦片中）刺激免疫系统攻击和破坏小肠黏膜。患有这种遗传性疾病的人大约占美国总人口的1%。但是最近的一项研究发现，肠易激综合征患者中的4%患有这种病。

你的医生可以进行一个简单的测试来诊断脂泻病：抗转谷氨酰胺酶免疫球蛋白A和免疫球蛋白抗体血液测试。如果测试结果为阳性，避免小麦等含麸质的食物应该能够消除结肠痉挛的症状，并极大地提高你的整体健康。

掩藏的感觉　问问自己：我是不是在掩藏我的感觉？如果你不能充分地感受你的感觉，像我在"幸福缺失"中详细描述的那样，那么，这些感觉会以结肠痉挛的方式浮现出来。在"幸福缺失"部分，你可以找到一个简单的感受和释放你的感觉的方法。

简单的症状缓解方法　当你和你的医生试图找出你的结肠痉挛的原因时，可使用天然和非处方补救措施，以减轻你的症状。

● **薄荷油补充剂**　如果你有腹痛和气体过多的症状，可以服用薄荷油补充剂。一篇发表在《植物药学杂志》上的题为《薄荷油与肠易激综合征》的论文中，研究者们评估了涉及651人的16项关于这种疗法的研究。其中一些研究比较了薄荷油和安慰剂的效果，其他的研究比较了薄荷油和治疗肠易激综合征的一种传统药物的效果，结果证明薄荷油非常有效。

"考虑到现有的用来治疗肠易激综合征的药物，薄荷油可能是没有严重便秘或腹泻的肠易激综合征患者的首选药物，能够减轻总体症状并提高生活品质。"

研究者们做出这样的结论。他们还建议服用0.1毫克剂量的小肠溶薄荷油胶囊，每天3次，每次1~2粒，连续服用6个月。

● 硅油咀嚼片　如果你有腹胀的症状，可以服用硅油咀嚼片。这种安全而有效的药物，改变气泡的表面张力，使之容易排出，缓解腹胀的症状。非处方硅油咀嚼片的品牌有：胃能达（Mylanta Gas）、气舒咀嚼片（Gas-X）、胃利康（Mylicon）、弗拉图硅油片（Flatulex）、西甲硅油咀嚼片（Phazyme）。想看看这些药在身体以外的功效吗？这里有一个有趣的小把戏：在一杯啤酒的泡沫上放点硅油片，看看啤酒如何迅速消泡。

● 镁　如果你有便秘的症状，可以服用镁补充剂。如果便秘是一个主要的症状，这种矿物质是一种天然的泻药，可以帮助缓解这个问题。我建议每天服用200~300毫克。

释放压力　位于西雅图的华盛顿大学的研究者们，研究了229例患有和没有患肠易激综合征的女性，记录她们的压力水平和肠易激综合征的症状，持续1个月的时间。在那些患有肠易激综合征的女性，压力水平上升引起肠易激综合征症状加重。"肠易激综合征的女性患者，胃肠道症状困扰与自我报告的压力有关。"这一研究结果发表在《护理研究杂志》上。研究者们指出："纳入了减少压力和心理困扰（焦虑，抑郁）策略的肠易激综合征治疗方案，有可能降低胃肠道症状。"关于释放急性和慢性压力的更多方法，参见本书前面的"幸福缺失"。

肾结石

真实的病因

营养不良　镁和维生素B$_6$的水平低会增加患肾结石的风险，液体摄入量低也有同样的风险。其他可引起肾结石风险增加的饮食因素包括高糖饮食以及水果和蔬菜摄入量过少。肥胖也是一个风险因素。

你的肾脏就是过滤器，它们把毒素和其他物质从血液中拉出来以便随尿液排出。但是，当其中的某些物质浓度过高时，这些物质会结晶，形成肾结石。

通常情况下，那些石头只是待在肾里。但是当它们从肾脏滑入输尿管（连接肾脏和膀胱的管道）的时候，会引起难以忍受的剧烈疼痛，通常在后背中部的左侧或右侧，辐射到身体前面的骨盆区域。有些女性说这种疼痛比分娩时的疼痛还要严重。

真正的良方

如果你曾经有过肾结石，你肯定不希望再次发生，但是那些有过肾结石的人50%会在5年内经历再一次的、引发症状的肾结石。

许多医生会用柠檬酸钾来碱化尿液，使肾结石比较不容易形成。但是，这种治疗可导致恶心和腹泻，不是很适合长期使用。好消息是：预防肾结石复发其实很简单。

镁和维生素B$_6$　每天服用200~400毫克镁和10~25毫克维生素B$_6$。在几项研究中，这种营养支持方案使新的钙基肾结石（大部分肾结石是这种）的复发率降低达90%。

同时得到这两种营养素的一个好办法是使用能量再生系统多种营养素能量粉，我们在"营养不良"部分讨论过。这种能量粉提供200毫克的镁和85毫克的维生素B$_6$。在晚饭时再补充另外的200毫克镁。如果与饭同服，这种矿物质预防结石的威力可能会提高。

喝大量的水　这样可以稀释尿液，使钙和草酸（形成大部分结石的两种物质）比较不容易结晶。

柠檬　当生活给了你一颗肾结石，喝点儿柠檬水。你可能想在水中加入一些柠檬汁，柠檬含有化学物质柠檬酸，能够阻止结石的形成。实际上，根据《泌尿

预防第一粒肾结石

几项研究表明，有许多方法能够降低形成第一粒肾结石的风险。毫无例外，这些建议都有利于整体健康。

减少果糖　哈佛大学医学院的研究人员，分析了来自超过20万人的饮食和健康数据，发现那些果糖（存在于碳酸饮料和其他含高果糖玉米糖浆的食物中）摄入量最高的人，发生肾结石的风险最高。他们发表在医学杂志《国际肾脏》上的研究结论说，摄入果糖"可增加通过尿液排泄的草酸钙、尿酸和其他与肾结石风险相关的因素"。

减少蔗糖　在另一项研究中，同一组研究人员发现，摄入蔗糖（通常所说的糖）最多的女性患肾结石的风险增加31%。

多吃全谷类粗粮、豆类、坚果和种子　这些食物都富含一种称为植酸的植物化合物，哈佛大学的研究人员发现，那些植酸摄入量最高的女性患肾结石的风险降低37%。他们在《内科学年鉴》上发表的研究结论说："膳食植酸可能是我们在预防结石的选择上一种新型的、重要的并且安全的补充。"

喝大量的液体　根据研究者们发表在《内科学年鉴》上的报告，喝更多任何种类的液体，都可使患结石的风险降低38%。研究者们发现，喝230毫升左右的饮料时，含有咖啡因的咖啡可使风险降低10%，不含咖啡因的咖啡可使风险降低9%，茶可使风险降低8%，葡萄酒可使风险降低59%。他们说："总液体摄入量的增加可降低肾结石的风险。"

镁　最大限度地提高镁摄入量。根据哈佛大学的研究人员发表在《美国肾脏病学会杂志》上的报告，镁摄入量最高的男性患结石的风险降低29%。绿叶蔬菜，如菠菜、瑞士甜菜和芥菜是几种镁的最丰富的来源。

尝试DASH饮食法　DASH饮食被用来治疗高血压。它包括每天8～10份水果和蔬菜、几份低脂奶制品和尽可能少量的红肉。研究表明，遵循富含钙、钾、镁和维生素C的DASH饮食法，与那些不遵循这种饮食法的人相比，结石形成的风险可降低达40%。"坚持DASH饮食法可使肾结石的风险显著降低。"这个研究结论发表在《美国肾脏病学会杂志》上。

控制体重　根据哈佛大学医学院的研究者们发表在《美国医学会杂志》上的报告，肥胖男性患肾结石的风险比正常体重男性高33%，而肥胖女性的风险超过体重正常女性的2倍。他们说："肥胖和体重增加可使肾结石形成的风险上升。"

外科学杂志》的报告，杜克大学医学中心综合肾结石中心的研究者们对11例慢性肾结石患者进行了近4年的"柠檬水疗法"的研究，他们发现研究对象的肾结石形成速度，从平均每年1颗结石，减低到每年0.13颗。

不必担心钙　许多医生告诉他们的肾结石患者削减钙的摄入量。毕竟，大部分的结石是由钙形成的，所以削减膳食中这种矿物质的摄入量看起来很有道理。但这却是一个错误的建议。

内布拉斯加克雷顿大学的研究者们分析全球饮食习惯数据和结石风险的时候发现："大多数的研究显示，高钙摄入量（膳食获得或补充剂获得）不会增加结石风险。"他们指出，实际上有许多科学证据显示，高钙摄入量能够降低结石风险（可能是因为减少了尿液中的草酸）。

草酸盐　作为最后的手段，注意一下草酸盐。如果你有慢性结石的问题，你可能想要减少高草酸盐食物和饮料的摄入量：茶、咖啡、豆类、坚果、巧克力、红肉、菠菜、羽衣甘蓝、甘蓝菜叶和大黄。不过，只有在我的真正良方法则中的所有其他疗法失败、肾结石复发的时候，才应该限制这些食物。

黄斑变性

真实的病因

营养不良　黄斑变性是由于流向黄斑部的血流减少引起的，但是引起这种血流减少的原因不明。然而，几种营养素，比如为食物着色的叶黄素和玉米黄质（存在于五颜六色的蔬菜和鸡蛋中），以及存在于鱼油中的ω-3脂肪酸，已经被证实能够帮助预防和治疗这种疾病。

黄斑变性是美国人视力减退和失明的首要原因，使20%年龄在65～74岁之间的美国人视觉昏暗，而75岁以上的人患病的比例高达35%。我们并不难看出为什么会这样。

视网膜是视力的守门员，这是眼球后面的一层细胞，首先把光转换为电信号，然后把这些信号传输到视神经，再传递给大脑。在视网膜的中心就是黄斑，这些视网膜细胞负责你的辨识能力，使你能够看得精确并能看到细节。

随着年龄的增长，为视网膜和黄斑提供氧气和营养的动脉开始硬化，其结果是一种被称为老年性黄斑变性（ARMD）的状况，即黄斑细胞的逐渐破坏。黄斑变性的症状范围，从早期ARMD的视力模糊、视觉昏暗到晚期ARMD全部的中心视力丧失（仍保留周边视力）。ARMD可能进展缓慢（有些人几乎注意不到视力的变化），也可能进展迅速（可能导致双眼视力丧失）。

ARMD最大的风险因素包括老龄化，眼睛呈蓝色、绿色或琥珀色（允许太阳光中损害黄斑的紫外线更多地进入眼睛）；经常不戴太阳镜暴露在阳光之下以及抽烟。

真正的良方

但是，正像我们所说的，ARMD也是一个动脉问题，就像心脏病一样。当患有心脏病的时候，你可以遵循一个全谷物饮食和营养补充的方案来预防和减缓细胞氧化和慢性炎症，细胞氧化和慢性炎症会损害为眼睛提供营养的动脉。有许多营养补充和自然疗法，可以帮助你预防或减慢ARMD的发展。

多吃水果和蔬菜　根据哈佛大学医学院的研究者们发表在《眼科学档案》上的研究报告，那些每天吃3份或更多水果的人，患ARMD的风险降低36%。色彩丰富、富含抗氧化物的浆果，比如蓝莓、草莓、黑莓是最好的。另一项研究表明，

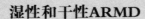

湿性和干性ARMD

　　90%的ARMD病例是干性ARMD，即黄斑逐渐破坏，以及中心视力的丧失。

　　但是，还有10%是湿性ARMD。身体有时候会对黄斑变性做出反应，在视网膜后面长出新的脆弱的血管。但是，这些脆弱的血管会发生血液渗漏（所以得名湿性），引起一只眼睛中心视力的快速丧失。

　　湿性ARMD的症状包括视力扭曲的突然发生和恶化，如波浪形或弯曲的线条、物体出现畸形或者看起来比实际要小、视力模糊和盲点。如果你突然发生任何上述症状，要立即去看眼科医生。激光手术能够修复渗漏的血管。然而，在严重的视网膜出血发生之前，遵循本章中的真正良方法则来预防这个问题要更有效得多。

多吃蔬菜比少吃蔬菜，可使男性患ARMD的风险降低58%、使女性的风险降低63%。

吃鸡蛋　鸡蛋能提供丰富的叶黄素和玉米黄质，这两种类胡萝卜素就像体内的太阳镜一样保护黄斑的细胞。要确保吃掉蛋黄！那才是这些营养素存在的地方。蓝山眼科研究机构对近4 000人长达10年的研究显示，那些叶黄素和玉米黄质摄入量高的人比摄入量低的人，患ARMD的风险降低65%。这两种营养素也存在于深绿色和黄色蔬菜中，包括西蓝花、甘蓝、胡萝卜、玉米、四季豆、绿豌豆、羽衣甘蓝、芥菜、欧芹、南瓜、菠菜、笋瓜和山药。

重要的是，研究表明，每天吃鸡蛋，对血液中的胆固醇水平没有影响。然而，关于鸡蛋导致高胆固醇的说法却仍然存在。其实，你可以放心地吃鸡蛋，它们是大自然提供的完美蛋白质，并且能够保护你的眼睛。

多吃富含脂肪的鱼类　这些鱼类包括三文鱼、鲭鱼、沙丁鱼、鲱鱼、湖鳟鱼、长鳍金枪鱼，或者服用鱼油。这些鱼类富含ω－3脂肪酸，能够控制炎症并增加血液循环。ω－3脂肪酸DHA也是视网膜细胞的一个重要组成部分。发表在《眼科学档案》上的一项研究，涉及近8.9万人，证实ω－3脂肪酸的摄入量高能够使晚期ARMD较摄入低者减少24%。另外，美国国家卫生院国家眼科研究所的研究人员，研究了近2 000名黄斑变性患者12年的饮食和健康数据，他们发现，那些摄入ω－3脂肪酸最多的人，发展到这种病的晚期的可能性降低32%。关于鱼油的更多信息，参见"营养不良"。

减少糖和白面粉　波士顿塔夫茨大学视觉研究实验室的研究人员发现，那些吃更多精制碳水化合物的人，发生ARMD的风险更高。这项研究的作者阿伦·泰勒博士说："如果人们的饮食中富含非精制碳水化合物的食物，许多ARMD病例是可以预防的。"

护眼补充剂　我建议使用视丹II（OcuDyne II），由营养学技术（NutriCology）公司出品，可提供完整的营养组合，能够帮助预防或减缓ARMD病情的发展。

对于新诊断出ARMD的病人，我建议他们服用下列补充剂：

越橘（25%提取物）　每天3次，每次40~80毫克。

锌　每天服用25~50毫克。研究显示锌摄入量高能够使ARMD的风险降低44%，另外，《当代眼科研究》的研究结果报告，在一项6个月的研究中，新奥尔良视网膜研究所的研究者们对40例ARMD患者进行了研究，那些每天2次、每次服用25毫克锌的人，视觉更清晰。

铜　每天0.5毫克。

维生素C　每天3次，每次1 000毫克。

维生素E　每天600国际单位，选择天然混合生育酚。

硒　每天200微克。

B族维生素复合补充剂　每天50毫克。在一项涉及超过5 000名女性的研究中，每天补充50毫克维生素B_6、2.5毫克叶酸以及1毫克维生素B_{12}，使发生ARMD的风险降低了34%。这一研究成果发表在《内科学档案》上。

银杏（24%提取物）　每天3次，每次40~80毫克。

避免酗酒　来自威斯康星大学医学院的一项研究显示，每天喝4杯或更多酒的男性比不喝或少喝酒者，患ARMD的风险增加9倍。适度饮酒（女性1杯酒、男性2杯酒）不会增加风险。如果你喝酒适度，红葡萄酒具有保护性，但是啤酒可使ARMD恶化。

戒烟　加州大学洛杉矶分校大卫·葛芬医学院朱丽斯·斯坦眼科研究所的一项研究表明，七八十岁的烟民发生ARMD的风险较不吸烟者增加549%。他们在《美国眼科学杂志》上发表的研究报告说，这项研究"重新强调了戒烟的建议，即便是对老年人也是如此"。

保护眼睛　阳光中的紫外线会损害黄斑，应使用具有紫外线保护功能的太阳镜保护你的眼睛。太阳镜的镜片应达到UV400的紫外线防护标准，这能够阻挡大部分的有害射线。

使阅读更加方便　如果你患有ARMD，这些小技巧可以帮助你阅读：

● 使用卤素灯，这种灯比标准灯泡眩光少

● 让光线直接照在你阅读的材料上，这样可以提高对比度，并让你的印刷品更容易看见

● 使用手持放大镜，普通的放大镜就能够极大地提高印刷品尺寸

男性更年期
（睾酮缺乏症）

真实的病因

内分泌失调 在老年男性中睾酮的减少是正常的，但是某些男性的睾酮下降引起一系列的生理、心理和情绪问题。

睾酮几乎是男性气概的同义词。由睾丸制造的这种激素，赋予男性肌肉、力量、深沉的声音、胡须、勃起和性冲动以及我称之为"生命驱动"的东西，比如热情、能量和与每一天邂逅并享受每一天的兴趣。

我在本书的"内分泌失调"部分详细讨论了睾酮增进健康的魔力。在那里，我介绍了在中年男性睾酮水平如何下降，引起诸如疲劳、抑郁、兴趣全无、烦躁、注意力不集中、记忆力减退、周身疼痛、腰部脂肪堆积、性欲低下和勃起功能障碍等症状。低睾酮水平还会增加心脏病、高血压、高胆固醇和糖尿病的风险，甚至会缩短寿命。

我还描述了为什么睾酮水平的标准医学测试是不准确的（所谓的正常范围常常低得可笑），以及如何确保你得到一个准确、可操作的检测结果。

并且我还揭穿了被广泛持有的错误观念，即睾酮疗法增加患前列腺癌的风险。科学文献在这一点上是明确的：睾酮不会增加这种风险。

在本章里，我将会描述如何治疗中年男性的睾酮过低：采用天然生物同质性激素。

真正的良方

如果你的睾酮水平低，我建议你咨询你的医生，使用外用睾酮乳霜或凝胶，每天在你的皮肤上涂抹25～100毫克。你可以从一个普通药房找到这种药物（昂斯妥凝胶或泰斯汀，1%凝胶）。但这种药比较昂贵（每天50毫克的剂量花费6美元）。

好消息是，你可以从美国的定制药房得到睾酮乳霜。该药物的复合版本要便宜得多，但有相同的效果。

警告：在皮肤上涂抹睾酮凝胶或乳霜之后要仔细洗手。如果你没有洗手而摸了其他人，比如你的妻子，她可能会发生不安全的睾酮血液水平过高。

使用睾酮的最好方法是，涂抹在一个最不容易与别人接触的部位，比如你的大腿，并且每天用在不同的部位。另外，使用的部位应该是被衣服覆盖的，比如早上在你穿好衣服之前涂抹。允许涂药部位先晾干再穿好衣服，涂抹之后5~6小时不要洗澡，否则你会把药物冲洗掉。一个简单的方法是睡前涂上，然后穿上你的睡衣。

为什么我不建议使用口服睾酮药片或胶囊呢？因为口服睾酮直接进入肝脏，胆固醇在那里被制造，因此会提高胆固醇水平。注射是另一个选择，但是这种给药方法导致睾酮在注射后几天内迅速升高，然后在1个星期之后暴跌。激素水平像过山车一样可不好玩儿。总而言之，我认为外用是最好的办法。

调整剂量

在开始睾酮治疗之后，要与你的医生保持联系，调整你的每日剂量，以达到让你感觉最佳的水平。这个水平能给你最多的能量、最好的情绪、最清晰的思考、最合适的性欲望，等等。大多数男人在血液睾酮水平处于正常范围的70%的时候感觉最佳，如果这个水平可以在不超过每天100毫克的剂量之内能够达到的话，也是我对病人的目标。

警告：剂量过高最初可导致有点儿"性欲过高"，但你的身体会增加一种蛋白质与睾酮结合，使之失去活性，以适应额外的睾酮。有时候，男人会尝试"追逐那种感觉"，而导致剂量越来越高，这可不是一个好主意！

随着时间的推移，用生物同质性激素（包括生物同质性睾酮）治疗病人的医生们，会发现低剂量的睾酮比高剂量的效果更好。我现在通常把目标定在每天50毫克的剂量，比从前使用的每天75~100毫克的剂量低了许多。一旦你达到每天50毫克剂量的水平，你的血液睾酮水平不会太高（如果血中水平过高，你的剂量应该被调低），合理的办法是维持在这个水平，别再使用更高的剂量。

如果我看到一个病人已经在用更高的剂量，而他的身体已经适应了，那么我会请他缓慢地降低剂量，只要这么做他能舒服。如果他不能，我会让他继续使用每天75~100毫克的剂量。

同样地，你和你的医生要确保血液睾酮水平不超过正常上限，否则可能会导致问题，如痤疮。50岁可以是新的30岁，但我不认为你想要再回到十几岁！

我建议你去看一个整体医学医生，进行生物同质性睾酮治疗，因为他们通常是最熟悉生物同质性激素疗法和最新治疗建议的医生。

监测不良反应

就像任何药物一样，睾酮并不是没有风险的，但是那些使用得当的人，可能会更健康。实际上，我认为正确使用睾酮（同时遵循这本书中描述的总体健康之道）的主要不良反应，就是你将会死得很"年轻"——直到你很年老的时候！

然而，不良反应可能发生，主要是因为用药剂量过高，这是不常见的，而且当它真的发生的时候，也很容易处理。

血液中睾酮水平高可导致全血细胞计数升高、肝脏炎症、精子数量降低和男性不育以及胆固醇升高，并增加隐性的心脏病发作的风险。精子数量减少和男性不育（通常可逆转）是一个正常的反应，哪怕使用合适的剂量。

如果你正在使用睾酮，你的医生不仅要监测你的睾酮水平，还会监测你的全血细胞计数（红细胞比容超过48%表明需要降低睾酮剂量）和检查肝酶。

同时，你的医生可能会进行一个前列腺特异性抗原（PSA）测试，PSA水平过高可能显示有前列腺癌。正如我在"内分泌失调"中指出"睾酮不增加前列腺癌的风险"一样，补充睾酮不是前列腺癌的一个风险因素（许多医生错误地如此认为）。实际上，睾酮水平低的男性患前列腺癌的风险更高，而阻断睾酮并没有被证明能够延长前列腺癌患者的生命。然而，如果你已经患有前列腺癌，为安全起见，我不会给你开睾酮，而且会停止这种疗法，特别是在关于睾酮/前列腺癌的误解在医疗实践中如此根深蒂固的情况下。

你的身体可将睾酮转变成另外两种激素：双氢睾酮和雌激素。你的医生可能也会监控这些激素的水平。如果双氢睾酮水平上升得太高，可能会导致前列腺肥大和加重男性秃顶。幸运的是，这是睾酮治疗的一种罕见结果。但如果它发生，你可以服用可阻断双氢睾酮的锯棕榈提取物，剂量是每天2次，每次160毫克。

如果雌激素水平上升得太高，乳房的大小可能增加，而勃起功能可能会降低。如果雌激素水平升高，你的医生可以添加药物阿那曲唑（瑞宁得），每2天服用0.5毫克。双氢睾酮或雌激素水平过高表明你需要降低睾酮的使用剂量。

如果你正在服用甲状腺补充剂，睾丸激素会引起甲状腺素水平升高。如果你在开始使用睾酮后出现心动过速、焦虑和"过度兴奋"，应停止使用睾酮，并立即向医生咨询。如果甲状腺素水平过高，医生可在对此进行调整之后，从一个较低的剂量重新开始使用睾酮。这并不是问题，除非你正在服用甲状腺素，单独使用睾酮不会提高你的甲状腺素水平。

更年期问题

真实的病因

● **内分泌失调**　更年期是一种自然现象，但下降的雌激素水平可使女人
有各种不舒服的症状。

如果你翻到这一章是为了寻求更年期最常见的一些问题的解决方案，比如潮
热、盗汗、失眠、抑郁、情绪波动、记忆力减退、性欲低下以及性交疼痛等，那
么，请你从阅读本书第一部分"内分泌失调"的相关章节开始。在那里，你可以
找到这些信息：

　　● 更年期前期（月经周期的时间开始发生变化，而且会错过月经的时期）以
及更年期（最后一次月经之后的12个月）的许多痛苦的症状
　　● 为什么雌激素水平下降会导致这些症状，以及孕激素的作用
　　● 对于更年期问题的传统疗法的致命毒性：人工合成雌激素和孕激素
　　● 与人体自身激素化学结构完全相同的天然、生物同质性雌激素和孕激素的
安全性和有效性
　　● 我为前来寻求解决更年期症状的大部分更年期和更年期前期病人制订的生
物同质性激素治疗方案
　　● 采用生物同质性激素的诸多优势，从缓解更年期症状到预防心脏病

真正的良方

　　在本章中，我将会对前面讲到的那些养生之道做一个总结，并介绍更多的方
法来处理更年期不适。
　　但是请记住，更年期不是病，并不比青春期更严重。如果你觉得能够舒服地
平安度过这个变化期，可以简单地忽略那些症状或者忍过去。需要考虑解决那些
症状的时间是当你感觉不舒服的时候。有些女性还发现生物同质性激素可以让她
们感觉和看起来更年轻，因此选择激素治疗。
　　无论你是倾向于简单地在饮食中增加更多的毛豆，还是服用草药，或是服用
生物同质性激素，或是干脆忍受这些变化，它始终是一个取决于你自己的个人喜
好。更年期的过程中没有对或错，做出对你最好的选择，只要它们让你感觉是最
好的。作为一个女人，学会相信自己的感觉以及你的身体所告诉你的感觉。

267

生物同质性激素

我用在更年期前期和更年期病人身上的主要疗法，就是生物同质性激素雌激素贝丝忒（Biest），连同天然孕激素。这些激素由一个定制药房复合成乳霜。病人只需要每天晚上涂抹在皮肤上。如果阴道干涩是一个问题，使用阴道乳霜能够显著改善症状。请定制药房为你配制阴道用乳霜。

对于生物同质性激素的最新理解是，即便是非常低的剂量，也是有效的，这更增加了它的安全性。详细情况如下：许多年来，贝丝忒最常用的剂量是每天2.5毫克，加上每天50～100毫克的孕激素。临床经验表明，比这一剂量少些可能效果更好。我现在推荐的使用剂量是每天0.1～0.25毫克的贝丝忒（从前使用剂量的1/25～1/10），连同每天30毫克的外用孕激素。对于已经在使用高剂量的女性，我会缓慢地降低剂量，只要病人感觉舒适。如果已经习惯于2.5毫克的剂量并且感觉很好，这没问题，我会让病人继续使用现在的剂量。否则的话，我会把剂量降低到0.1毫克，通常这已经足够。

患者们不仅能够用更小的剂量得到相同的治疗结果，还能削减开支。制药公司发现女人们更喜欢生物同质性激素，因此，现在你可以从你的普通药房里买到这些药物了。

你可以干脆使用雌激素贴片，它也含有生物同质性雌激素。因为只需要很低的剂量（一片0.1毫克或更低剂量的贴片），哪怕这种贴片中只含有贝丝忒的两种主要雌激素当中的一种，也是没什么问题的，尽管我希望这些贴片能将二者结合。此外，处方药口服黄体素普罗姆啶中含有生物同质性孕激素，这种药等同于30毫克的外用乳霜。

你应该在什么时候开始服用这些激素呢？直到你已经激素不足5～12年之后，标准的血液检查才能检测到雌激素或孕激素不足。如果你已经出现阴道润滑不足，并且你的睡眠、能量水平和头脑清晰度在月经前后变得糟糕，很大的可能是你的激素水平低，生物同质性激素可以为你提供帮助。正如我经常说的那样：治疗病人，而不是改善血液检查结果。

睾 酮

我发现，在更年期前期和更年期（以及其他）女性中，睾酮缺乏可导致那些与中年男性低睾酮水平相似的问题：疲劳、抑郁、骨质疏松症、体重增加、肌肉酸痛以及性欲低下。对于男性，我为他们检测游离睾酮水平（不是总睾酮水平，这个指标衡量非活性、储存形态的激素水平）。如果水平过低，我会用由定制药房配制的睾酮乳霜来治疗。通常使用的剂量是每天0.5～2毫克。对于雌激素和孕激素，我们发现比过去低得多的剂量有同样的效果。使用这样的剂量，大多数的

关于更年期的自然疗法的研究新发现

尽管我会从生物同质性激素和毛豆开始你的治疗方案，但是如果需要更多的激素支持，你可以考虑下面这些补救措施中的任何方法：

ω-3脂肪酸去潮热　加拿大研究者们研究了91位有潮热（平均每天2.8次）问题的女性，给其中一半的女性补充ω-3脂肪酸EPA。这些服用EPA的人，每天的潮热次数降低了1.6次，而安慰剂组的女性每天潮热次数平均降低了0.5次。

红车轴草提取物，消除焦虑和抑郁　根据澳大利亚研究者们发表在《欧洲更年期杂志》上的研究报告，在一项针对109名更年期女性的3个月的研究中，80毫克的红车轴草提取物（富含植物性雌激素的异黄酮）使焦虑减少76%、使抑郁减少78%。

啤酒花提取物，治疗潮热和其他症状　在一项对36名更年期女性为期4个月的研究中，一种啤酒花标准提取物制剂（富含植物雌激素）减少了潮热和其他更年期症状。芬兰研究人员在《植物药学》杂志上发表的报告说："含标准啤酒花提取物的植物性雌激素制剂，可能为寻求解决轻度更年期症状的女性提供一个有趣的替代选择。"你可以每天晚上服用30～120毫克啤酒花提取物（6∶6∶1）。

黑升麻　黑升麻可以减轻潮热、情绪波动、抑郁和性欲低下。根据西班牙研究者们在《妇科内分泌学杂志》上发表的研究报告，一项对122名更年期女性为期3个月的研究表明，那些每天服用40毫克黑升麻的人，在许多更年期症状方面都有改善。

圣约翰草（金丝桃）缓解潮热　伊朗研究者们在医学杂志《更年期》上发表的报告称，在一项对100名更年期前期和更年期患者的为期2个月的研究中，那些服用草药圣约翰草（通常用于抑郁症）的患者每天发生潮热的次数显著降低。

圣洁莓（黄荆）和圣约翰草　用来缓解更年期前期的类似更年期症状。澳大利亚研究者们，对具有"晚期更年期前期"的类似更年期症状（包括腹胀、嗜碳水化合物、焦虑和抑郁）的14名女性进行了为期4个月的研究，这种草药组合制剂可显著缓解这些症状。他们的研究报告发表在《替代和补充医学杂志》上。

大豆异黄酮　缓解潮热和盗汗、疲劳、性欲低下以及性交疼痛。在一个对平均年龄56岁的93名更年期女性的研究中，那些每天服用160毫克富含植物雌激素的大豆异黄酮的女性，潮热和盗汗、疲劳、性欲低下以及性交疼痛的症状显著改善。"大豆异黄酮的使用，作为雌激素疗法的替代疗法，可能有潜在的作用，而且对于寻求缓解更年期症状的女性来说看起来是安全的。"约翰·霍普金斯大学医学院的研究者们得出的这一结论发表在《内分泌学研究杂志》上。

更年期女性注意到自己有更多的能量、头发增多、皮肤更显年轻以及性欲改善。

如果你正在服用雌激素和孕激素，定制药房可以为你把三种激素配制在一种乳霜里，方便使用并且降低成本。

自然缓解症状

除了生物同质性激素，你还可以尝试下述这些食物来缓解更年期症状。

黑升麻 我的病人们发现黑升麻非常有帮助。黑升麻稳定调节体温的自主神经系统的功能并能减少潮热和盗汗。我更喜欢莉芙敏（Reifemin）片，一种黑升麻产品，疗效已被几十项研究证实。每天2次，每次2片，连续服用2个月（需要两个月才能完全生效）。在这以后，你通常可以把剂量降低到每天2次，每次1片。

多吃毛豆 通常被称为大豆豆荚，这种美味的食物是日本餐馆的标准开胃菜。毛豆富含植物雌激素，一种较弱的植物性雌激素。每天吃一把可以自然地提升你的雌激素水平。这是日本女性用来解决更年期症状的传统饮食方式。记住你要吃豆荚里的豆，而不是吃豆荚本身。

神经痛
（周围神经病变）

真实的病因

营养不良　维生素B_6和B_{12}缺乏可损害神经，导致神经痛。

处方药滥用　癌症化疗伤害神经。

内分泌失调　甲状腺素水平低可损伤神经。

最痛苦的慢性疼痛类型之一，也是大多数医生处理得最糟糕的一种疼痛，是神经痛，或者神经疾病。

根据病人的描述，神经痛的症状包括灼热、刺痛、辐射痛（通常是在周边部位，比如坐骨神经痛，疼痛从背部开始，向下辐射至腿部），这种痛带有电击的特点，患者感觉就像被电流击中一样，还可能有麻木和刺痛。有些情况下，疼痛是持续的，不管你做什么或不做什么，它都不会消失。这种慢性疼痛还会诱发一种叫作中枢敏感化的问题，即神经和大脑的"布线"变得过度兴奋，导致疼痛在大脑中被放大。在其他的情况下，即使是最轻微的触摸，例如，衣服在皮肤上的压力，也会引起疼痛，这种现象称为异常疼痛。

好消息是神经痛是很容易治疗的！你的医生没能帮助你并不表示你的情况无法改善。

这是很多人的福音，因为仅美国就有2 000万人患有神经痛。为什么这么多人患这种病呢？因为有许多不同的健康问题会损害神经。

让我们从引起神经痛的最常见原因开始我们的康复之旅吧，这些病因要么是可以预防的，要么是可以治愈的。

糖尿病　血液循环降低、高血糖、营养不良以及糖尿病的有毒副产物都会导致神经损伤，据估计这种情况占全部神经痛病人的50%～80%；糖尿病患者中30%～40%会发展成糖尿病性神经痛，这是神经痛最常见的一种。你可以在稍后的"糖尿病"中读到更多关于糖尿病和糖尿病性神经痛治疗的内容。

带状疱疹　带状疱疹病毒，即引起水痘的病毒，从来就没有离开过身体，而是在你的神经里进入休眠状态。在你以后的生活中，它能引起被称为带状疱疹的皮疹，损害神经，导致带状疱疹后遗神经痛。这种神经痛影响着50万～100万

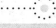

检测神经痛的病因

重要的是，医生需要确定你的神经痛是否有一个可以治愈的病因。对于神经痛的任何医疗检查都需要包括这些内容：

- 一个全血细胞计数和红细胞沉降率（血沉）
- 甲状腺测试，包括游离T4和促甲状腺素测试
- 测试维生素B_{12}水平的血液检查
- 筛查糖尿病，测量早晨空腹血糖和糖化血红蛋白

病人是否有过饮酒过量（可导致致使神经损伤的B族维生素缺乏）、是否有过可引起神经损伤的药物治疗记录或神经疾病的家族史等问诊也很重要。

有了测试结果和上述这些问诊内容，医生就可以为你设计一个治疗方案，解决和纠正任何引起神经痛的潜在病因。

美国人，许多人在60岁、70和80岁以后患病。关于带状疱疹后遗神经痛的详细信息，参见本书稍后的"带状疱疹"部分。

压迫性神经痛　破裂的椎间盘可压迫神经，导致放射性疼痛，称为坐骨神经痛。在另一种情况下，腕部的组织肿胀压迫神经，引起手和手臂疼痛，称为腕管综合征。更多信息，请参见本"背痛"和"腕管综合征"的内容。

化疗和放疗　有25%～40%的癌症病人遭受由化疗或放疗损害神经而引起的神经痛。在一些情况下，癌症本身也会压迫神经。关于癌症和接受化疗、放疗者的支持疗法的更多信息，参见本书"癌症"部分。

甲状腺功能减退症　甲状腺素水平低会伤害你的神经。关于如何准确检测和有效地治疗甲状腺功能减退症，请参阅"内分泌失调"部分的"数百万漏诊的甲状腺功能减退症"，以及"甲状腺功能减退症"。

营养不良　健康的神经有赖于B族维生素。B族维生素的缺乏，尤其是维生素B_6或维生素B_{12}的缺乏，可导致神经疾病。其他的营养缺乏，也可能在神经痛发病过程中起到一定的作用。

药物不良反应　某些药物，包括甲硝唑（灭滴灵）以及用于治疗艾滋病的药物可导致神经疾病。

真正的良方

神经痛有这么多不同的原因，并且许多人都被这个问题困扰，你可能认为医生们应该对于如何控制病情很有把握。不幸的是，大部分医生都没有受过关于如

何有效地治疗这种病的训练。

你可能会得到一个抗炎处方药，比如布洛芬，却没什么效果。或者医生可能给你开一种麻醉剂，会有用，但是不一定很好。

正如我前面说过的，只是因为医生们没有受过治疗神经痛的训练，并不意味着你必须生活在痛苦中。这一点值得再重复一遍：神经痛是可治疗的！无论是哪一种神经痛，你需要做的第一件事，就是要开始修复受损神经的过程。要做到这一点，你需要优化那些能够保护神经、修复神经的营养素的摄入。

愈合神经的营养素

是的，这些营养素可以帮助神经愈合，而不只是暂时地掩盖神经痛。但是，神经无法一夜之间愈合，你需要采用这些补救措施3～12个月，才能看到它们充分发挥作用。坚持下去，我想你会惊奇地发现，假以时日，它们能够给你怎样的缓解，而且有时候甚至相当快！

α-硫辛酸　每天2次，每次300毫克。这种强力抗氧化剂保护神经免受损害，并且有助于缓解神经痛。

乙酰左旋肉碱　每天2次，每次500～1 500毫克。这种营养素帮助产生能量，有助于神经细胞的愈合。研究表明，它对治疗糖尿病性神经痛和化疗引起的神经痛都有效果。

维生素B$_6$　每天30毫克。选择5'-磷酸吡哆醛。

维生素B$_{12}$　每天500～5 000微克。哈佛大学医学院的研究者，对581例多发性神经病患者进行了一项为期2年的研究，这种病的神经损伤发生在身体多个部位，比如手和脚，引起诸如灼热、刺痛、虚弱和麻木等症状。研究者们发现，研究对象中有高达32%的人，维生素B$_{12}$缺乏可能是"他们的多发性神经病的唯一病因"。在那些接受维生素B$_{12}$治疗的人中87%得到改善。对于神经痛患者，如果维生素B$_{12}$的血液检测结果低于540皮克/分升，我会给予维生素B$_{12}$注射治疗。每天500微克，15次注射往往就足够了。在一项研究中，维生素B$_{12}$注射缓解神经痛症状的效果，比一种止痛药的效果好4倍。如果你无法做维生素B$_{12}$注射，可以考虑采用5 000微克甲钴胺舌下含片，这是一种特殊的维生素B$_{12}$，在几项研究中被用来治疗神经痛。

维生素D　每天2 000国际单位。在一项为期3个月的研究中，每天补充2 000国际单位维生素D，使糖尿病性神经病的疼痛减轻47%。

维生素E　每天400国际单位。顺铂是一种被广泛使用的化疗药物，可导致严重的不良反应，包括神经疾病。意大利研究人员用维生素E（每天545国际单位）或安慰剂治疗接受顺铂化疗的108例癌症病人。维生素E组只有6%的患者发生神经病，而安慰组的比例是42%。并且那些服用维生素E但发生了神经病的人，病情的严重程度也减轻了66%。

能量再生系统多种营养素能量粉　我对所有的病人推荐的这种补充剂，以提供广泛的营养素支持。它含有我们刚刚描述过的除乙酰左旋肉碱和α-硫辛酸以外的所有营养素。

缓解疼痛，就在今天

神经的长期愈合是必需的，但是尽可能快速地缓解疼痛，也是一个优先考虑的主要问题：你不应该生活在痛苦中！引起疼痛的原因不同，缓解疼痛的策略有所不同。比如，你可能会发现，解决维生素B_{12}或甲状腺素水平低的问题，可以快速消除神经痛。

但是，对许多人来说，服用止痛药物也是必需的，而且在你使用营养素来愈合神经的同时，止痛药是一个合理的支持手段。尝试几种药物，看看哪一种效果最好，像你需要试穿许多双不同的鞋子以便找出哪一双最合脚一样。好消息是，有许多颇有助益的鞋子让你去试穿！

当我治疗神经痛病人时，我通常按照下面列出的顺序开处方药。对大多数人来说，使用一种或两种药物就可以达到目的。我给出这些药物的长长的名单，以便你可以有多种选择，与你的医生一道，达到帮你减轻痛苦的目的。

许多喜欢采用自然疗法作为保健和医疗手段的人，往往对药物及其不良反应持怀疑态度。让我来给你一个简单的报告：慢性疼痛对你的身体的毒性比药物的毒性更大。

利多卡因贴片（利多痛）　如果疼痛的面积很小，那么，一个合理的选择就是用这种局部利多卡因贴片（5%），这种贴片释放一种具有麻醉作用、像普鲁卡因一样的药物。把这个贴片直接贴在疼痛的部位。这种贴片的最佳用途是小面积的疼痛，尺寸在约10.2厘米×20.3厘米（4英寸×8英寸）以下，但你也可以把它贴在较大的疼痛部位中最疼的那一点上。

你可以把一个贴片剪开，以适应较小的面积，或者几个小面积的区域，这样可以为你节省费用。虽然说明书说最多使用3片，你也可以最多同时使用4片。你还可以按照12小时贴上、12小时取下这样的节奏使用这些贴片（最新研究显示18小时贴上、6小时取下同样安全有效）。

你应该在2个星期之内看到效果，实际上可能比这快得多。最常见的不良反应是在使用贴片的部位出现轻微的皮疹，但这很少发生。这种贴片像许多其他外用药一样，没有明显的不良反应。这种贴片的缺点是很贵，不过一般是在医疗处方药物范围之内。需要注意的是，如果你对普鲁卡因或利多卡因过敏，请勿使用。

加巴喷丁（纽若定）　这种抗癫痫药物并不是为神经痛配制的，但对缓解神经痛非常有助益。比如，研究表明，加巴喷丁可以有效缓解糖尿病性周围神经病变和带状疱疹后遗神经痛的疼痛。加巴喷丁常见的不良反应包括嗜睡、眩晕，以及（刚开始治疗的时候）轻度脚踝肿胀。为了避免这些不良反应，从一个很低的剂量开始，缓慢地增加剂量。这一点对于本章中介绍的所有药物都同样适用。

三环类抗抑郁药　这是比较老的一类抗抑郁药物，很大程度上已经被一种更新的选择性血清素再摄取抑制剂比如度洛西丁（欣百达）所取代，但是三环类抗抑郁药在帮助缓解神经痛方面有奇效。有超过20种的三环类抗抑郁药，包括阿米替林（依拉维）、丙咪嗪（妥法宁）、去甲替林（帕美乐、安凡泰）以及多虑平（安达平、斯奈平）。对于神经痛，极低的剂量，比如睡前10～25毫克的依拉维，可能是你所需要的全部。

外用凝胶　美国的定制药房可以配制易于吸收的乳霜或者凝胶，用以组合多种低剂量的止痛药物。这些乳霜/凝胶能够最大限度地减少不良反应的同时，最大限度地提高疗效。涂抹在疼痛的部位，这些药物在使用1～2个星期之后能够非常有效地缓解疼痛。

比如，一种叫作神经痛乳液的药物，可以通过处方，从ITC药房（www.itcpharmacy.com）买到，其中含有氯胺酮（10%）、纽若定（6%）、可乐定（0.2%）、酮洛芬（5%）、利多卡因（5%）、阿米替林（4%）和多虑平（2%）。每天3次、每次把豌豆大小的乳液涂抹在疼痛区域，面积更大的部位可以使用更多的乳液。对于严重或持续的疼痛，你也可以把这种乳液涂抹在从疼痛部位到脊椎的那条神经线上。

我认为这种新型的外用药物，是对神经痛（以及许多其他类型的疼痛）治疗的

控制不良反应

有些人感觉自己不能接受任何止痛药，因为药物有不良反应。究竟发生了什么？事实上，人们因为可以理解的急于达到止痛效果的想法，常常会一开始就过快地使用过高剂量的药物，结果产生了不良反应，于是他们就停止用药。

这里是一个惊人的事实，可以帮助你阻止那些不良反应：你的身体通常在允许药物发挥止痛效果的同时，通过"适应"来消除大多数非麻醉性止痛药的不良反应。所以，如果你使用某种止痛药物而发生不良反应，只不过是需要降低剂量，直到不良反应消退，然后再逐渐地增加剂量，直到疼痛得到缓解。你会发现你可以做到这一点，而不会有什么不良反应。为了获得这样的效果，我通常混合几种较低剂量的止痛药，在减少不良反应的同时，得到更多的好处。

一个很好的补充，它能够提供药片的疗效，但没有那么贵也没有那些不良反应。

你可以这样想：涂抹一点点在你的疼痛部位的皮肤上，就可以达到目的的时候，为什么还要吃那么多的药去充满你的身体，却只是为了让药物充满那小小的疼痛的部位呢？局部外用是更好的选择。

其他药物　如果需要更多的缓解，其他几种药物已被证实对神经痛有效：

● 周围神经病变药物　如普瑞巴林（利痛抑）、噻加宾（加比特）。

● SSRI抗抑郁药物　如度洛西汀（欣百达）、文拉法辛（郁复欣）。

● 抗癫痫药物　如托吡酯（妥泰）、拉莫三嗪（利必通）、左乙拉西坦（开普兰）、奥卡西平（曲莱）、苯妥英钠（大仑丁）。

● 辣椒素　作为一种乳霜局部使用，通常用来缓解带状疱疹后遗神经痛。

● 抗组织胺药物　非处方药盐酸苯海拉明（苯海拉明）。没有人知道为什么这种药会有效，但它确实有效，甚至在对于那些大剂量的麻醉剂都无效的人也有用。从每隔6～8小时25毫克，逐渐调整剂量，最高可达每天4次，每次50毫克，以达到最佳效果。像许多止痛药一样，这种药可能会引起嗜睡。

● 麻醉药　只有轻微的效果，但是医疗上认为是可接受的神经痛疗法。只要有可能，我还是更喜欢用不会上瘾的疗法。

夜间腿痉挛

真实的病因

营养不良　缺乏能够放松肌肉的矿物质，如镁、钙、钾可导致肌肉痉挛。

内分泌失调　甲状腺素水平低下可导致肌肉疲劳，引起痉挛。

我噩梦里的那个怪物是怎么抓住我的腿的？你在发生夜间腿痉挛的时候，可能会有这样的感觉，你的小腿和其他腿部肌肉在睡觉的时候抽筋，把你弄醒。是什么原因导致了夜间腿痉挛呢？有五种主要的原因，你可能会有不止一种。

小腿肌肉紧张　当你在睡觉时改变姿势的时候，你可能会进一步收缩肌肉，并拉伸肌腱，这会发出一个信号反馈到脊髓，反过来告诉小腿肌肉进一步收缩，诱发抽筋。这是肌肉正常反射的夸张表现，就像本来用普通音量讲话就可以的时候却大声喊叫一样。

营养不良　能够松弛肌肉的矿物质，如镁、钙、钾的血液水平低，可导致肌肉痉挛。

内分泌失调　甲状腺素水平低会剥夺你整个身体的能量，而能量水平低的肌肉更容易发生痉挛。

循环问题　外周动脉疾病（腿部动脉阻塞）可导致夜间腿痉挛，就像它会导致你走路时小腿痛（一种被称为间歇性跛行的问题）一样。

纤维肌痛　如果你的小腿肌肉紧张，加上全身肌肉紧张疼痛，你可能患有纤维肌痛。关于这个问题的详细信息，参见"慢性疲劳综合征和纤维肌痛"。

真正的良方

我们能对痉挛做些什么呢？当然，你总是可以走走让它消退，但是谁又想深更半夜地来一个痛苦的漫步呢？当然不想。更好的办法是预防这个问题的发生，而且预防方法很简单。让我们从营养开始吧。

● **钾**　你可以请医生给你一个钾补充剂处方，但更好的办法是，提高你每天的钾摄入量，可以每天吃一根富含钾的香蕉、喝350～450毫升含有丰富的钾的西红柿汁或者椰子水。

● **钙**　睡前服用500～1 000毫克，与下面介绍的镁同时服用。

● **镁**　每天200毫克。如果服用这种通便的矿物质不会引起腹泻，更高的剂量可能更有帮助。

● **B族维生素** 选择高效力的B族维生素，或者干脆选择能量再生系统多种营养素能量粉，其中包含200毫克镁和高水平的B族维生素。在睡前服用这种能量粉，而不是早上服用。

睡前保暖小腿 睡觉之前用一个热敷包热敷小腿10分钟，睡觉时穿上袜子，因为冰冷的脚有时会诱发小腿痉挛。

做做拉伸 你睡觉前拉伸小腿肌肉：坐在床上两腿在身体前方伸直，把脚趾拉向身体。至于白天的拉伸，有一个简单的方法能够起到切实的作用：墙壁支撑。站在墙边，距离墙面约20.3厘米（8英寸），把手掌放在墙壁上。现在，把胸部贴向墙壁，你会感到小腿肌肉的拉伸，再把身体从墙壁推开，这是一次墙壁支撑。重复做3~6次支撑，每天做3组。做的时候动作慢一点，每一个支撑维持大约10秒钟。渐渐地，随着你的肌肉放松和拉长，你可以距离墙壁更远一点（最多约40.6厘米，即16英寸）来做这个支撑，以获得更好的拉伸。

奎宁 抗疟疾药物奎宁能够非常有效地预防和治疗夜间腿痉挛。孕妇禁用奎宁，而且过量的奎宁可对任何人都有毒害作用。与一个整体医学医生一道确定安全的剂量。另一个选择是，睡前喝100~200毫升含有奎宁的水。

骨质疏松症

真实的病因

营养不良　许多营养素有助于强壮骨骼，当这些营养素特别是维生素D、维生素K和镁偏低时，可能会导致骨质疏松症。

内分泌失调　雌激素和孕激素偏低，以及过高的甲状腺素会引起骨质流失。

缺乏运动　负重运动，比如散步，可以保持骨质，建造骨骼。

3 500万女性和1 700万男性，其中大部分在50岁以上，这就是患有骨量低、引起骨骼变薄和衰弱的美国人的数字。

骨量低有两个阶段：前期的骨质减少和后期骨质疏松症。通常用双能X线骨密度仪测试来衡量你的髋关节、脊柱和手腕的骨矿物质密度来诊断骨质减少和骨质疏松症，如果你的分数低于二十多岁的健康女性或男性的正常骨量-1到-2.5，你就是骨质减少；如果你的分数是-2.5或以上，你就是骨质疏松症。

每一年，数以百万计的人被确诊为骨质疏松症，最后会发生骨质疏松性骨折。这些人通常是髋骨骨折、椎体塌缩或折断了手指。总体说来，50%的女性在一生中会发生一次骨质疏松性骨折。

用来治疗骨质疏松症的医疗手段是能够增加骨矿物质密度的双磷酸盐类药物，比如阿伦磷酸钠（福善美）、伊班磷酸钠(帮力)、唑来磷酸钠（泽泰）。如果你已经被确诊为骨质疏松症，服用双磷酸盐类药物是很合理的选择。但是这些药物有显著的风险和不良反应，正如我在本书第一部分"处方药滥用"的"骨质疏松症药物：建造还是摧毁骨骼"中所描述的那样。

真正的良方

我认为自然疗法比这些药物安全得多也有效得多（而且便宜得多），因此，如果你决定服用双磷酸盐类药物，我建议你同时采用接下来要讨论的补充剂治疗疗法。如果将来双能X线骨密度仪检测结果显示你不再是骨质疏松，咨询你的医生是否可以停用双磷酸盐类药物，但继续采用帮助建造骨骼、保护骨骼的补充剂方疗。实际上，如果你已经服用双磷酸盐类药物5年以上，那么是停止使用这种药的时候了，因为研究表明长期使用实际上可导致骨折。记得咨询你的医生。下

············○············

服用双磷酸盐类药物福善美的两个窍门

福善美和其他双磷酸盐类药物可能会刺激胃。为了避免或尽可能减轻这种不良反应，最好是早晨醒来后立即服药，并保持直立30分钟。这样，重力会有助于药物尽快地通过胃。

有人每个星期服用35毫克福善美作为一种预防剂量，35毫克和70毫克的药片价格是完全一样的，所以，如果你是在用每天35毫克的剂量，我建议你用70毫克剂量的药片，然后用一个药物切片工具把它分成两半儿，以节省医疗费用。

··

面是我对诊断出骨质减少或骨质疏松症的病人推荐的补充剂治疗。

钙因其在保护骨骼方面的作用而最受推荐，但是有许多其他营养素对骨骼的建造至关重要。这些营养素包括镁、硒、硼、维生素K、维生素D、叶酸、铜、锰、锌、维生素B_6、维生素B_{12}和维生素C。所有这些营养素都曾在"营养不良"部分详细讨论过，在那里你可以看到你所需要的每一种物质的剂量。

钙　每天400～600毫克。我建议选择口嚼片、粉末或者液体形式的钙，因为它能在你的胃里溶解。另一方面，普通的碳酸钙片（也就是粉末）不总是能溶解，而经常是从你的嘴巴进去，从消化道的另一头出来，对你并没有好处。想看看我说的是什么意思吗？拿一片钙片，放在醋里泡一个小时。如果钙片不能溶解（这种可能性很高），那么它也不会在你的酸性的胃里溶解。

我建议在进餐时，或者在睡觉前补钙，以帮助睡眠。然而，钙能阻断甲状腺药物的吸收，所以，如果你在服用甲状腺激素，要在服药之前或之后2～4小时补充钙片。需要注意，很重要的一点是不要单独补充钙片。研究表明这样做可能增加心脏病包括心肌梗死的风险。但是如果跟镁和维生素D一起服用，钙是很安全的，而且帮助建造骨骼。

锶　每天340～680毫克元素锶。锶在提高骨密度方面有很好的效果。实际上，我认为它可能是已知建造骨骼的疗法中最有效果的，无论是天然的还是处方药疗法。而且即便是大剂量地使用，锶也是非常安全的。

在一项对353例骨质疏松症患者的长达2年的研究中，每天680毫克元素锶（从2 000毫克雷奈酸锶中获得）使下半部脊柱的骨矿物质密度提高15%。然后，同一组研究人员进行了另一项对1 649例骨质疏松症患者的研究，与安慰剂组相比，那些补充锶的人，第一次骨折的发生率降低了49%，并且下半部脊柱的骨矿物质密度提高了14.4%、髋骨骨矿物质密度提高了8.9%。在另一项研究中，补充

骨质减少和骨质疏松症
营养疗法的突破

最近的许多研究表明，有一系列的营养素在保护和建造骨骼方面极为重要。

维生素D　"较高的钙摄入量仍是预防骨质疏松症的主要建议，而维生素D缺乏症通常没有解决。"在瑞士的老龄化与行动力中心的一个国际研究小组如此写道。他们分析了近1万名20岁以上的美国人的骨矿物质密度，发现只有那些血液中维生素D水平低的人中，钙摄入量高才能提高骨矿物质密度。也就是说，如果你摄取足够的维生素D，就不需要额外的钙。"对更好的骨密度来说，纠正维生素D水平比提高膳食中钙的摄入量更重要。"他们的结论发表在《骨骼与矿物质研究杂志》上。

B族维生素　氨基酸同型半胱氨酸的水平高是骨质疏松症的一个新发现的危险因素。发表在《新英格兰医学杂志》上的两个研究中，来自美国和荷兰的研究者们发现，高水平的同型半胱氨酸，与骨矿物质密度低相比，是髋部骨折的更大的风险因素。研究人员推论说，同型半胱氨酸过多可能会削弱胶原蛋白，这种蛋白纤维形成一个结构以便钙结晶能够建造骨骼。研究人员建议补充叶酸、维生素B$_{12}$和B$_6$作为帮助防止髋部骨折的一种方法。

维生素K　这种维生素在骨钙素的形成中起着重要的作用，骨钙素是帮助稳固骨骼中的钙的一种蛋白质。哈佛大学医学院的研究者们，研究了超过7万名女性，发现那些维生素K摄入量高的人，与那些摄入量低的人相比，髋部骨折的风险降低30%。英国研究者们分析了13项关于补充维生素K与骨质疏松症的研究，他们发现这种维生素可使脊柱骨折减少40%，使髋部骨折减少13%。

镁　田纳西大学的研究者们，对超过2000名年龄在70～79岁之间的老人进行了研究，他们发现那些饮食中镁的摄入量最高的人，骨矿物质密度也最高。耶鲁大学医学院的研究者们也发现，饮食中每天补充300毫克镁，可以让健康的8～14岁的女孩提高骨矿物质密度。

锶3～36个月，明显缓解了骨质疏松症患者的骨骼疼痛。

看待这些结果的另一个角度是，锶比福善美的有效性高70%，却没有福善美的毒性或昂贵的成本。

空腹服用锶补充剂（最好是在早上），并且要跟钙或维生素D在一天中的不同时间服用，因为这两者都会阻碍锶的吸收。我建议使用营养元素公司的健骨丸(BoneHealth)，或者友华制药公司的壮骨丸(OsteoStrong)，加上锶。二者都含有锶、钙、镁、高剂量的维生素D（帮助钙发挥作用）、维生素K（建造骨骼并保护心脏）、硼和其他有助于骨质建造的营养素。健骨丸中含有锶。你应该会看到骨矿物质密度的持续改善。如果你选用的是健骨丸，每天1~2次，每次3粒。如果你选用的是壮骨丸，睡前服用2~4粒，并在早上服用锶1~2粒。

优化激素水平　在更年期前期和更年期时，利用天然的生物同质性激素优化雌激素水平，可帮助预防骨质疏松症。关于使用生物同质性雌激素的详细信息，参见本书"内分泌失调"和"更年期问题"。

对于男性来说，睾酮不足是骨质疏松症的一个主要病因，提高睾酮水平能够改善骨密度。关于检测和治疗低睾酮症的详细信息，参见本书"内分泌失调"和"男性更年期（睾酮缺乏症）"。

优化肾上腺激素脱氢表雄酮（DHEA）也能够显著提高骨密度。尽管DHEA可以不用处方就能买到，但我认为最好还是在医生指导下服用。我和我的骨质疏松症病人们紧密合作，一起找出最适合他们的DHEA水平，将其调整到29岁健康人的中等水平。

ω-3脂肪酸　ω-3脂肪酸不足也可引起骨质疏松症。如果你有眼睛干涩、口干或抑郁的问题，都是ω-3脂肪酸缺乏的迹象，可以在你的治疗方案中加入鱼油补充剂。如果你每个星期至少吃4份三文鱼或金枪鱼，就不需要服用鱼油补充剂。

经常散步　负重运动，如散步，可保护和改善骨密度。我建议每天步行30~60分钟，最好是去户外散步，这样你可以运动的同时也得到阳光，能为你提供维生素D。如果你有骨骼疼痛，你可以在温水泳池中散步，水的阻力帮助你建造骨骼，同时能免去你的疼痛。

削减过多的酒精　每天饮酒超过2~3杯，多年以后会引起骨质流失。

经前综合征

真实的病因

内分泌失调 经前综合征的症状大多数是孕激素不足而引起的。
营养不良 维生素B_6、镁和必需脂肪酸缺乏可引起经前综合征。

据估计，70%～90%的育龄女性经历过经前期综合征，10%～40%的人说经前综合征的那些症状影响了日常生活。这并不奇怪，因为经前综合征能引起很多症状，包括烦躁、焦虑、情绪波动、抑郁、头痛、腹胀、体重增加、便秘、嗜糖、腹绞痛、痤疮、乳房胀痛和腰酸。

这些经前问题是什么原因呢？首先是孕激素水平过低。孕激素是调节月经周期的激素，能够保持生殖器官健康、让身体准备好怀孕以及作为体内自然的安定片，营造一种安逸平静的感觉。因为孕激素受体遍布全身，所以，这种激素的缺乏可引起广泛的症状。

另一个原因是前列腺素E_1水平过低。前列腺素是一类激素样化合物，具有许多功能，包括调节其他的激素、控制炎症的水平，以及调节钙。前列腺素E_1水平过低，可在烦躁、焦虑和情绪波动中起到关键作用。

真正的良方

自然疗法可以帮助提高孕激素和前列腺素E_1这两种激素的经前期水平，缓解经前综合征的症状。给这些疗法3个月的时间来发挥作用（尽管他们常常能够更快发挥作用）。

ω-3脂肪酸 存在于鱼油中的ω-3脂肪酸能够提高前列腺素E_1的水平。对于我的那些经前综合征患者，我建议她们每天服用1～3茶匙的鱼油、连续服用3个月。选择液体鱼油，而不是选择鱼油胶囊，因为液体鱼油提供非常高剂量的ω-3脂肪酸。3个月以后，改为每天1茶匙（或者3粒胶囊）。关于鱼油的更多信息，参见"营养不良"。

月见草油 月见草是原生于北美的一种植物，种子里的油富含γ-亚麻酸，是一种必需脂肪酸，能够提高前列腺素E_1。注意产品标签上"艾福模"（Efamol）的字样，这是几个不同品牌的鱼油使用的一种顶级月见草油。每天服用3 000毫克，连续服用3个月，之后改为预计月经来临前1个星期里每天服用。

283

如果这样做花费太高，你可以使用琉璃苣油来作为替代品。

维生素B6和镁　维生素B6：每天75～250毫克。镁：每天200～400毫克。根据《女性健康和性别医学杂志》发表的一个研究，英国的研究者们，对患有经前综合征的女性给予每天50毫克维生素B6和200毫克镁的组合剂，能够减轻"神经紧张"、情绪波动、烦躁和焦虑。维生素B6有助于调节孕激素和雌激素水平，镁能安静神经、放松肌肉、缓解疼痛。为了得到你需要的维生素B6和镁，我建议服用能量再生系统多种营养素能量粉。同时在睡前增加200毫克镁和100毫克维生素B6，连续服用3个月。

天然孕激素　向你的医生咨询一下天然孕激素（黄体酮）。从月经来临之前1个星期开始（或者从出现经前综合征的症状开始），每天睡前服用200毫克。另一个选择是，使用10～50毫克的处方天然黄体酮乳霜，在月经来临前10天里睡前或每天2次涂擦在皮肤上。

前列腺问题

真实的病因

营养不良 许多营养素特别是锌的缺乏，可导致前列腺问题。

内分泌失调 双氢睾酮是睾酮代谢的一个副产品，双氢睾酮过量，是良性前列腺肥大的主要因素。

你是一个排尿启动困难的50岁以上男性吗？小便是否缓慢细小？你晚上是否反复醒来去小便？

如果是这样，你可能有一种称为良性前列腺肿大的问题。医生们把这种问题叫作前列腺肥大或者前列腺增生。这种病并不少见。

在美国，5个40岁以上的男人中有4个最终会患有前列腺肥大。这些年事已高的前列腺们究竟发生了什么？核桃大小的前列腺环绕着尿道，即射精和排尿的管道。到了40岁的时候，前列腺开始慢慢地肿大起来，可能是因为睾酮水平降低而引起的。笨重的前列腺挤压尿道并使尿道狭窄，从而产生前列腺肥大的症状。这些症状包括尿急（那种你现在就必须去厕所的感觉）、排尿困难、尿频（包括每晚醒来好几次去排尿）、尿流微弱、停尿困难、尿流滴沥以及排尿不尽（那种膀胱没有排空但你已经无法再排尿的感觉）。需要注意的是，如果你有这些前列腺肥大的症状，请你的医生为你做一个前列腺检查和血液测试，以排除前列腺癌。

有几种药是医生们经常使用的。坦洛新是一种 α-受体阻滞剂，通过放松膀胱和尿道相交处的肌肉来发挥作用，使尿液更容易流动。保列治和适尿通通过减少双氢睾酮（使前列腺细胞肥大的化合物）而发挥作用。

这些药物价格不菲，而且它们可能有不良反应，从精液量减少到比较少见的射精痛（由坦洛新引起）。这就好像让你从油锅跳进火坑里一样！不过，如果你有前列腺肥大和高血压，问问你的医生，是否可以服用特拉唑嗪（高特灵），一种能够同时控制高血压和前列腺肥大症状的药物。

真正的良方

前列腺肥大的自然疗法，通常跟处方药一样有效，有时候甚至是更有效。我最喜欢的疗法有：

锯棕榈提取物 每天2次，每次160毫克。这种草药也叫作锯椰子，能够阻止双氢睾酮，并治疗内分泌失调，给它6个星期的时间发挥作用。许多年来，已经有数十项关于锯棕榈的研究，涉及数千名男性，结果各异。许多研究显示这种草药能够缓解前列腺肥大的症状，效果通常能与坦洛新和其他药物媲美。另一方面，有些研究显示，这种草药并没有积极的结果。

我发现这种草药对我的前列腺病人有稳定的疗效。我还认为它比那些药品更安全，并且研究结果证实它是很安全的。《医学互补疗法杂志》发表的一篇论文称："锯棕榈治疗前列腺肥大"的研究发现，在"严重不良事件"、"非严重症状的不良事件"、性功能或血检和尿检等方面，服用这种草药的人和安慰剂组没有分别。也即是说，锯棕榈极为安全。

增加锌和硒　这两种矿物质保护前列腺的健康，每天增加25毫克的锌和50微克的硒，可以提高锯棕榈的有效性。在一项研究中，德国研究者们测量了21名前列腺肥大患者血液中硒的水平，结果发现"明显低于推荐的正常范围"。他们的研究结论说："我们的发现支持把补充剂作为治疗前列腺肥大的建议。"

要从宏观上看待男性更年期的问题，请参阅本书"男性更年期"的内容。

带状疱疹

真实的病因

营养不良 这种病是休眠于神经中的水痘病毒的重新激活。营养不良可能导致免疫系统削弱,病毒则因为削弱的免疫系统而被"唤醒"。
睡眠不佳 这是衰弱的免疫系统的另一个基本原因,而衰弱的免疫系统会重新激活水痘病毒。

引起水痘的那些瘙痒、充满液体的水泡的病毒(水痘–带状疱疹病毒),有点儿像电影《大白鲨II》中的大鲨鱼,正当你以为你是安全的时候弄出了动静。水痘–带状疱疹病毒在环绕脊髓和靠近大脑的神经末梢休眠几十年,当你的免疫系统因为压力、营养不良或疾病而被削弱的时候,这种病毒会醒来,并沿着你的神经路径移居到你的皮肤,在那里引起一种叫作"缠腰龙"的疾病,也就是带状疱疹。

带状疱疹沿着一根神经的路径攻击身体的一侧,开始是瘙痒疼痛的隆起,并变成充满液体的水泡,如果不予治疗,1个月以后,水泡破裂、结痂并痊愈。

不幸的是,14%的带状疱疹患者(50%在70岁及以上),病毒会损害神经,引起一种称为带状疱疹后遗神经痛的问题。这种痛是一种烧灼和电击一样的疼痛,疼痛位置很深并且伴有瘙痒。对于50万~100万美国人来说,这种疼痛是长期的,持续数周、数月甚至数年,严重影响日常生活。

重要的是,如果你有皮疹,疼痛(而且疼痛可能早在皮疹出现之前数天就已经存在)只出现在身体的一侧,应该考虑是带状疱疹,需要尽快寻求治疗。皮疹越快得到治疗,越不容易发生带状疱疹后遗神经痛。

这是关于带状疱疹的好消息:患病后迅速行动可以预防带状疱疹后遗神经痛。

真正的良方

如果我看到一个病人,患有新的符合带状疱疹症状的皮疹,除了使用自然疗法,我会立即给他开抗病毒药伐昔洛韦。这种药物在短期使用时是非常安全的,而在爆发初期服用(第一个水泡爆出的时候)是预防带状疱疹后遗神经痛的最佳途径。

这种药的推荐剂量是每天3次,每次1000毫克,在带状疱疹爆发后连续服用

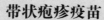

带状疱疹疫苗

如果你在60岁或以上，去接种带状疱疹疫苗。

一项里程碑式的研究，涉及近4万名60岁及以上的人，显示带状疱疹疫苗使这种病的发生率减少51%，患病的严重程度减轻33%，而且最重要的是，使之后的带状疱疹后遗神经痛发生率降低66%。

"这意味着，如果你是60岁或以上者，带状疱疹疫苗能使你患带状疱疹后遗神经痛的风险降低2/3。"迈克尔·N. 奥克斯曼医学博士告诉我们说。他是这项研究的主持人、加州大学圣地亚哥分校医学和病理学教授。"我建议任何年龄在60岁和以上、无禁忌证的人，接种这种疫苗。"他的建议与美国疾病控制与预防中心的建议相同。

1个星期，但我经常开的处方是每天4次，每次1 000毫克，连续服用10天，这样往往毫不留情地阻止疾病的攻击。其中的关键因素是在带状疱疹发作的早期进行治疗，即病情开始发作的24～72小时之内。

因此，如果你出现了可能是带状疱疹的最初的症状，比如出现在身体一侧的疼痛的皮疹，当天就去看医生，特别要求这种抗病毒治疗，并且不达目的不罢休！如果你无法去看你的医生，就去医院急诊室并要求同样的抗病毒治疗（在中国，你可以直接到医院看病并要求同样的治疗——译注）。

你也可以通过营养支持来缓解带状疱疹的急性发作，这些应该在服用伐昔洛韦的同时进行。关于治疗带状疱疹后遗神经痛的详细信息，参见"神经痛（周围神经痛）"。

注射维生素B$_{12}$　要求你的医生给你10天的维生素B$_{12}$注射以减轻疼痛，然后根据需要进行。要确保每次注射剂量达到1 000～5 000微克的维生素B$_{12}$。另一个替代选择是，服用维生素B$_{12}$舌下含片（一种在舌下溶解的药片），每天5 000微克，连续服用10天。

赖氨酸　2 000～2 500毫克。这种氨基酸能够帮助治愈单纯疱疹病毒感染（唇疱疹和生殖器疱疹），但是对于带状疱疹的疗效尚未经过测试。

B族维生素　服用高剂量的B族维生素，以支持神经愈合。

鼻窦炎

真实的病因

- **消化不良** 发生在消化系统中的念珠菌（一种真菌）过度生长，是慢性鼻窦炎的一个主要病因。
- **处方药滥用** 用来治疗急性鼻窦炎的抗生素，杀死了抑制念珠菌的友好细菌。

鼻窦炎是发生在位于鼻腔后面以及鼻子和眼睛周围的充满空气的骨质腔（鼻窦）的感染。感染引起鼻腔肿大阻塞，导致头痛、面部疼痛和疲劳等症状。肿大阻塞的鼻窦可能发生继发性细菌感染，并产生大量的黄绿色黏液。

鼻窦炎有两种类型。急性鼻窦炎是一种突发性的、往往是"感冒后"的感染，每年困扰2 000万美国人。慢性鼻窦炎是一种持续的、低度的鼻窦感染，症状有流涕、鼻后滴漏和反复发作的急性鼻窦炎。大约4 000万美国人患有这种疾病。

如果你因为急性或者慢性鼻窦炎去看医生，你很可能会得到一种处方抗生素——10个急性鼻窦炎患者中有9个会得到这种处方药。实际上，美国全部的门诊以及非住院的抗生素处方中有15%~20%是开给急性鼻窦炎的。但是医生们正在意识到抗生素不能治疗急性鼻窦炎。

例如，《美国医学会杂志》上最近的一项研究中，急性鼻窦炎分别用下述方法进行治疗：抗生素、皮质类固醇（一种抗炎药物）滴鼻剂、上述两种药物同时使用，或者什么药都不用。四种疗法中没有任何一种显示出比其他疗法更能缓解急性鼻窦炎的症状或缩短感染的病程。

此外，芬兰的一项研究，涉及了超过1.5万人，发现急性鼻窦炎患者通常在2个星期后痊愈，无论他们是否服用抗生素。这项研究的结论是："临床医生需要权衡抗生素疗法的微弱疗效及其潜在的对个人和公众的不利影响之间的利弊。"

这些研究人员说到的"不利影响"指的是：抗生素耐药性。抗生素不能百分之百地杀死细菌，那些幸存的细菌迅速进化成能够抵抗抗生素的新一代细菌。这种细菌的一个例子就是被称为金黄色葡萄球菌的"多重耐药"细菌，这种细菌能够引起无法阻挡的葡萄球菌皮肤感染，在当今是医院和其他保健机构的一大难题。在世界范围内，细菌引起很多种类型的感染，从肺结核到膀胱感染，都在变得对抗生素有耐药性。

不过，当人们谈论用抗生素治疗急性鼻窦炎的失败时，还有另一个被忽略的不良反应：事实上，抗生素引起了慢性鼻窦炎。让我们看看究竟发生了什么。

抗生素不会专门对付坏的细菌，它们的靶子是你体内所有的细菌，包括那些住在你的结肠里帮助消化、制造维生素、解除毒素以及帮助免疫系统的友好细菌。当这些友好的细菌被消灭时，白色念珠菌（通常是你的消化道中一个乖巧的居民）会大量繁殖，而念珠菌的这种过度生长，并不仅限于你的肠道，它还会跑到你的鼻窦，引起慢性鼻窦炎和与之相伴的细菌感染。

抗生素引发的真菌过度生长是美国数以千万计的慢性鼻窦感染的主要（但很少被承认的）原因。这也是这样的感染越来越多的原因，因为滥用抗生素仍然大面积失控。

我认为需要注意的很重要的一点是，不是只有我一个人持有这样的观点。根据《梅奥诊所学报》的一项关于慢性鼻窦炎的研究结果显示，尽管过去"真菌……被认为引起了不到10%的病例"，他们的研究对念珠菌的炎性反应"可能几乎是所有这些（鼻窦炎）问题的原因"。不幸的是，这需要一种特殊的只在实验室里才能提供的检测方式去确定那些念珠菌。但是，有一种更简单的办法。

真正的良方

如果你有慢性鼻窦炎，那么，假定你有念珠菌过度生长的问题，那就从今天开始治愈你的鼻窦炎——将真菌过度生长和细菌感染一起清除。急性鼻窦炎的主要治疗方法是我马上就会讲到的鼻腔冲洗和喷鼻剂。对于慢性鼻窦炎，添加6个星期的抗真菌药物治疗，是清除根本问题的一个重要组成部分。这里是我向病人们推荐的疗法。

治疗急性鼻窦炎

大约50个人中有一个会在感冒之后发生急性鼻窦炎。当你陷入急性鼻窦炎的痛苦中时，你可能不大会去关心长期问题，你只想让痛苦和肿胀消失。这里是第一步也是最重要的一步。

使用盐水冲洗鼻腔　当你可以冲洗掉90%的入侵细菌的时候，为什么要让你的免疫系统面对这些数百亿的细菌做面对面的拼杀呢？这里告诉你如何做到这一点：在一杯温水里融化1/2茶匙盐（有的人只是用温水，让冲洗变得更简单）。如果你发现这个盐水刺激你的鼻黏膜，可以加入一点点小苏打，让盐水变得更温和一些。

吸入一些溶液，到每个鼻孔内的2.5～7.6厘米（1～3英寸）处，一次做一个鼻孔。你可以用一个婴儿吸鼻器（或者叫作球形鼻腔洗涤器），或者站在水池边从手掌中吸入溶液。然后轻轻擤擤鼻子，注意不要太用力否则会伤害你的耳朵。继续重复，左右鼻孔交替进行，直到鼻子冲洗干净。每天至少这么做两次，直到感染得到改善。

你也可以使用预混鼻窦冲洗剂，在大部分药品和健康食品店里有售，并且附带使用说明。或者使用瑜伽洗鼻壶，这是所有鼻腔冲洗器的鼻祖，古老的印度自然疗法系统阿育吠陀中的一个装置。

不论你使用什么方法，每一次清洗能够洗掉90%的细菌感染，让你的身体更容易复原。在大多数情况下，这比任何的抗生素都有效。给你的鼻子几分钟的晾干时间，然后使用我接下来要描述的喷鼻剂，能够同时解决急性和慢性鼻窦炎。

使用鼻窦炎喷鼻剂　生活在鼻窦中的细菌形成一层坚固的、难以破坏的有机体，微生物学家们称之为菌膜。口服抗生素不能破坏菌膜，你需要用一个特殊的喷鼻剂来杀死它，并把细菌冲洗掉。

我建议使用一种独特的配制的复合喷鼻剂（由现场定制个性化药物的定制药房配制）。鼻窦炎喷鼻剂含有5种关键的成分：（1）外用抗生素莫匹罗星（百多邦）；（2）天然木糖醇分子，能够杀死细菌并与生物膜感染战斗；（3）低剂量的皮质类固醇用来收缩肿胀；（4）微量矿物质铋，可以打破生物膜；（5）一种抗真菌药物。

如果使用大扶康（下面会讲到），我建议病人每天2次、每次在每个鼻孔里喷1～2下，连续使用6～12个星期。这个组合通常足以击退鼻窦炎，尽管有些病人喜欢长期使用喷鼻剂，或者间歇性地用来治疗复发的感染。

这种喷鼻剂可以凭处方从药房邮购，美国人只要请医生开鼻窦炎喷鼻剂处方即可。

纳米银胶体抗菌喷雾剂　另一个治疗方法是考虑非处方含银喷雾剂阿根坦23。低剂量使用的时候，银可以抗感染，能够杀死细菌和病毒。你还可以安全地重复使用口服液体银来治疗慢性鼻窦炎（和其他难以治疗的慢性感染）。

我发现鼻窦炎喷鼻剂和含银喷雾剂是一个美妙的组合，在鼻窦感染期间，每个鼻孔里用5～10喷纳米银胶体抗菌喷雾剂。你可以跟鼻窦炎喷鼻剂同时使用。

对于纳米银胶体抗菌喷雾剂的使用是有争议的，但那更多是医疗政治的问题，而不是医学或理智的问题。我的许多病人发现这种方法非常有用。使用适当的剂量（像我在这里描述的这样），这种方法也是非常安全的。

感冒初发时的补救措施

这些喷鼻剂和鼻腔冲洗方法通常足以帮助你的身体更快地复原。这里是更多的一些技巧，如果你在感冒初发时就使用一两天，就能够帮助你预防鼻窦炎。

专业补强剂（proBoost）　胸腺在免疫细胞生命早期的生产中起着至关重要

的作用，激活你的胸腺，你可以提高抗感染的免疫功能。试一下专业补强剂，这是一种全天然的胸腺支持补充剂。在舌下含化一包，每天3次，直到感染消失。这种补救措施可以加速大多数感染的治愈。

维生素C 每天1 000 ~ 8 000毫克。维生素C帮助你战胜细菌感染。我建议使用足够的维生素C粉，以引起无害的腹泻（你的身体有战胜感染所需的标识），然后减少剂量到让你舒适的水平。

治疗慢性鼻窦炎

一旦你已经解决了急性鼻窦炎，就是追击引起急性和慢性鼻窦炎的根本原因的时候了，要保证它不再复发。消除慢性鼻窦炎的关键是消除潜在的念珠菌感染，继续使用我们刚刚描述的鼻腔冲洗剂和喷鼻剂，并加入下面这些药物：

氟康唑（大扶康） 这是一种非常有效非常重要的抗真菌药物。每天服用200毫克，连续使用6 ~ 12个星期，以清除潜在的念珠菌过度生长的问题。这是一种值得考虑的药物，但是选择通用药物（在美国，6个星期的疗程的成本是42美元，而不是品牌药物的600美元）。下面介绍的另外两种自然疗法，长期使用能够帮助恢复健康的肠道细菌。

抗真菌片 由营养元素公司出品的抗真菌片是一种全天然的抗真菌产品，能够支持大扶康。遵循产品标签上的剂量说明。你可以在"白色念珠菌过度生长"中读到更多有关抗真菌片的信息。

精英珍珠丸 酶治疗公司的这个产品含有高剂量的活性友好细菌（益生菌），其珍珠涂层可以防止益生菌被胃酸破坏。这种补救疗法能够恢复肠道中细菌的健康平衡，有助于抑制念珠菌。每天服用1粒珍珠，连续服用3 ~ 5个月。

如果尽管采用了所有这些治疗方法，慢性鼻窦炎的症状依然存在，可以考虑脱敏疗法消除过敏。详情参见本书稍后的"花粉热和其他空气引起的过敏"。

尿失禁

真实的病因

营养不良　镁的水平低可引起膀胱痉挛。
内分泌失调　雌激素下降可导致这个问题。

有关尿失禁谈论的不是很多，但并不意味着这不是一个常见的问题。据估计，每三个美国女性中就有一个时不时地经历着压力性尿失禁。在压力性尿失禁中，你会在咳嗽、大笑、打喷嚏、运动或提重物的时候小便一点点，任何可增加你的腹部压力的动作，也会增加你的膀胱的压力。现在就咳嗽一下，你会明白压力增加是什么意思。

随着女性年龄的增长，压力性尿失禁可能从一个偶尔发生的尴尬变成一个经常发生的问题。这是因为，当雌激素水平降低时，尿道（从膀胱排空尿液的管道）肌肉张力和长度也会降低，增加渗漏的风险。40～65岁之间的美国女性，每六个人中就有一个有频繁的尿失禁。

真正的良方

如果你有尿失禁，应该去看泌尿科医生，他能够准确地区分尿失禁的类型，并提出有效的治疗方案。但是，医生建议的药物或手术可能是不需要的，在你看医生之前，先尝试一种或多种下面描述的疗法，看看它们是否有效，记得给这些疗法2～3个月的时间。

在棒球里，挤压打法是一个短打，当一个跑手达到三垒时得分，以期赢得比赛。在尿失禁中，挤压也同样是能够帮助你战胜问题的一个聪明的举动。

凯格尔练习

这些挤压练习强化骨盆底和括约肌，减少压力性渗漏。在对24项凯格尔练习和尿失禁的研究分析中，研究者们发现这种练习治愈了73%的压力性尿失禁病例，并使97%的病例状况得到改善。

相当令人印象深刻的结果。那么，为什么很多医生说凯格尔练习对他们的压力性尿失禁病人没有效果呢？"凯格尔练习没有效果，是因为通常没有正确的指导。"凯瑟琳·博吉奥博士对我们说，她是伯明翰的阿拉巴马大学尿失禁项目的主任。她的建议如下：

尿失禁的五种类型

压力性尿失禁　这种类型占全部尿失禁的9/10。

急迫性尿失禁　突然感觉到或者需要排尿时不由自主地尿液流出。这种不太常见的问题的最常见的诱发因素是膀胱的不自主痉挛。引起痉挛的原因，可能是未确诊的膀胱或阴道感染，由脑卒中、帕金森综合征或者多发性硬化症引起的神经问题，附着在耻骨上方的肌肉痉挛或营养不良导致肌肉虚弱。

混合性尿失禁　尿失禁表现出压力性和急迫性尿失禁的特点。

充溢性尿失禁　当膀胱充满但不能恰当地收缩把尿液排出时发生的尿液流出。

反射性尿失禁　尿液不间断地流出。

了解肌肉的位置　"在你下一次去卫生间的时候，试着中断或减慢尿流，找到那些肌肉的位置，"她建议道，"找到这些肌肉位置的另一个办法是，收缩那些你在公共场所试图阻止自己放屁时用到的肌肉。你还可以通过收紧阴道肌肉来找到它们的位置。"

挤压并保持　"每天数次，挤压那些肌肉并保持收缩状态10秒钟，"博吉奥博士说，"开始的时候，你可能无法保持很长时间，但不要为此而担心。你可以从保持数到3，1秒钟、2秒钟、3秒钟，然后放松。随着时间的推移，逐渐延长至数秒到10秒。"

不要收缩腹肌　"你可能会倾向于错误地收缩腹部肌肉，"博吉奥博士说，"在做凯格尔练习时，保持正常的有节奏的呼吸，将有助于你保持腹肌放松。你还可以把一只手放在腹部，仔细检查你有没有收缩那里的肌肉。"

如何知道你做得正确　当你感觉到阴道周围提升或者肛门牵拉的感觉的时候，你的动作就做对了。

每天重复45次　这是最有效的数字，博吉奥博士对我们说："最好是每天3次，每次连续做15次。"

跟其他的活动一起做　"要记住做凯格尔练习的最好办法，是选择几个你每天都做的活动，比如洗澡或者刷牙，并且跟这些活动一起做。"博吉奥博士说。

现场制动停止尿失禁　"在导致尿失禁的举动刚好要开始之前和进行当中，比如在咳嗽或打喷嚏时，收缩凯格尔练习中的肌肉。这样有助于关闭膀胱的开口，预防尿液流出。"

形成习惯　"开始的时候，你必须注意力相当集中才能做凯格尔练习，"她说，"当这个练习成为一个习惯以后，你会自动去做。"

其他有帮助的建议

其他几个疗法也是很有效的，特别是对急迫性尿失禁。

镁 每天200～400毫克。这种可放松肌肉、平静神经的营养素，在使用6个星期之后，能够帮助减轻膀胱痉挛。

检查是否有感染 请你的医生为你做一个尿培养和敏感试验，以确定你是否有膀胱感染。如果对大肠杆菌的检查结果是阳性，使用D–甘露糖补充剂安全地抑制感染。遵循药品标签上的剂量建议。

每天使用雌激素/孕激素乳膏 使用低剂量生物同质性雌激素/孕激素阴道乳膏，涂在靠近尿液排出的位置。给这种疗法3个月的时间以发挥作用。它可能对任何一种类型的尿失禁都非常有效。关于生物同质性激素的详细信息，参见本书的"内分泌失调"和"更年期问题"的内容。

阴道炎

真实的病因

消化不良　高糖饮食改变身体的酸碱平衡，导致白色念珠菌过度生长。
处方药滥用　过度使用抗生素可促使念珠菌生长。
内分泌失调　雌激素水平低是萎缩性阴道炎中阴道组织干燥、疼痛的原因。

女性对医疗保健者的所有造访中的10%是因为阴道炎，即阴道的感染发炎。但是，这种常见的问题也是经常被误解的问题。例如，在最近的一项研究中，那些认为自己有白色念珠菌感染（阴道炎的一种）的女性中，只有26%的人确实有这种病。

下面是对最常见的阴道炎类型的一个简单直接的指导。首先，我将描述每一种类型的阴道炎，然后介绍针对每一种类型的预防和治疗方案。

细菌性阴道炎　40%～45%的阴道炎属于细菌性阴道炎，不是一种感染，而是一种厌氧菌（不需要氧气的细菌）的过度生长，这种厌氧菌通常在阴道里同需氧菌（需要氧气的细菌）友好共存。典型的症状包括稀薄浅灰色的分泌物、轻度刺痛感、排尿时有烧灼感以及像鱼腥味一样的气味。

这个问题是由于阴道正常的酸性pH值（3.8～4.2）弱（4.5或更高），从而使厌氧菌茁壮成长。酸性降低的常见原因包括月经（月经期间的激素水平导致阴道酸性降低，而且经血是碱性的）、性交（精液是碱性的）、灌注冲洗、香味浓重的肥皂和洗衣粉、织物柔软剂。

霉菌性阴道炎　20%～25%的阴道炎是霉菌感染，而且95%引起感染的霉菌是白色念珠菌。最常见的症状是瘙痒。其他可能的症状包括白色浓稠干酪样的分泌物、灼烧感、排尿疼痛、性交疼痛以及外阴（阴道的外口部分）肿胀并伴有尖锐红色皮肤病变，就像婴儿的尿布疹。通常不会像细菌性阴道炎那样的鱼腥味。

常见的病因包括抗生素（杀死抑制霉菌的友好细菌）、无保护的性交、灌注冲洗、压力过大、糖和其他精制碳水化合物摄入量过高（霉菌以糖为养料）、糖尿病以及因为化疗或者高剂量抗炎类固醇药物而被削弱的免疫系统。

滴虫性阴道炎　这是一种性传播疾病，由原生动物滴虫（一种像阿米巴虫一样的生物）引起。20%～50%的滴虫性阴道炎病例没有症状。滴虫性阴道炎的症状包括大量泡沫状、黄绿色的分泌物，排尿疼痛，瘙痒以及性交后出血。

萎缩性阴道炎　这是绝经后常见的一个问题：更干、更薄、更容易受刺激的阴道组织，由于雌激素水平下降而引起。

真正的良方

是的，你可以自己治疗某些种类的阴道炎（细菌性阴道炎、霉菌性阴道炎和萎缩性阴道炎），只要这是再次复发，而且你绝对清楚地知道你患的是哪一种类型的感染。

但是，如果有下列情况，比如这是你第一次发生阴道炎、你不确定是哪一种感染、症状很顽固、经常复发、怀孕、有潜在的严重的健康问题（比如糖尿病、癌症或艾滋病），或者你的性伙伴有同样的问题，那么你应该去看医生。

你最好去读一读关于那些潜在的可能引起各种阴道问题的真实病因的章节，比如，本书所说的"消化不良"会引导你远离霉菌们热爱的满是糖分的饮食；"处方药滥用"会告诉你为什么总是用抗生素不好。

细菌性阴道炎

如果你从未有过阴道炎或细菌性阴道炎，你需要去看医生并得到准确的诊断。如果你的医生确诊了细菌性阴道炎，你会拿到处方药甲硝唑（灭滴灵），每天服用2次，连续服用7天。

益生菌是一种补充剂或栓剂，含有友好的乳酸杆菌，有助于恢复正常的阴道pH值，可以通过不同的方式来战胜细菌性阴道炎。益生菌还能够提高抗生素的治愈率：在一项研究中，益生菌将治愈率从50%提高到87%；单独使用益生菌，能够重新建立正常的菌群平衡和偏酸性的pH值，击败细菌性阴道炎。每天使用可以预防细菌性阴道炎的复发。

"乳酸杆菌有益于细菌性阴道炎患者的治疗，"威斯康星大学的研究者们在审查了25项关于益生菌和细菌性阴道炎的研究之后做出这样的结论。在许多关于细菌性阴道炎的研究中使用益生菌胶囊，生产这种胶囊的厂家还生产一种阴道用凝胶，帮助恢复适当的阴道酸碱平衡。

你还可以通过避免那些破坏阴道酸碱平衡的产品和习惯，来保持阴道内部的酸性。下面是谢丽·A. 乐斐佛医学博士的一些建议，乐斐佛博士是圣路易斯大学医学院外阴及阴道疾病专科中心主任。

- 穿纯白棉质内裤
- 避免连体裤
- 远离含染料和香料的洗衣粉
- 不要使用织物柔软剂
- 如果你在内裤或毛巾上用了除渍剂，在清水下冲洗，然后进行常规洗涤

- 避免含有香料的浴皂、乳液、凝胶等
- 避免泡泡浴、浴盐和芳香油
- 使用白色无味的卫生纸
- 避免所有女性卫生喷雾剂、香水和成人或婴儿湿巾
- 避免除臭卫生护垫和内用棉条
- 不要进行灌注冲洗
- 选择棉织物以保持干燥，不要每天使用护垫，并随身携带一件额外的内裤，以便需要的时候更换

霉菌性阴道炎

使用非处方的阴道酸碱度自测药盒（Vagisil Screening Kit），你可以知道自己没有霉菌感染。如果自测结果是碱性，你得的不是霉菌性阴道炎，而可能是细菌性阴道炎。不过，你需要去看医生才能确诊。

许多霉菌感染能够自愈，不需要治疗。为了加速痊愈的过程，饮食中杜绝糖和其他精制碳水化合物以及酒精。

治疗霉菌性阴道炎最安全、最方便、最可靠的疗法是用一种非处方抗真菌药物，比如咪康唑或克霉唑。如果同时有细菌性阴道炎，服用益生菌可以帮助解决霉菌感染。经常服用益生菌可以减少霉菌感染复发。其他有助于预防复发的方法是避免抗生素以及饮食中减少或杜绝糖。

你还可以在饮食中补充沙棘浆果提取物。研究表明沙棘浆果提取物可提高阴道黏膜的湿润度，降低易感性。我推荐使用特里天然系列中的滋润乳膏，遵循产品标签上的剂量说明。

滴虫性阴道炎

确诊后，滴虫病的治疗可使用甲硝唑：乳膏的使用剂量是每天2克。你的性伴侣也需要治疗。

萎缩性阴道炎

阴道内用雌激素药膏非常有效，每个星期使用2～3次，睡前使用。不过，这种药膏可能不适合心血管疾病或乳腺癌高风险的女性，或者是已经患有乳腺癌的女性。

乐斐佛博士推荐了一个很好的天然替代品：植物油。比如葵花子油、加拿大菜籽油、橄榄油和固体的植物酥油，每天2次，取少量涂抹阴道内部。这些油对阴道和外阴组织是非常安全的。"我曾见过遭受萎缩性阴道炎和性交疼痛长达5年或更久的女性，在开始本方案的6个星期之内得到彻底缓解。"她告诉我们说。

第三部分

The 28-Day Life-Change Cure

28天改变体质计划

不要听从我的建议

当然，我是在开玩笑，但也不全是玩笑。

成功遵循任何健康计划的关键，是要遵循你自己的计划，做那些让你感觉正确的事，按照让你感觉正确的节奏行事。

正像你可能已经在前面的"幸福缺失"中读到过的那样，我坚信那些让你感觉好的事情是真的会对你有好处的。这是因为感觉好（内心深处感觉良好）的东西，通常是与你的内心深处的感觉一致的。对你来说，究竟什么是对什么是错，没有什么权威——没有父母、没有老师、没有医生——应该（或能够）代替你的个人感受。包括我自己也不能！

因此，考虑到这个"28天感受更好的自己"方案的价值，它应该是一个建议，而不是一个要求。它们就像你的改变人生工具箱里的28个工具，选择和使用那些最适合你优化健康和幸福的日常"工作"的工具。

话虽如此，我还是认为一步步遵循这份"28天改变人生法则"的小窍门和建议，确实能够在28天之内改善你的健康和幸福，帮助你提高能量、活跃和平静你的心灵和情感，并帮助你预防、控制或逆转你可能有的许多健康问题。如果按照这里所描述的那样实现这个每天计划让你感觉良好，从第1天到第28天，那么你就去做！

28天改变人生之旅始于简单的一天……

改善营养

第1天：吃本地出产的新鲜全食物

　　饮食健康是通往健康之道的关键，而且我认为遵循一个简单的饮食指南，可以让吃更多对你有益的食物变得完全不同：吃许多本地出产或饲养的新鲜全食物。这包括新鲜蔬菜、全水果（果汁含有太多的糖）、全谷物、豆类、鱼、瘦红肉以及低脂奶制品。

　　这样一个简单的行动——尽可能多吃本地出产的新鲜全食物，尽可能避免经过长途运输的、包装的加工食品——能够保护你的心脏、稳定你的血糖、增强你的脑力、平衡你的情绪、促使减重并从里里外外为你的健康抛光。

　　让我们把这个叫作第一天饮食。几个小窍门可以帮助你执行计划。

　　首先在超市周边货架上购物　当你在超市进行你的每周购物之旅时，你会发现，大部分的新鲜全食物，是在商店的周边也就是边缘货架上。这里是农产品区，是奶制品、肉摊、鱼市和（如果这是一家以自然为本的超市）装满全谷物、坚果和种子的箱子聚集的地方。只有在你已经完成了绕着周边货架的散步之后，你才能去商店的中心地带探险，那里的货架大多数摆放着包装和加工的食品。

　　做一个"本地食者"　很久很久以前的一餐，你吃的玉米，就是你自己、你和善的邻居们或当地的一个农场种植的，它们从被采摘、煮熟到被你吃掉，只不过是几天甚至几分钟的事情。可现在，你得到的那根玉米（以及你吃的许多其他"新鲜"食物），可能是从一个遥远的州或国家经过一个长长的旅程而来。而且那个"新鲜"的食物，被培育出来，可能是为了更好地运输而不是为了更好的味道，也就是说，这食物很"强壮"但不一定好吃（想想超市里的西红柿）。

　　有了一定年纪的人常常说，食物的味道曾经更好。嗯，我并不认为他们只是在留恋着"过去的好味道"的浪漫（在中国也是如此——译注）。食物，曾经是真正的本地货，而且当它们从农场到变为你的盘中餐的旅程比较短的时候，食物往往更美味。

这是为什么我鼓励你成为一个我称之为"本地食者"的原因。如果可以的话，购买本地出产的食物，也许需要每个星期去农贸市场购物。我是健康习惯的忠实信徒：养成一个健康的习惯并坚持下去，而不再需要左思右想。每周一次的农贸市场之旅是一个很好的习惯，在那里你也许可以见到一些朋友并随后一起去吃个令人开心的午饭。

如果可以，选择有机食物　我认为购买有机产品是一个很好的主意，能够减少你对有毒化学品的摄入量。但是我不认为吃有机食物对于健康来说是绝对必需的。部分原因是，那个"有机"标签不再是曾经的含义。在美国，对这个用语的新的联邦定义是，允许更多的食物生产商声称他们的产品是"有机"的，而原来的更严格的标准会否决他们对这个标记的使用。不过，当你看到标签上的"有机"字样的时候，相当肯定的是，生产商还是做出了努力，生产了相对来说不含农药和化肥的食物，这是好事。

愉悦饮食是允许的　事实上，这是应该鼓励的！请注意，我建议你尽可能少吃包装的加工食品，但不是完全摒除这些食物。试图摒除所有那些对你"有害"的食物会太累，因为那不好玩，大多数人做不到，并且会有反作用：经历了一段过度的饮食匮乏以后，几乎总是会导致一段时间的严重的暴饮暴食。我赞成适度的愉悦饮食，包括时不时地放纵一下自己去吃想吃的食物，哪怕它们并不符合"本地出产新鲜全食物"的描述。

第2天：服用维生素/矿物质补充剂

许多美国人维生素和矿物质的摄入量极低，而这些营养物质对良好的健康极其重要。矿物质镁是一个很好的例子。

我们每天的镁摄入量，只有未加工的中国饮食平均摄入量的一半，而且大多数的美国人没能达到每日推荐摄入量的标准。我在谈论的这种矿物质，参与超过300种生化反应、调整肌肉和神经的功能、保护心脏和大脑的健康。在这本书的"真正良方法则"中，我推荐补充镁来治疗几十种不同的健康问题，包括肾上腺衰竭、焦虑引起的惊恐发作、哮喘、注意力缺陷多动症、便秘、抑郁、糖尿病、口干和眼睛干涩、癫痫、疲劳……嗯，这还只是一个按照字母顺序排列的一个长长的清单的开始，所以，你懂我的意思。镁对于预防和治愈几乎每一种包含在这本书里的健康问题都很重要。

镁只是许多矿物质和维生素中的一种矿物质，并且，如果你是一个典型的美国人，你缺乏其中的许多种营养素。我认为那些营养素的缺乏，是这么多现代病背后的头号病因。这是为什么简单的营养支持是你的自我保健武器库中最具威力的武器之一。

因此，一个很好的主意是，从28天改变人生法则的第二天开始，采取一个简单的行动，来保护你不会发生营养不良：服用一个高品质的多种维生素/矿物质补充剂。

使用酶治疗公司的能量再生系统多种营养素能量粉，你只需每天早上混合一杯饮料，就可以获得大多数营养素的最佳状态。如果你身体健康，只是在寻求预防疾病，那么每天1/2～1勺就足够了。如果你已经生病了，并且在寻求最佳营养支持以帮助治疗和逆转疾病，那么你可以服用一满勺。调整剂量到你认为最好的水平，我自己每天早上服用4/5勺。

我还把5克一勺的核糖加入其中，以便更好地提升我的能量水平。详细信息参见"营养不良"。

第3天：用浆果扮靓你的早餐

研究表明，与那些不吃早餐的人相比，经常吃早餐的人更苗条、胰岛素水平较低（过高的胰岛素水平可导致许多疾病，包括心脏病和糖尿病）并且"坏"的低密度脂蛋白胆固醇和总胆固醇（心脏病的两种风险因素）更低。

如果你面临一天沉重的手工劳作，你可能需要一份包含鸡蛋和培根的高蛋白质的早餐。如果你将面临一台计算机去做一上午的脑力劳动，你可能会发现一个清淡的早餐更合适。

但是，如果你今天的早餐只是一碗麦片，或者一杯不加糖的酸奶，或者做一个水果奶昔，我鼓励你加点儿浆果，把枯燥乏味变成美味佳肴。浆果，比如蓝莓、草莓、树莓、黑莓，都富含超强的抗氧化剂，研究表明它们能够预防心脏病、脑卒中、糖尿病、癌症和阿尔茨海默病。在最近的一项研究中，那些每天吃更多蓝莓的70多岁的人，只需3个月，记忆力就提高了30%。

所以，取一碗全谷麦片（能够降低胆固醇的煮熟的燕麦片，或者干麦片），然后撒上新鲜甜美的浆果。当然你可以不只是做这些，还可以把香蕉切成片加进去，得到一份美味的钾，这是一种帮助恢复正常血压的矿物质。

正如你将在28天改变人生法则中看到的，这些都是简单的行动，通常只要花几秒钟，比如在你的早餐麦片上撒一些浆果，正是这些简单的行动，加起来让你拥有一个健康人生。

第4天：宣布今天为无糖日

我还写了另外几本书，包括《击败糖瘾》。我认为许多美国人对糖上瘾，主要是因为我们吃很多糖。

在人类历史的大部分时间里，我们吃的唯一的糖，是那些自然存在于食物中的糖。那些甜味儿的食物不是问题，那是一种享受。但如今，满是糖的加工食品，比如碳酸饮料、甜甜圈、糖果等食品，每年为每个人的饮食加入63～67.5

千克糖，大约占我们摄入的总热量的18%。当你吃/喝了高糖食物或饮料之后，你的血糖水平一飞冲天，给你一个最初的兴奋。但是几个小时后，你会崩溃，导致你想要更多的糖。总之，你上瘾了，并且像其他的上瘾一样，糖瘾对你的健康很不利。

饮食中过多的糖可引起许多慢性健康问题，包括心脏病、糖尿病、代谢综合征、焦虑和抑郁、慢性疼痛、慢性鼻窦炎、纤维肌痛和慢性疲劳综合征、自体免疫疾病甚至癌症。

所以，宣布今天是无糖日，并宣布你从糖的控制中独立出来。不过，我建议你放弃糖，而不是甜味儿。作为一个健康的糖替代品，可以使用甜叶菊，一种甜味儿的草药。我最喜欢的品牌是人体生态、甜叶和甜叶菊糖。另一个很好的天然糖替代品是赤藓糖醇。你也可以使用具有长期安全使用记录的糖精（低热糖）。

我不建议使用阿斯巴甜，因为有些人对这种产品有严重的反应，包括癫痫、头痛、恶心、晕眩和抑郁。至于三氯蔗糖（比如善品糖），我认为它的安全性还有待观察。

你可以在你平常使用糖的任何地方使用健康的糖替代品，比如茶、咖啡、麦片等。作为一个甜美的享受，可以每天吃最多约28克（1盎司）的黑巧克力，当适量食用的时候，这是一个健康（尽管可能不是一个低热量）的食物。找到那个你能找到的最好的味道，并享受它！

当砍掉糖食的时候，有些人会经历一种"戒断反应"，比如嗜糖、疲劳、烦躁等，这些症状持续7～10天。如果你遇到这个情况，更缓慢地逐渐减少你的糖摄入量，允许自己吃几块黑巧克力会有帮助，健康的水果作为零食也能起到相同的作用。我的书《击败糖瘾》可以引导你度过这些症状。

第5天：更换机（鱼）油

脂肪是由脂肪酸组成的，我们的饮食中的脂肪提供两种主要的脂肪酸：ω-6和ω-3。ω-6脂肪酸存在于牛肉、猪肉和鸡肉中；存在于诸如玉米油、花生油、红花油、豆油和葵花子油等植物油中；存在于反式脂肪酸（存在于大部分的商店买来的烘焙食品、薯片和其他加工食品中）中；以及人造奶油中。ω-3脂肪酸存在于富含脂肪的鱼，比如三文鱼和金枪鱼中；存在于一些坚果（如核桃）和种子（如亚麻籽）中；以及少量存在于绿叶蔬菜中。

你的身体处理ω-3脂肪酸和ω-6脂肪酸的方式很不一样。ω-3脂肪酸是抗炎的，它们能够扑灭引起作为美国头号杀手疾病的心血管疾病的低度炎症。另一方面，许多ω-6脂肪酸是促炎症的。

我们以狩猎和采集为生的祖先们，饮食中含有一个非常健康的2∶1的ω-6对ω-3脂肪酸的比例，但是今天典型的美国人饮食中，因为大量加工食品的缘故，这个比例已经变成了15∶1。

通过提高鱼油的摄取，你可以把你的这个ω–6脂肪酸对ω–3脂肪酸的比例，带回到一个健康的平衡。鱼油中饱含两种ω–3脂肪酸：二十碳五烯酸和二十二碳六烯酸。

ω–3脂肪酸含量最高的鱼包括三文鱼、金枪鱼、沙丁鱼和鳟鱼。白长鳍金枪鱼比淡金枪鱼的ω–3脂肪酸含量高3倍。我建议每个星期吃3～4份富含油脂的鱼，今天就吃那么一份。

如果你不想，或者不能做到每个星期吃几次鱼，那么我建议你服用ω–3脂肪酸补充剂。

对于任何患有某种含炎性因素的疾病的人，比如患心血管疾病、哮喘、风湿性关节炎，或任何其他类型的自身免疫疾病的人，增加鱼油摄入量尤其重要。

第6天：喝水保健康

水是身体健康必不可少的。事实上，它就像必需氨基酸（蛋白质的组成部分）、必需脂肪酸（脂肪的组成部分）和其他你的身体无法自己制造而必须经常食用的基础营养素一样必不可少。

为什么水如此重要呢？它对能量和排毒至关重要，在身体中转运至关重要的化合物，帮助把食物分解成你需要的营养素。

但是，你今天需要喝多少水呢？每一天又要喝多少水，才能保持健康呢？是8杯200毫升的水呢？还是6杯150毫升的水？或者你的体重决定喝多少数量的水？这些都是来自于不同专家的真实建议。如果你问我，保持记录你今天喝了多少杯水（或者更糟的是，多少毫升水）是度过一天的一个非常恼人的方式，特别是如果你希望下半辈子每一天都这么做的时候。

相反地，你可以检查一下你的唇和嘴巴，如果有点儿干，你需要多喝水，就是这么简单！

另一个简单的办法是，看一下你的尿液的颜色。如果是暗黄色，就说明没有足够的水使它稀释，你应该多喝水。如果服用B族维生素，尿液也会变成亮黄色，但是这不同于浓度过高的尿液的浑浊的黄色。

还有一种办法是，如果你觉得累了，喝一杯水看看你的能量水平是否在一两分钟内提升。如果能量提升，说明你缺水了。另一个我经常使用的办法是，当我渴了的时候，我能够很容易灌下一整杯水；而当我不渴的时候，我发现我更喜欢小口小口地喝水。我喜欢过滤的水，以便尽可能地减少水中可能有毒的化学品。

第7天：吃点儿坚果做零食

没有什么能像零食一样。零食是一个两餐之间的美味享受，是在上午和下午提升你的血糖（葡萄糖）的一种方法，也是一个提神的工间休息。但是许多人把含糖食物和饮料作为零食，这些食物可能会让你有片刻的美味享受，但是它们对你可不怎么好。有没有一个味道很好的替代品呢？

有，那就是坚果!

坚果提供充足的能够平衡血糖的蛋白质，许多坚果含有抗炎脂肪酸，它们还富含调节消化的纤维，而且它们脂肪含量高，所以能够满足你的食欲。

但是，你可能不会把坚果作为你的零食，因为你认为它们会增肥。事实并非如此。研究表明，在你每天的饮食中添加一把坚果，不会导致增肥，哪怕你不削减任何热量。实际上，研究表明，坚果（核桃、杏仁和夏威夷果）在许多方面都对你非常好。最近的研究表明，每天吃一把或更多的坚果，有下列健康益处：

- 减少细胞的脱氧核糖核酸受损（混合坚果）
- 降低低密度脂蛋白胆固醇（开心果）
- 降低高胆固醇患者的低密度脂蛋白胆固醇和总胆固醇（夏威夷果）
- 减少炎症的生物标识C–反应蛋白（杏仁）
- 降低2型糖尿病的胰岛素水平，更好的血糖控制的一个迹象（核桃）
- 加入地中海饮食的时候，可使糖尿病风险降低50%（混合坚果）
- 降低心血管疾病的风险（总体食用坚果）
- 提高硒的血液水平，与每天补充100微克的硒补充剂有同样的效果。硒是一种重要的抗癌矿物质

今天吃零食的时候，吃点儿坚果吧!

第 周

多多活动

第8天：预先计划，走出门去

大量的证据表明，适量的体力活动（比如快走）可以帮助预防和缓解许多的健康问题，从焦虑症到阿尔茨海默病，从癌症到心血管疾病，从压力过大到脑卒中（参见"缺乏运动"）。研究人员计算过，如果每一个美国人都达到关于适量体力活动的推荐标准（每个星期运动150分钟），每年死亡人数将会减少25万人。一点汗水可能拯救许多生命！

但是，根据美国国家卫生院的研究报告，我们大多数人不运动。不到5%的美国成年人达到推荐的标准运动量。也就是20个人当中还不到1个。另外的那19个人在做什么？

嗯，他们可能没有计划要运动，所以运动也就永远不会发生！

我同意运动心理学家的说法，缺乏计划是为什么经常运动没有成为一个人生活的一部分的头号原因，而那个计划并不需要有多复杂。

实际上，我发现最好的计划是超级简单的计划：计划跟朋友见面，一起做一个大家都享受的运动，不论是快走或是打网球或瑜伽。如果你同意了跟朋友见面一起去走路，那就很可能会发生，因为这是一个习惯的一部分，而且你不想爽约或用不露面来困扰你的朋友。同时，因为你在期待着一个谈话和交友（特别是当你走路的时候）的有趣的时间。

计划还可以包括提前做出下面的这些决定：

● 你将在哪里运动（环绕家居周围？去健身房？在地下室？）

● 做什么运动（走路？有氧运动？骑动感单车？）

● 什么时间运动（早上？午饭时间？下班后？）

● 如何将你的运动时间融入忙碌的一天（把运动鞋放在门旁，请求你的配偶在你去健身房时照看孩子们，找一个能够照看儿童的健身房，擦去地下室里的健身脚踏车上的灰尘。）

有人发现把健身器材放在电视机前会有用，原则是只要电视机开着，你就踏上你的健身器材15～45分钟。所以，从今天开始，并且在每一个星期或每一个月的第一天，拿出你的日历，用铅笔记下你的运动安排，并且找一个朋友也记下运动计划。

第9天：佩带计步器

对经常锻炼的人做一个调查，你就会发现有一种运动，选择做这个运动的人远多于其他任何一种运动，可能是因为它的轻松、愉快和便宜，那就是走路。而确保你走得更多的最可靠的办法之一，就是使用计步器。这是一个小小的装置，别在你的皮带或裤腰上，来计算你走路的步数。

运动专家和行为科学家们说，没有哪个装置能像计步器一样鼓励人们，这里有几个原因：你可以设置一个目标（每天走的步数）；你可以自己监控是否达到目标；而且当你达到目标时能够得到满足感。

为了帮助你设定目标，佩带计步器3天时间（从今天开始）。睡觉之前，写下来当天你走过的步数。在第三天，计算平均值：3天走过的总步数除以天数。例如，3天步行12 000步的平均值是每天4 000步。这个平均值是你的基线。

接下来一个星期，把你的基线提高2 000步。如果你的基线是4 000步，试着每天走6 000步。2 000步等于1.6千米（1英里），或者15～20分钟的步行。

如果你想要继续，那么在接下来的一个星期，每天增加2 000步（现在有每天8 000步了）。许多专家建议每天10 000步是一个很好的目标。我认为你每天的目标应该是你能够享受散步的步数，这个数字可能是6 000、8 000、10 000或更多。

不要担心你的运动是低强度、中等强度或者高强度。快走是中等强度，几乎每一个人出去走路的时候都是快走。享受你自己就好！

第10天：赤脚漫步

不，我不是想建议你应该做一天的嬉皮士，这其实是一种新型的健康疗法叫作接地或者"赤脚疗法"。赤脚疗法能够将可引起炎症的正电荷排出体外，就像你房子里的电线接地，防止电子设备中过度的电荷积累一样。赤脚散步还可以使你的身体充满抗炎的负离子，类似于给你的身体输入大量的有益健康、保护细胞的抗氧化剂。

你最后一次真正地赤脚走在土地上是什么时候？可能是很久以前。今天就这么做几分钟，赤脚出去走走，哪怕是在水泥地上走也能让你"接地"（但走在柏油路上不行）。

如果你不能赤脚出去走路，搬把椅子坐在外面，把光脚放在地上，读本书，放松一下。

第11天：强化你的肌肉

力量训练、耐力训练、举重训练、肌肉训练，这些都是同一种练习的不同的名字：利用重力，或阻力带，或你的自身重量（比如俯卧撑）来加强肌肉力量。

官方的《美国人体育运动指南》建议，每个星期进行2次或以上的肌肉训练。最近的研究表明肌肉训练可以：

● 提高骨密度（预防、减缓或逆转骨质疏松症）

● 有利于身体塑形

● 防止体重随年龄增加

● 降低血压

● 降低胆固醇

● 提高自信

● 防止老年衰弱症和摔伤

下面是由美国运动医学学会认证的运动临床专家维克·卡纳对加强肌肉的一些有用的指导：

首先咨询你的医生　确保你的健康状况适合肌肉训练。

跟随一个合格的专家进行训练　在一个健身俱乐部跟一个专业的健身指导训练，是开始练习的一个绝佳途径。美国基督教青年会有很好的训练师，而且很适合家庭。在那里你不大可能看到一帮浑身肌肉的家伙卧推数百磅的重量！

自己训练　先从最少量的器械开始，比如阻力带、健身管或者轻的哑铃，所有这些加起来可能花费在50美元左右。这些器械通常附送图文并茂的指南，告诉你怎么去做全身锻炼。

锻炼每一块肌肉　肌肉需要保持平衡，因此，加强所有的肌肉很重要，比如，不要只是练习你的手臂或者腿，而是要训练你的手臂、躯干、腿、腹部核心肌肉和骨盆肌肉。

与有氧运动交替进行，也不要每天训练　一堂肌肉训练课后，肌肉需要24小时才能恢复。因此，不要超过隔日做1次的频率，并且要与你的有氧运动（快走、骑车、游泳等等）错开日期进行。

循序渐进　从你能举起的最重的重量的70%开始，非常缓慢地增加重量和阻力，每个动作做2~3组、每组重复10次，这样，受伤的风险较低，而且能够稳步提高。

例如，如果你可以最多用5.4千克（12磅）的重量做一个肱二头肌屈伸的动作，那么，你应该从3.6千克（8磅）的重量开始做练习，连续做10次屈伸。一旦你可以做到12~15次屈伸，稍微增加一点重量，可能是6.75千克（15磅），然后再次从每组重复10次开始做。如果你使用阻力带，先从特轻阻力带开始，然后逐渐地改为轻型、中型和重型阻力带。

不要限制你的力量 你可能会低估自己力量增强的速度，不要害怕变得更强壮，强壮的肌肉是健康的肌肉。另一方面，痛苦是不需要的，所以，那种"没有痛苦就没有收获"的说法是没道理的！

第12天：多烧一些热量——做爱

运动对你的性生活是有好处的，那些身体健美的人，自认为比邻家的乔和琼更性感更讨人喜欢，他们也认为自己床上功夫更好，认为他们的性能力在平均水准之上。哪怕这些看法不一定对，但是研究表明更健美的男女有更多的性生活。实际上，那些经常运动的老人，性生活的数量跟比他们年轻20岁的人相当。这可能是因为经常运动的50岁以上的人，发生勃起功能障碍的比例要低30%。

但不只是运动带来更多更好的性生活，做爱也带来更多的运动，因为做爱本身就是运动。"性活动可能是最愉快最享受的一种运动。"这是最近的一期《心血管治疗专家评论》的编者按的说法。虽然你在床上（可能吧），你也在动，并且燃烧的热量赶得上打网球。难怪"求爱"跟打网球中的"满场跑"是一个词！

做爱对你的爱人有好处，对你的心也有好处。在一项研究中，性活动最频繁的男性，患心肌梗死或脑卒中的风险减半。做爱还能产生内啡肽，这是会让你感觉良好的大脑化学物质，并且能够减轻疼痛。

另一项好处是：伴随着性和运动，做爱诱发生长素，也叫作青春不老泉激素的产生。生长素有助于你看起来更年轻，能够燃烧脂肪以及促进肌肉生长。但最重要的是，亲密的性生活让我们感觉更年轻、更快乐，并且给我们的感觉，生活就是值得的。

我鼓励你今天就跟你的伴侣一起"运动"！

第13天：瑜伽拉伸

人们可能需要把瑜伽重新命名为"瑜佳"，因为它对你有太多的益处。科学研究表明，这种古老的运动体系中那些拉伸或体式，能够提高灵活性、强化肌肉、改善平衡和姿态并放松神经系统。

这些都是很大的好处，所以，科学研究还表明有一长串的健康问题可以从瑜伽得到帮助，通常是缓解症状，也就不奇怪了。这个长长的单子包括焦虑、哮喘、癌症、抑郁、糖尿病、纤维肌痛、头痛、心脏病、失眠、肠易激综合征、更年期综合征、骨质疏松症、鼻窦炎和压力性尿失禁。一个简单的拉伸能做到这么多真不错！

如果你对瑜伽感兴趣，有许多办法可以学习一套简单的套路，比如上瑜伽课或者看视频。但是，今天有一个简单的拉伸，感谢《治病瑜伽：健康和痊愈的瑜伽处方》一书的作者提摩太·麦考尔医生，他告诉我们，这种拉伸可以帮助建立意志力。当你感觉不想运动的时候试试这个。

- 站立，两脚分开，与髋部同宽，或者坐在一把椅子上
- 缓缓吸气，双臂前举，然后举过头顶
- 呼气，同时放下手臂
- 重复手臂和呼吸动作，完成5次

"如果，在做这个伸展动作之后，你发现自己更有能量，哪怕只是自以为如此，你也尝到了甜头。"麦考尔医生说。

第14天：让别人活动你的肌肉——做一次按摩

财务顾问们常常劝一个人"先支付自己"，然后再支付你的账单，作为存钱的最佳途径之一。嗯，我认为"先支付自己"原理，也能存下你的健康。

太多时候，我们把所有人放在第一位，我们付出、付出、再付出，却很少会得到，我们最终被掏空了，从肉体上、从心理上、从情感上。这是为什么我认为你应该每个月里安排至少有一天来"先支付自己"，这一天只为你自己，这一天不间断地呵护你自己，这一天你要得到而不是付出。这一天也许是某个人给你做一个按摩，为什么是按摩呢？

触摸是深层的滋养和疗伤，科学研究表明，按摩能够降低压力激素的水平、缓解焦虑和紧张。它能帮助缓解各种疼痛，包括背痛、头痛和腕管综合征。按摩还能改善睡眠、加强免疫力，并降低血压。而我们的社会是一个触摸亏缺的社会，一个你能够在人人网上与5 000个"朋友""相连"却从没有过一个大大的拥抱的社会！

所以，今天就给你自己一个一小时长的"拥抱"——做一次按摩。如果给自己做一次按摩不在你的预算范围之内，那就用其他的方式来呵护自己。为此，我们曾与《自我疗伤》一书的作者爱丽丝·多马尔博士交谈，她给了我们这样几条建议：坐在你后院儿的躺椅上，带上一份冷饮和最新的一期你最喜欢的杂志；睡个下午觉；弄一些爆米花，坐下来看电视；借来朋友的小狗跟你一起在草地上嬉戏；参观艺术博物馆；吃一支蛋卷冰淇淋，忘记有关脂肪和热量的警示。

花点儿时间来呵护自己是很健康的，需要更多的许可？你说对了，这是医嘱！

第 ③ 周

睡个好觉

第15天：弄清楚你需要睡多久

如果你读过本书第一部分的"睡眠不佳"，你就知道失眠在美国是一个大问题，足有1亿美国人有经常性的睡眠问题，比如难以入睡或者保持睡眠，或者太早醒来。

而且你也知道，除了白天疲倦以外，睡眠不佳可导致或使各种健康问题更复杂。这些健康问题包括焦虑和抑郁、糖尿病、心脏病、高血压、脑卒中、记忆力减退、慢性疼痛甚至超重。

也许，你是许多失眠的美国人当中的一个，也许你正在遭受睡眠不佳可导致或使之恶化的疾病之一，那么，这一周，28天改变人生法则旨在帮助你获得更好的睡眠，其中的第一步，就是弄清楚你究竟需要睡多久。

尽管研究显示对大多数人来说，至少每天7～8小时的睡眠是最好的，但是睡眠时间没有"正确"与否。100年前，平均睡眠时间是每晚9小时。如今美国人平均每晚睡6.5小时。你第二天的感觉如何，可以告诉你是否睡得足够，你是否宁静安定？你的大脑是否清晰？你的能量水平是否足够高？你的肌肉是否柔软而不是僵硬？如果你对这些问题能够回答"是"，那么你睡够了。但是，如果你对一个或多个问题的答案是"不"，你可能需要更多的睡眠。但是多多少呢？

为了弄清楚这个问题，你可以进行一次两天的试验。星期五和星期六晚上是这么做的好时机，因为你在星期六和星期天早上能够睡得久一点。在第一天晚上，试试比平时多睡1小时；第二天晚上，试试比平时多睡2小时。

如果你通常是在大约午夜的时候熄灯，然后在早上6点闹钟响的时候爬下床，那么今天就在床上待够7小时：早1小时上床或者晚1小时起床。

第二天晚上，在床上待8小时：比平时早1小时上床并且晚1小时起床。

如果7小时睡眠让你感觉好得多，那么，这就是你需要努力每晚睡足的时间。如果睡7小时不能让你感觉更好，但是8小时可以，那么，把8小时作为你的目标。

　　第三周接下来的日子里要做的，是如何得到你确定对你合适的睡眠时间。

第16天：找时间睡觉

　　我们大多数人都实在太忙，于是缩减睡眠，以便能够把必须做的事情都做完。但是，减少睡眠是有反作用的，你希望能够享受你的日子和你的生活，而睡眠太少可导致白天的疲劳和终生的疾病。你如何才能找到睡觉的时间呢？

　　我的建议：列一个有两个竖列的表格，记录你白天需要做的事情，其中一列，写下你喜欢做的事情；在另一列，写下你不喜欢做的事情。然后，看看"不喜欢"的那一列中的哪个项目，删除掉会让你感觉良好，不是因为你已经完成而删除，因为你不想做而且不必须去做。

　　例如，你真的需要每天花费30分钟或更多的时间去看电视新闻，或者去钻研报纸以便跟上那些你完全无法控制的时事吗？特别是阅读那些让你感觉糟糕，而且很大可能只不过是一些废话的东西，你真的需要去读吗？我发现任何时候我读报纸读到一些我知道的事情的时候，那些报道总是不准确的。所以，究竟有多少新闻是准确的呢？很可能就没多少。只在能让你感觉好的时候读新闻或者看新闻，没有了你的担心，地球还是会照样转！

　　如果你是一个家长，你真的需要成为当地学校里6个不同的委员会的成员吗？真的需要去参加那些看起来特别的毫无意义又无聊的晚间会议吗？允许自己对那些委员会和会议说不，只去参加那些真正有意义而且能让你感觉良好的委员会和会议。

　　这是为"睡眠茶点"找到更多时间的关键：只参与那些你真正有热情、真正喜欢做的日常活动，然后忘记其他。

　　因此，今天，就列一张表格，记下你花掉时间的所有方式，仔细查看你的单子，找出来哪些让你感觉好和哪些让你感觉不好的，并划去那些你真的不想做的事情。

　　如果你像我一样，我想你会发现那些你划去的项目，那些看起来很重要但是你真的不喜欢的项目，总归会飘向远方。一个星期以后你会发现，很难相信你竟然曾经参与过或者担心过那些事，而且你竟然也有了足够的时间好好睡觉！

第17天：做好睡眠卫生

　　"睡眠卫生"是指能够帮助你睡眠的习惯。下面是几个你今天就可以开始实施的简单的习惯：

　　减少咖啡因　下午4时后摄入咖啡因会让你保持清醒，这包括咖啡、茶和碳酸饮料中的咖啡因。所以下午4时以后不再喝它们。

早点儿运动　运动会加热和刺激身体，对睡眠不好。一个良好的运动截止时间是傍晚7点。

睡前吃点儿零食　一份高蛋白质的零食，比如一片火鸡、一把坚果、一个白水煮鸡蛋或者一小块奶酪，可以在你睡觉时安静大脑、平衡血糖，有助于你更快入睡并保持睡眠。

用热水泡澡，保持卧室凉爽　晚上泡个热水澡可以诱导睡眠，凉爽的室温（大约18℃）最适合深度睡眠。

不在卧室工作　把你的卧室当作睡眠的避难所。如果你在那里做很多其他活动，比如工作、付账单、解决问题，你会发现不那么容易放松和入睡。

列一个忧虑清单，然后忘记它　如果你的心里充满忧虑，起来，把它们写下来。一旦这些忧虑离开你的大脑去到纸上，你该放松了，知道你可以第二天早上再去管那个忧虑清单。

抵消噪声　如果你有一个吵闹的邻居或者你的配偶打鼾，塞上耳塞。

藏起时钟　时不时地看时钟的时间不利于睡眠，把它朝向另一个方向。

考虑一个无电力区　对有些人来说，电流会扰乱睡眠。关掉通到你的卧室的电路开关，试一个晚上，看看这样能否对你有帮助。

在本书的"失眠和其他睡眠问题"部分，你可以找到养成更好的卫生习惯的其他小窍门。

第18天：纠正内分泌失调

我们在本书前面的"内分泌失调"部分讨论过，平衡你的肾上腺压力激素水平，对于你在白天拥有健康的能量至关重要。但是，这些激素在晚间需要降低到一个低水平，你才能睡觉。通常，你的肾上腺激素水平晚间难以下降，哪怕白天的水平已经很低。如果脑袋挨到枕头上时，你仍然很清醒而且满脑子飞转，你就知道是因为肾上腺激素水平没有降下来。这可能发生在白天超负荷的人身上（白天的皮质醇水平过高），而对于其他人，可能情况更令人沮丧，因为他们已经是一整天都筋疲力尽了（因为肾上腺皮质醇水平过低），一直到头挨到枕头都是这样。在这种情况下，你的皮质醇水平在白天太少，而在晚间又太高。

更糟糕的是，当皮质醇水平终于降低的时候，它可能又会降得太低，这导致你的血糖水平急剧下降，并导致你发现自己在凌晨2点的时候就突然完全清醒过来。太低了？还是太高了？还是两者兼而有之？这很让你抓狂。幸运的是，这其实很容易治疗。

如果你在睡前感觉非常清醒（即便你一整天都感觉筋疲力尽），睡前服用一个含有印度人参、磷脂酰丝氨酸（50～150毫克）和茶氨酸（50～200毫克）的混合天然制剂，能够降低皮质醇在夜间的水平，帮助你入睡。

如果你在夜间频繁醒来，试着在睡前吃一点零食：30～60克高蛋白质的食物，可以是一个鸡蛋、奶酪、坚果、肉或者任何蛋白质（但不能是一个高碳水化合物/高糖的甜点）。蛋白质需要时间慢慢消化，即使皮质醇水平不稳，也可以保持你的血糖水平。

第19天：重设你的生物钟

晚上无法入眠？早上很早醒来而且再不能睡着？你的生理节奏可能有问题，生理节奏是你大脑中的生物钟，根据光与暗的循环来设置你的睡眠—觉醒周期。有几个简单的办法，帮助你重设生物钟。

每天早上同一个时间起床，哪怕晚上没睡好　从明天开始就这么做，并且以后的每一天都这么做，你将会把你的生物钟设定在标准睡眠时间上。该睡觉的时间，你就会睡着；该醒来的时间，你就会醒来。

如果一开始的时候你发现自己白天瞌睡，你可以最多午睡90分钟，但是别在下午2点钟以后午睡，这会干扰你的夜间睡眠。当你午睡的时候，把闹钟设置在60～90分钟。如果你醒来的时候觉得昏昏沉沉的，在脸上浇点儿冷水。

经常运动　每天进行有氧运动，比如快走，有助于稳定生理节奏。

定时吃饭　每天三顿饭有助于保持生理节奏。午饭在中午吃，晚饭不晚于晚上8点吃，会更好。

服用褪黑素，在对的时候吃对的剂量　褪黑素是一种调节生理节奏的激素，作为一个治疗失眠的天然补充剂，不需要处方就可以买到。大多数的人每次服用3毫克或更多，这没什么问题，但是多于大部分人所需要的量。最合适的剂量，是你的身体实际上制造的剂量，也就是上述剂量的1/10：0.3毫克。高剂量并不会更有效。

如果你直到很晚都不能入睡，你可能有所谓的睡眠相位后移综合征，这时候，更高的褪黑素剂量（3～5毫克）会更有效。当你在身体开始产生褪黑素的同时（睡前5～6个小时）服用，褪黑素重设你的生物钟的效果最好。另一个帮助褪黑素发挥作用的方法：服用以后，待在灯光昏暗的室内，最好是白炽灯而不是日光灯，因为明亮的日光灯灯光会阻碍这种激素的作用。

第20天：服用草药制剂

如果失眠还是占据上风，那么可能需要一个援手，一个从草药助眠剂而来的天然援手。我经常推荐给我的病人的是酶治疗的修复睡眠配方（Revitalizing Sleep Formula）。不同于处方安眠药，这种天然药物不会引起嗜睡。

在本书的"失眠和其他睡眠障碍"部分有更多关于修复睡眠配方和其他自然助眠药的信息。

第21天：跟睡眠障碍说晚安

除了失眠症以外，有两种主要的睡眠障碍困扰着数千万的美国人，让许多人无法入睡：不宁腿综合征和阻塞性睡眠呼吸暂停。

不宁腿综合征 如果你醒来的时候，你的床单和毯子散落在床边，或者你的配偶抱怨夜里在床上被你踢，或者在你想要入睡的时候，你的双腿感觉很不舒服并坐立不安，那么你可能有不宁腿综合征或者睡眠周期性肢体运动障碍。

当我看到一个有不宁腿综合征的病人的时候，我会做一个铁蛋白（储存形式的铁）检查。如果结果低于60微克/升，我会开一个每天补充铁25～30毫克的处方。许多医生把超过12微克/升的铁蛋白水平认为是"正常"的，这很荒谬。许多研究显示，缺铁是不宁腿综合征的一个常见的病因，并且随着时间的推移，铁补充剂比不宁腿综合征的处方药，更能有助于解决这个问题。

我还发现，在不宁腿综合征阻止你（和你的配偶）入睡的时候，服用镁（睡前200毫克）和维生素E（400国际单位的天然混合生育酚）、吃无糖高蛋白的饮食（睡前吃一份高蛋白的零食）以及减少咖啡都会有帮助。

阻塞性睡眠呼吸暂停 这种问题在超重的人中最常见，睡眠时喉咙后面的软组织下垂并阻塞气道、切断呼吸（本质上是使你窒息）并使你处于半醒状态。这种状况一小时内可发生十几次，早上醒来时，你会觉得筋疲力尽。

如果你超重、打鼾而且白天很容易入睡，此外，你的配偶说你在睡觉的时候会停止呼吸，那么几乎可以肯定你患有睡眠呼吸暂停综合征。另一种方式是在你睡觉时给自己拍录像。如果你打鼾并且反复停止呼吸，那么你患有睡眠呼吸暂停综合征，同时注意观察是否有不宁腿综合征。

一个简单的补救办法是，如果录像显示你多数是在仰卧时停止呼吸，将一个网球缝在睡衣的后腰部，这样可以防止你仰卧，这是呼吸暂停（和打鼾）最容易发生的体位。

其他补救措施包括减重、佩戴一个由牙医为你定做的口器（电视上做广告的那种非处方装置没用），或者使用一个持续气道正压通气机，有助于你在夜间正常地呼吸。要习惯于佩戴持续气道正压通气机的面罩，需要3～5个月的时间，所以，即便你发现自己睡着的时候取下了面罩，也要坚持使用。

在本书的"失眠和其他睡眠障碍"部分，你可以读到更多的真正良方法则的建议。

第周

让生活中多点儿正能量

第22天：积极地开始新的一天

在你刚睡醒的时候，突然出现在你的脑海里的第一个想法是什么？你在担心你的待办事项清单上的所有项目吗？你在纠缠于昨天吵架的事儿吗？你希望你还在睡觉，因为你的梦境似乎比你想象的一天要甜蜜很多吗？

好吧，如果你以一个消极的想法开始一天，你可能会开始很糟糕的一天。我发现，一天当中的第一个想法，对于你对接下来的一天的感觉带来极大的不同。无论出于何种原因，这似乎是在设置你的情感基调，就像一个音叉（意指有固定不变的频率）一样影响着你的一整天如何振动。

所以，当我醒来的时候，我总是确保我想到的第一个想法，是一个积极的想法，我建议你也这么做。这是一个简单的尝试：我今天感觉好极了。第一件事就是在你心里说这句话，它会是一个自我印证的预言！

第23天：调整你的待办事项清单

如果你有一个典型的待办事项清单，上面的项目比你真正有时间去做的项目要多，而且每天面对它令人感觉压力巨大。

许多年前，我用来处理我的待办事项清单的那种方法，匆匆忙忙令人备受折磨。我已经开发了一个方法，来解决我的待办事项清单，让我能够放松而不是把我压垮，而且实际上完成工作的效率，并不比许多年前的方法低。

下面是我的步骤：

● 我在一张纸上画一个有3个栏目的表格

● 在左边一栏，我写下自己的问题和项目

● 在中间一栏，我写下自己针对这些问题和项目计划马上要做的事（如果有的话）

● 这两个栏目的内容，我把它交托给信念（或者任何你认为对你有意义的名

字或意念的东西）

● 每隔一段时间，我会把"信念"栏目里的某一项转移到右边那一栏"我"栏目。在这第三栏"我"栏目里，是那么一两件我想要立即去解决的问题

● 我还保留一份日常跑腿差事的清单，并在那些必须马上做的项目旁边画一颗星，至于其他的差事，我只是在自己感觉想做的时候才去做

结果，那些在"信念"栏目的问题和项目，像那些"我"栏目里的项目一样自动地向前推进，速度之快总是不断地给我惊喜。

你自己尝试一下。我有种感觉，你的待办事项清单会变成一个"哈哈"清单，就像我的一样：又一项任务完成了，简直像魔术一样。哈哈！

第24天：感受你的感觉

一个感觉会伴随着你，直到你真正感受到它。这意味着，如果你没有真正地感受你的愤怒，你可能发现自己憋了几十年。如果你像大多数人一样，你会以为你的愤怒是因为今天发生的事儿引起的，而事实上那是你压抑的愤怒累积成一个巨大的水库，只需要最轻微的搅扰，就会泄露到你的心灵里去。悲伤、焦虑和其他各种情绪，也都是这样。

当你拒绝一个感觉的时候，你的头脑会把它放大，让它更大更清晰地呈现在你面前，于是你能够感受到它并终于放手。持续地拒绝这个感觉，一时的情绪不佳会转成慢性抑郁，一时的恼火会转变成持久的敌意、愤世嫉俗和仇恨的态度，一时的担忧会转变成焦虑和恐慌。

那么你又如何完全地感受你的感觉呢？下面几个小窍门。记住：抗拒一个感觉就像你想要重见太阳而试图阻止一片云一样，让那朵云飘过，才是重回更光明的心理状态的道路。

当感受一种感觉不再让你感觉舒服的时候，你就完成了对这个感觉的感受。

其实，完全地感受你的愤怒、悲伤或者恐惧会让你感觉舒服，这是为什么我们把一场急需的、肆无忌惮的哭泣叫作"有益的痛哭"。谁会没有经历过一场痛快的、自以为是的大发脾气之后的快感呢？从另一方面来说，当感受悲伤或愤怒不再让你感觉舒服的时候，你就知道你的感觉已经被完全地感受到了，这时候就该结束了，是时候放手并轻装前进了！

不用问为什么　也许你并不知道自己为什么会有那样的感觉，这没问题。试图为一个感觉贴上标签或者找出原因，实际上让你的注意力离开那个感觉而进入理智，导致你深陷在这个感觉中（因为你还没有完全地感受过它）。当你的理智想要去分析和标注你为什么会有一种感觉的时候，你可以对你的理智说："不用，谢谢了。"然后继续去完全地感受你的感觉，而不必有任何的抗拒，也不必去明白你为什么会有这样的感觉。

放松 通常情况下，如果你的身体紧张或收缩，比如你的下巴紧张、你的手臂和腿交叉或者你的呼吸很浅，你就知道你在抗拒一个感觉。如果你注意到这种抗拒，提醒你自己要做相反的事：让你的下巴放松，松开你的手臂和腿，然后深呼吸。

完全地感受你的感觉并在该结束的时候放手，是通往幸福的一把钥匙。更多信息，参见"幸福缺失"。

第25天：找点儿时间放松

过多的压力会导致或使从头痛到心脏病的几乎每一种疾病恶化，因此，创造一个与压力正相反的情感、心理和生理的放松状态很重要。通过练习放松的技巧，你可以有目的地做到这一点。

对于那些刚刚开始放松训练的人，我极力推荐一本经典的书《放松反应》，作者赫伯特·本森博士，哈佛大学医学院医学教授、马萨诸塞州总医院本森-亨利身心医学研究所的名誉主席。

我们采访了本森博士，他重申了这本书中于1975年第一次向公众介绍的技术的简单有效性。下面是如何实现这些技术的简单说明：

- 选择一个牢牢扎根在你的信念系统中的一个重点词或短语
- 静静地坐在一个舒适的位置
- 闭上眼睛
- 从你的脚到你的小腿、大腿、腹部、肩部、颈部、头颅，逐渐地放松你的肌肉
- 缓慢而自然地呼吸，呼气时默默地说出你的重点词、声音、短语
- 呈现一个不抵抗的态度，不要担心你做得好不好。当其他的杂念出现在脑海中的时候，轻轻地回到前面做的事情
- 持续10～20分钟
- 当你结束的时候，不要立即站起来，继续静静地坐1分钟，允许其他的思绪返回，然后睁开眼睛，再坐1分钟，然后起身
- 每天做一到两次这样的练习，早餐和晚餐之前都是做这个练习的好时机

第26天：释放旧创伤

当我想到旧创伤的时候，我有时候会想到"圣诞颂歌"里面爱贝内泽·史库奇的伙伴、小鬼雅各·马利，拖着一个承载着他所有的坏事和错误的锁链。"我戴着我一生中锻造的锁链，"小鬼对史库奇说，"我一个环一个环、一尺一尺地锻造了它。"

嗯，你不必成为一个小鬼，你也能拖着承载着你的过去的"锁链"。我们中

的许多人每天都这么做，随身拖着一根锁链，锁链的每一个环都是我们经历过的情感创伤，并且像马利一样，那是一个长长的、沉重的锁链。

但是，就像任何锁链一样，解开一个环，就能够释放整个锁链，而你能够感觉到突然和令人惊讶的自由。换句话说，要把自己从旧创伤的痛苦和负担中释放出来是非常容易的。

我教给病人们的释放方法之一，是一个简单、直接但强有力的方法，能够释放陈旧的储存的情感，这个方法叫作情感自由释放法。这是由加里·克雷格开发的，由《5分钟治愈恐惧症》作者罗杰·卡拉翰博士设计的一种方法简化而来。

卡拉翰博士发现，拍打某些穴位能够快速缓解情感压力，情感自由释放法在驱散恐惧症（比如恐高症）、焦虑、创伤、愤怒、抑郁、怨恨、内疚、低自尊和许多其他不舒服的情感。学习情感自由释放法只需要几分钟，却经常能产生永久的效果。这种方法能够成功的主要元素是甘心乐意地用它来驱散持续的创伤性的感觉。今天就试试看吧。在"幸福缺失"中的"如何经历情感自由释放法"中对此有详细介绍。

需要注意的是，对于一些简单的问题，自己做情感自由释放法是可以的，也是有效的。但是，对于严重的创伤、复杂或者深层次的问题（比如儿童性虐待），从专科医生那里寻求帮助是非常有效的。

第27天：跟着感觉走

约瑟夫·坎贝尔是国际知名的专家，研究和学习这个星球上的各种宗教、神话和部落文化，他曾被要求总结一下自己从这些传统中学到了什么。

他只用5个字概括了一切："跟着感觉走。"

今天，跟着你的感觉走。换句话说，做你喜欢做的事，并有意识地选择把你的注意力放在那些你感觉良好的事情上面。要做到这一点，一个办法是练习我称之为"就好像"的技巧。想想什么事让你感觉最好，在工作中、在家里、在你的人际关系中以及在你的整个人生中。当你这么做的时候，在脑海里保持一个影像，就是让你感觉最好的情况，并感觉"就好像"这个情况已经发生。

今天就这么做几分钟，并时不时地这么做。你会对结果感到惊讶，有一天当你回头看的时候，你会意识到你想象中的幸福的事情已经成为你生活的现实。对当下来说，知道这些变化正在进行中（即使不是一蹴而就），已经能够让你立即感到更快乐。

第28天：忘记你所有的计划，给自己放一天假

在"我是谁"和"我要做谁"之间，有一个自然的流动和平衡，却在很大程度上被我们快节奏的社会给忽略了。我们认为"我要做谁"才是一切存在的目

的，于是，我们总是在"做"事情。

但是，看看大自然的典范：白天的活动之后是夜晚的休息；夏天的活动之后是冬天的休息。休息的时间并非不重要，这是恢复活力的时间，是修复的时间，是为新的创造力做预备的安静时间，是"我是谁"的时间。

在西方的传统中，一直都承认停顿、思考、暂停、休息、做"我是"的重要性，所以我把28天改变生命法则的最后一天，作为你不要做任何事情的一天，作为你只是"我是"的一天。

所以，给自己放一天假！为了愉悦、为了轻松、为了享受、为了舒适和沉思。你给自己的休息，是一份给我的宝贵礼物。

我相信在你回到工作中的时候，回到这个28天改变人生法则和这整本书所要帮助你实现的更健康更幸福的所有目标的时候，你会发现比以往任何时候都更有创造力、更有效率。

附　录

整体医学医师

在美国，整体医学医师是一种独立于医院和家庭医生系统的特有健康服务者，可能比传统医学医生们更熟悉本书中所讨论的治疗方法和原则。下面是几个采取整体综合疗法医师的组织，这几个机构加起来在北美有超过3000名从业医师。

美国自然疗法医师协会

● 描述　虽然很多人使用"自然疗法"来标榜自己，但那些属于这个组织的人，已经在北美的7所认证的自然疗法学院，经历过4年与医学院等效的训练。美国越来越多的州允许经过适当训练和认证的自然疗法医师，能够像传统医生那样开处方和进行其他治疗。

● 网址　www.naturopathic.org

● 电话　202–237–8150

美国综合医学委员会

● 描述　为在使用自然疗法方面经过高级培训的医学博士和骨科医生提供资格认证。他们的网站上有超过1 400名委员会认证的整体医学医生名单。

● 网址　http://integrativeholisticdoctors.org

● 电话　218–525–5651

17-9